健康就是领导力

—— 找回失去的平衡，筑起健康的长城

健康有方　兴业富邦　胜任领导　人生出彩

跨国公司高管分享：从全身是病、力不从心到恢复青春、活力四射

50岁的柔韧性，40岁的心肺功能，20岁的肌肉，70岁的护照年龄

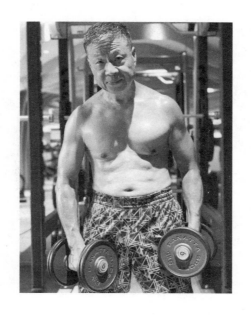

国际权威科学家背书　循证医学佐证　全面提高免疫力　抵御疾病

五大支柱　十大习惯　釜底抽薪　改掉恶习

找回失去的平衡　筑起健康的长城

［美］朱为众　著

人民体育出版社

图书在版编目（CIP）数据

健康就是领导力：找回失去的平衡，筑起健康的长城／（美）朱为众著. -- 北京：人民体育出版社，2022（2022.6重印）

ISBN 978-7-5009-6059-1

Ⅰ. ①健… Ⅱ. ①朱… Ⅲ. ①健康教育 Ⅳ. ①R193

中国版本图书馆 CIP 数据核字（2021）第 131459 号

*

人 民 体 育 出 版 社 出 版 发 行

北京盛通印刷股份有限公司印刷

新 华 书 店 经 销

*

710×1000　16 开本　30.75 印张　547 千字

2022 年 1 月第 1 版　2022 年 6 月第 2 次印刷

*

ISBN 978-7-5009-6059-1

定价：100.00 元

社址：北京市东城区体育馆路 8 号（天坛公园东门）

电话：67151482（发行部）　　邮编：100061

传真：67151483　　　　　　邮购：67118491

网址：www. sportspublish. cn

（购买本社图书，如遇有缺损页可与邮购部联系）

序 一 / PREFACE

我与朱为众先生的友谊始于 2007 年,彼时他正受雇于迈克尔斯公司,参与我们的高管健康计划。

为众并非仅仅参与了高管健康计划。他在看到自己身体和思维上出现的惊人变化后,成为了"库珀化"生活方式的倡导者,不仅自己参与其中,也在一直宣传"库珀化"的理念。首先是介绍到自己所在的迈克尔斯团队,随后,他不知疲倦地将我们的理念推广至他工作的新公司及居住的社区。他的这些推进工作使我们在中国南京美丽的老山脚下成立了中国第一家库珀诊所。

这本书收录了为众在 2016 年至 2021 年发表的所有关于健康主题的文章。本书虽然主要强调的是增加体育活动的相关内容,但书中对包括营养、精神状态和睡眠在内的整体健康状况亦有部分章节提及。书中强调的一个重要原则是适度,也就是说要保持平衡。宇宙的伟大原则之一即为平衡原则。如果地球离太阳再近几英里,那将是一个地狱;如果再远几英里,地球将是一片荒凉、寒冷的沙漠;现在,它在的位置与太阳保持着完美的距离,才能够维持生机盎然。人体是宇宙中另一个需要完美平衡的部分。我们需要不同类型的食物,我们需要适当的睡眠,并且需要学会缓解日常生活中的紧张和压力,可以说,只要有平衡,就会有一种幸福感;如果有完美的平衡,那就是我们说的全面的幸福!如果一个人在两个方向偏离太多——过少或过多的锻炼、食物或休息——那么他的整个身体和心理系统就会失衡,也就是说缺乏平衡就会缺乏个人幸福。

这本书是一本非常实用的手册,一定能帮助读者重拾许多失去的平衡。它不仅是询证的,而且非常通俗有趣。为众是一个特别好的叙述者,在过去的 14 年里,我们参加了许多为众组织的会议，他始终充满激情、善于表达，并且具有很强的幽默感。衷心希望这本书能使所有读者及他们的家人和朋友有所收益，拥有更美好的人生。

　　最诚挚的祝福！

肯尼斯·库珀博士，公共卫生学硕士
泰勒·库珀博士，公共卫生学硕士

　　我认识朱为众很多年了。他曾在多家美国连锁店任高管，是利丰集团多年的客户。那些年留下的印象就是为众总是精力充沛，不断突破美国重重的职场天花板，成为在竞争极其激烈的美国零售业中为数不多的华裔商业领袖。

　　2018 年，为众加入利丰集团后，便把"健康就是领导力"（Fit to Lead）的理念带到了集团。这时候，大家才了解到，为众过去成功的一个重要原因就是他曾经进行过有关身心健康的系统训练。几年来，为众在公司里不但自己身体力行，而且积极传播"健康就是领导力"的理念和方法。这个理念和集团多年来倡导的以人为本的核心价值观一脉相承，故集团很多高管和员工都参加了他组织的不同形式的培训。

　　科学已经证明：健康的领导能做正确的决定，健康的员工更具创造力和生产力。企业对员工健康的倡导和投资也逐渐成为共识。我们集团会继续鼓励员工追求健康，并为员工的健康做贡献。

　　这次人民体育出版社把为众过去多年发表的微信公众号文章编辑成书，实是美事一件。其实，只要领导和员工健康了，体会了健康的好处，他们自然会把健康的理念和方法与他们所爱的亲友们分享，那么得益的人自然也就会越来越多。

　　中国社会经济发展越来越好，人民生活水平不断提高。《健康就是领导力》在此时出版，鼓励大家健康生活，实在十分合时！

　　再次祝贺新书面世！

冯氏集团主席，利丰集团名誉主席　冯国经

朱为模院士导读：健康就是领导力

在英文里，Fit 有两个意思：一个是"健康的"，另一个是"胜任的"。所以 *Fit to Lead* 这一书名可谓一语双关：只有健康的，才是胜任的。所以我们说健康就是领导力。

"健康就是领导力"已经被大量的科研所证明。比如，美国著名的领导力研究和培训中心——创造性领导力中心（Center for Creative Leadership）的一项研究的大量数据证明，有着运动健身和不吸烟习惯的经理们在下列被测试的领导力特征方面，无一例外地表现出明显优于不健身和吸烟的同伴们。

➤ 具有战略愿景的思维方式	➤ 对财务的敏锐洞察力
➤ 全球化意识	➤ 有影响力的谈判能力
➤ 创新意识	➤ 跨部门的协调能力
➤ 吸引人才的魅力	➤ 善于放权和用人
➤ 风险意识	➤ 对行业动向和潮流的把握程度
➤ 创造具有重大影响的结果	➤ 一专多能
➤ 建立战略和执行战略能力	➤ 企业的可持续性发展
➤ 成熟周密的判断能力	➤ 投资者的回报

当然对于企业的员工也一样：健康也是生产力、创造力和创新能力的源泉。先不说病恹恹员工的缺勤率会给企业带来多少工时的损失，更重要的是即使上班，他们也很难有较高的生产力、创造力和创新能力。

健康的领导做正确的决定，健康的员工创造更好的产品和服务早已是不争的事实。

这是第一本将健康和领导力联系起来的书，这本书共有十个章节。第一章（我死里逃生，你们却执迷不悟）可以说是唤醒和呼吁。作者以亲身的经历和大量的事实说明了不健康的危险。改革开放40多年来中国的经济、国防、科技都取得了令人瞩目的进步。但遗憾的是，国民健康却因为种种原因成为了一个越来越大的危机。我们很多企业家更是不堪胜任，他们不但忽视了对自己健康的投资，更是对自己员工的健康毫不关心。有人这样生动地描述我们的企业家：

> 起得最早，睡得最晚；应酬最多，休息最少；
> 吃饭最少，喝酒最多；吃得最好，最缺营养；
> 跑路最多，运动最少；赔笑最多，快乐最少；
> 住店最多，回家最少；朋友最多，心灵最孤独；
> 看似最潇洒，其实最郁闷。

健康其实并不难，但为什么大多数人做不到？因为缺乏科学指导！"迈开腿，管住嘴"听上去很有道理，但到底该如何执行？一天该走多少步？3000步、5000步，还是10000步？该走多快？一分钟100步、200步，还是250步？不同的年龄、性别、身体状况又该如何做相应的调整？什么该吃，什么不该吃？为什么今天的上等补品明天又变成了有害物质？当被问及这些具体的问题时，恐怕很多"专业"人士也答不出来。而《健康就是领导力》这本书的最大特点就是它是循证的（Evidence-Based）。

第二章为读者解决了这个大问题，健康是一种科学的平衡，它绝不是靠跑马拉松或是吃某种营养品就可以获得的。

从第三章到第七章，作者通过大量科学实践，用浅显易懂的语言，从"检、吃、动、心、睡"五个重要健康支柱一一为读者提供了大量的科普知识和获取健康的方法。

第八章单独成章值得点赞。因为肥胖不但是病，而且是太多慢性病的症状之一。如果我们能成功地减下赘肉，生产力就会大大提高。所以我们也可以说"皮带越短，企业越盛"！

第九章和第十章分别为读者提供了有针对性的健康处方，指出了常常会遇到的误区，让这本书不但适合阅读和学习，更是成为一本可以常常查阅的健康手册。

本书最大的特点就是循证，循证就是讲究科学的依据。虽然这不是一本科学专著，但是它的依据是大量的循证医学的支撑。以一天到底要做多少时间的有氧运动为例，"有氧运动之父"库珀博士领导的库珀中心通过跟踪 10 万多人近半个世纪的研究才得出：每周 5 天，每天 30 分钟的中等强度有氧运动就能降低因各种慢病（包括癌症）导致的死亡率，可以多活 6~9 年！

科学的指导加上作者过去十几年的亲身体会和感悟，《健康就是领导力》其实就是一本在大健康领域几十年研究的基础上所总结出来的健康生活方式指南的大众结晶版，是一本老少皆宜的康复手册。边读边跟着做，您一定能找到自己的"吃、动、心、睡"的平衡，拥有人生最宝贵的财富——健康！

前言
找回失去的平衡

　　说库珀博士救了我的命绝不是吹捧他。2018 年，当我陪伴在仅仅长我一岁的大哥临终病床前时，我才第一次清晰地认识到这一点。全家弟兄四个，虽然同父同母，唯有大哥和我一起上山下乡七年，所以我们不但是出身相同，后天经历也是四兄弟中最接近的两人。而 2018 年的我早就在库珀博士 11 年的指导中充满了青春活力。

　　2007 年初，当我正在犹豫是否要接过世界著名手工工艺连锁店迈克尔斯抛来的橄榄枝——担任高级副总裁时，一向对我的职业不表态的太太发话了："哇塞，你看这家公司给高管提供的健康管理是布什总统的私人医生库珀博士开办的库珀有氧中心提供的。而且我作为高管的配偶居然也可以免费享受这一总统级的待遇，值得考虑！"

　　或许是为了满足太太的要求，或许是因为"美国总统的私人医生"的品牌效应，我很快下定决心加盟迈克尔斯。其实当时我根本不知道库珀博士就是大名鼎鼎的"有氧运动之父"，也不知道他不可思议的传奇故事（本书有专篇介绍库珀博士）。但是，这个职场决定从此改变了我的人生，改变了自己作为一个人和一个企业领导的轨迹，当然也改变了我们的家庭。

　　第一次在库珀中心做体检时，我心里还挺自信。没想到结果一出来，我被库珀博士的一番话吓傻啦："Wilson，你的情况很不好！心血管虽然只有轻微堵塞，但是趋势在加快；你已经是前期糖尿病；有氧能力低于同龄组的男性；身体内的炎症大大高于正常指标；体重超了 15~20 磅且体脂率大大超标……综合其他结果和你父亲刚刚因为胰腺癌去世的家族史，你死于心脑血管病、患糖尿病和癌症的风险均大大高于你的同龄组男性！"（好家伙！三大杀手磨刀霍霍！）美国医生不忌讳说"死"字，彼时我在美国早已生活了 20 多年，对此习以为常，不过当时我听了还是很不舒服。如果这不是布什总统的私人医生，享誉全球的"有氧运动之父"——库珀博士在说话，我肯定会认为是庸医在忽悠我花钱呢！

那个晚上我失眠了。仔细回忆到美国的这些年，为了"更大的公司，更高的职务，更好的车子，更大的房子，更高的工资和（把孩子送到）更好的学校"，我一直在拼搏。可是我一直在坚持锻炼身体呀？家里的伙食也因为经济条件的改善在逐步改善呀？但是我的确注意到了很多力不从心的迹象：频繁的头痛、过敏，失眠，逐渐凸起的"将军肚"……难道我的身体真的出了大毛病？

父亲的去世似乎是个及时的警钟，老人家去世前几年还在南京五台山体育馆的游泳池跳水，80 岁高龄在十米跳台上潇洒的燕式跳水姿势轰动石头城；父亲到美国来探亲时，从亲戚家为我们带来一个 30 多斤重的大冬瓜，后来那位还不到 40 岁的亲戚告诉我们，她当时看得目瞪口呆，因为那个冬瓜她必须要两只手才能勉强抱起来。可就是这样一个一辈子健身的人也被癌症夺去了生命。究竟什么是健康？

库珀博士告诉我健康其实是"吃、动、心"的全面平衡。父亲的胰腺癌和我身体所有这些症状都是生活方式所致，是典型的失衡。解铃还须系铃人，按照库珀有氧中心开出的"生活方式处方"做才能釜底抽薪，也是唯一能全面恢复健康的最科学、最经济和最可持续的方法。这是我第一次学到"健康是一种平衡"的理念，也是我第一次听说"生活方式处方"。出于对失去健康的恐惧和对权威的信任，我决定照着库珀博士开给我的"吃、动、心"的生活处方老老实实地"改邪归正"。

弹指 13 年过去了。今天的我比 30 岁的我还要精力充沛。库珀有氧中心有个著名的三项实际年龄测试，我的成绩如下。①柔韧性：50 岁；②心肺功能：40 岁；③肌肉和力量：20 岁。而我的护照年龄则是实实在在的 70 岁！目前我担任著名跨国公司利丰集团的首席运营官，负责公司在全球 52 个国家和地区的业务，可是我的感觉却是胜任有余！

受到库珀博士的启发，我在《新财富》杂志《纵横中美》专栏上发表了《被绑架的美国医疗体系中国不能学》（2011 年第 7 期）一文，文章大意是在医疗费用昂贵、患者健康得不到保护方面，美国医疗健康体制的弊端与中国现况惊人地相似。美国医疗体制的失败，在于其医疗健康体系受到了市场中各方力量的绑架与崇尚自由的价值观限制，其经验教训值得中国借鉴——美国的体制不能学。多年后回头看，恰恰是那篇文章成为我投身健康事业的号角。

我有幸在 2016—2018 年担任库珀有氧南京老山中心的董事长和首席执行官，而我的弟弟朱为模院士则是我们的首任首席科学家。这段经历将我从一个"健康是一种平衡"观念的受益者转变成一个传播者。

人们太需要健康的平衡了，而目前的状况就是失衡严重，导致这种失衡的很多原因恰恰是经济高速发展的结果：过多摄入高油高盐的传统食物和"垃圾食品"；越来越少的运动；越来越大的压力和防不胜防的压力源。工作的原因让我对中国企业家和职业经理人的健康失衡问题有比较贴切的了解。

失衡造成的结果是令人心惊胆战的：随着我国工业化、城镇化、人口老龄化进程不断加快，居民生活方式、生态环境、食品安全状况等对健康的影响逐步显现，慢性病患病和死亡人数不断增多，慢病已成为严重威胁我国居民健康、影响国家经济社会发展的重大公共卫生问题。

其实慢性病的防治并不复杂，道理大家都懂，就是需要持之以恒的干预，需要个人与公共卫生体系的深度结合。

所幸的是，随着"以治病为中心向健康为中心转变"，人民健康和公共卫生已经成为关注中心。希望这本书能起到一个抛砖引玉的作用，为同胞们的健康作出一点微薄的贡献！

朱为众

2021 年 10 月

我死里逃生，你们却执迷不悟

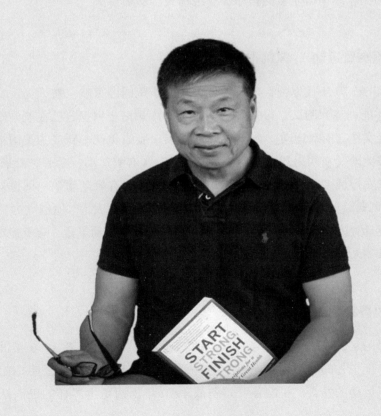

一、我的救命恩人库珀博士

　　我的救命恩人肯尼斯·库珀博士是美国前总统乔治·布什（俗称小布什）的私人医生，他也是全世界运动与公共健康领域的先驱，被誉为"有氧运动之父"。小布什当政期间，他曾两次受邀出任美国卫生署代言人。我的救命恩人也是小布什的救命恩人，因为在一次重大体育慈善活动前，他发现布什总统的心血管堵塞并及时手术化险为夷，库珀博士从此被布什总统称为"救命恩人"。

一本《有氧运动》风靡世界

　　在 20 世纪 70 年代以前，库珀博士曾效力于美国国家航空航天局，负责宇航员登空前的体能训练和测试。1968 年，肯尼斯·库珀博士根据自己在航空航天局的研究出版了处女作《有氧运动》(Aerobics)。该书出版当年就一跃成为美国最畅销的书籍之一，被美国《新闻周刊》誉为"保健圣经"。《有氧运动》后来被翻译成 41 种语言，在全球发行量接近 3000 万册。库珀博士发明的"有氧运动"一词也被正式载入《牛津英语词典》，因而获得"有氧运动之父"的尊称。从此，他创立的"有氧运动法"及其运动处方席卷世界，掀起了全球范围内的有氧运动革命，有氧运动由此成为被全世界最多人认可和践行的运动健身方法。

一场世界杯踢火了有氧运动

　　有意思的是，库珀博士的《有氧运动》还为巴西足球队在 1970 年世界杯的夺冠和捧回一度失去的"雷米特金杯"立下了汗马功劳。1968 年，库珀博士在法国作关于有氧运动的发言。正准备开始备战 1970 年墨西哥世界杯的巴西队体能教练

（Captain Cláudio Coutinho）听完他的演讲非常兴奋，认为有氧训练是他的球队训练备战的好办法。他力邀库珀博士担任巴西队体能教练，库珀博士欣然应允。

1970年墨西哥世界杯前，巴西队按照库珀博士制定的有氧训练计划进行体适能的训练，结果他们在世界杯里连赢六场比赛。最后与意大利进行冠亚军决赛时，上半场的比分为1：1，但下半场巴西队以绝对的优势4：1击败对手夺冠。巴西沸腾了，一夜间，有氧运动风靡巴西，但因为葡萄牙语还没有很好的词对应翻译，巴西人干脆就给有氧运动起了个别名叫"Doing the Cooper"（去做库珀）。库珀博士应邀在几万人参加的庆功会上发言。从此库珀博士也因此成了热爱足球的巴西人的"英雄"和座上宾，后来去过巴西23次！而用于训练巴西队的库珀训练和测验方法现在已普及到了全世界119个国家。

创办诊所和研究院，运动变"良药"

1970年，库珀博士正式从美国空军退役，创办了包括库珀诊所、库珀研究所在内一系列围绕预防医学机构的"库珀有氧运动中心"。而在1968年那个曾经没人能念出或拼出的词"Aerobics"（有氧运动）也伴随着《有氧运动》一书的大红大紫深入人心。

在库珀博士看来，通过适当的锻炼、合理的饮食以及平衡的情绪来保持健康，要远比得病后再重新找回健康容易得多，预防医学也远比迟来的过分关心更为重要。这个已经被全球医学界广为接受的观点在20世纪70年代则显得荒唐而另类，库伯博士常说"预防是治疗的灰姑娘"。而库珀博士也是经过长期的探索，才确立了以预防医学为主要方向的科学研究，并最终成为这一专业领域的领军人物。

忆起当年的种种非议和挑战，库珀博士说："许多人无法想象我所面对的挑战。当年有氧运动和预防医学并不普及，但我坚持了下来，因为我知道健康的生活意味着什么。"进入20世纪80年代末，库珀博士的坚持换来了与人类健康和寿命息息相关的重要研究成果，库珀研究院用大量实例及数字证明了适当的体育锻炼能够将由各种因素诱发的人类死亡率整体降低58%。

成功的必然有偶然

库珀博士少年时代的梦想是成为一名宇航员，但他在医学院就读时成绩非常出色，还曾是一名运动健将。因此身为牙医的父亲并不支持儿子的这一梦想，因为当时的美国人普遍认为运动过度会刺激心脏导致英年早逝，尤其是 40 岁以后更不应该进行任何激烈的体育锻炼。"然而人生就是如此奇妙，当年父亲认为会杀死我的体育锻炼，现在成为我用来帮助大家延长寿命的主要途径。"库珀博士告诉我。

其实库珀博士的成功是源于一次偶然事件。从医学院毕业以后，他进入美国空军服役，曾担任飞行医生和实验室的负责人。因为工作紧张，年轻的库珀一度中断了健身，体重暴增至 92 公斤。虽然肥胖的身体给他带来了疲劳感，但库珀并没有太在意。有一天，库珀和家人在玩滑水板时突然恶心眩晕，差点昏厥过去。在医生的帮助下，他意识到了问题的根源所在：缺乏运动，体重失控及精神压力。不仅如此，他发现周围存在类似问题的美国人不在少数。在这次健康危机之后，他花了两年的时间来研究运动。以此为基础，库珀博士为美国宇航员设计了为入舱做准备及舱内的锻炼系统。此外，他还推出了一套 12 分钟跑 1.5 英里的体能测试及一套有氧运动的记分系统，这些系统至今仍被包括美军和专业运动队在内的大量组织广泛采用。

关心青少年的健康

如今，身为五个孙辈的祖父，库珀博士开始关注儿童肥胖问题。他说："我大部分时间都致力于成年人的健康问题，现在是把注意力转向我们的下一代的时候了。"很早之前库珀博士就注意到美国儿童的肥胖率及糖尿病比例在大幅攀升，肥胖是众多问题的症结，对青少年的影响尤其深远。从美国田纳西州开始，库珀博士三次联合当地议员，起草并推动相关议案，不仅把体育成绩重新纳入学校的考核体系，确保公立学校体育课时间，更从根本上保障所有体育课程项目都能够获得足够的资金支持。同时，库珀博士还联手百事公司推行健康饮食计划，其在田纳西州的成果很快被美国其他州效仿。

如今，库珀博士的儿童健康体系已经正式取代原有的美国国标，成为美国青少年体能测试的新国标。

传经布道，身体力行

多年来库珀博士一直致力于向世人推行他的"库珀化"健康生活方式——

"健康不是终点，而是一个过程，贯穿于生命的始终"。由他开创的多个身体量化测试方法被美国国家航空航天局和包括国际足联在内的多个专业机构广泛采用；库珀博士曾周游全球 50 多个国家为有氧运动"布道"。

他最爱对我说的一句话就是："我们传经布道，我们身体力行"（We practice what we preach）。今年 89 岁高龄的库珀博士仍以饱满的活力领导着库珀有氧运动中心，身体力行地践行着"生命不止，运动不息"的信条，以保持足够的精力维持高强度的工作运转。库珀博士有个雷打不动的时间表，每天 5:30—5:45 起床，健身完毕后用早餐；上午 8:00 开始接待病人；19:30 回家；晚餐后 20:30 小盹儿 30 分钟，然后起身继续工作，直至 24:00 睡觉。这种时间安排从 1970 年库珀有氧运动中心成立开始，已经持续了半个世纪。

健康就是领导力

我和库珀博士的结缘是因为 2007 年我加盟迈克尔斯集团后参加了公司为高管在库珀有氧中心提供的"健康就是领导力"的预防性健康管理。

库珀博士常说："预防性的健康管理是一门十分划算的买卖，这不仅是对个人而言的，对企业的管理者来说同样如此。"库珀有氧中心为各种类型的企业量身定制员工健康项目，派遣专业人员登门服务，从评估人力资源的现有健康状态、制定目标、提供设计方案到各项举措的落实面面俱到，既确保了项目实施效果的立竿见影，更从长期证明了"更健康的员工，意味着更健康的财务报表"。企业受益最直接的表现是病假缺勤率的明显降低，医疗保险支出显著减少。而拥有一个完善的员工健康管理项目，对于公司来说，不仅可以吸引更优秀的人才加入，同时能降低员工的流动率，工作效率显著提高。

"降低员工的健康风险，投资 1 美元，可以节省 2~5 美元。"库珀博士对这些分析得来的数据非常熟悉。事实上，他本身就是有氧运动最大的受益者："运动和预防，不为取代医药，不为逃避死亡，只是为了改善生活质量，从而尽可能远离病痛。"

情系中国，孜孜不倦

据库珀博士回忆，年轻时报考医学院的志向是到中国做个志愿医生。现实虽然没能使库珀完梦，但是他始终对中国念念不忘。

早在 1990 年，中文版的《有氧运动与全面身心健康》就在中国出版。库珀博士曾多次来到中国并在各医学机构讲学。他说："1986 年，当我第一次来到中国时，自行车是最主要的交通工具，孩子们都是步行或骑车上学，这是一种很好的锻炼。"然而，随着大量中国家庭富裕起来，大城市的孩子们已经不骑车了，上学有私家车接送，每周花在看电视、打游戏、网上冲浪的时间很多，以"洋快餐"为代表的"垃圾食品"更是"遍地开花"，孩子们都在吃。在库珀博士看来，这些都是导致儿童肥胖率急剧升高的罪魁祸首。2020 年 12 月 23 日，国务院新闻办公室召开的关于《中国居民营养与慢性病状况报告（2020 年）》新闻发布会上，国家卫生健康委副主任李斌表示，中国成年居民超重肥胖超过 50%；城乡各年龄组居民超重肥胖率继续上升，有超过一半的成年居民超重或肥胖，6～17 岁、6 岁以下儿童青少年超重肥胖率分别达到 19% 和 10.4%。

库珀博士的担心显然不止于此，他说："由于长期缺乏锻炼，使得高血压和心血管疾病患病率非常高。中国现在的情况和 20 年前的美国非常相似。"由此而造成的社会、家庭经济负担则更让人担忧。

"我不希望美国的一幕在中国重演"他说。2016 年，库珀博士在我和朱院士的帮助下开办了第一家海外库珀有氧中心——中国库珀有氧大健康。而库珀博士的愿景是用健康医疗这条巨大的纽带把中美两国人民连接在一起，以此架起中美友好关系的新桥梁。

二、我的救命私教朱为模院士

如果说我能够重获青春活力有贵人相助的话，那么除了有库珀博士作为我的私人医生，另一大贵人就是朱为模院士了。

到现在为止，不少人已经知道朱院士是我的弟弟。虽然我已经认识他65年了（从他出生起）！但有意思的是我们的生活其实很少有交集。为模因为参加1972年江苏省青少年篮球比赛，是代表南京市队夺冠的主力队员，高中还没毕业就被特招进了南京汽车制造厂当工人。

等之后我们回到南京，为模已经成为南京青少年篮球队的主力"8号"，那时候对我和女朋友（后来的太太）最有吸引力的娱乐活动就是从弟弟那里拿到门票去看他们的球赛。打篮球的人和不打篮球的人就是不一样，他打出了个一米八五的个头，我在农村挑担子压成了我们家最矮的一个，只有一米七五。很多人分不清我俩谁是哥哥，谁是弟弟，我常调侃说，他是三高一帅：个子高，学历高（他是博士，我是硕士），头衔高（院士），另外他还是我们家弟兄四个最帅的那个。好啦，这样大家以后就不要再称呼我"博士""教授"或"院士"啦！我真担心哪天网上出现"打假"，再次正式澄清哈！

20世纪80年代中期，我们先后出国，我学商，他学体育，依然很少有交集。2007年我搬到达拉斯，有一次他来开会住在我家。无意中聊起他原来是到库珀有氧中心的库珀研究院开会（他是那里的顾问），我这才想起原来我所在的公司迈克尔斯为我们高管办理的"健康就是领导力"的健康管理就是库珀有氧中心提供的。出于对库珀博士的仰慕，我要求为模介绍我认识库珀博士本人。结果我和库珀博士一见如故，从此结下友谊，也有了后来我和为模一起帮助库珀博士圆了他在中国开办中心（南京老山的"库珀有氧大健康"）、用运动做良药帮助中国人民提高健康水平的梦想的一段经历。

记忆中的弟弟就非常勤奋，虽然熟悉我的人很多都称赞过我的勤奋，但和弟弟比那就是小巫见大巫了。只记得是一个炎热的夏天（南京是"四大火炉"之一），他在后院的一个小木屋里背英文单词，汗流浃背，还被南京特有的黑花毒蚊不断穿透缭绕的蚊香袭击，我太太回忆说，他"就像是一塑雕像"，全神贯注，不为所动。

　　功夫不负有心人，等到我们的生活轨道因为库珀有氧和健康事业再次有交集的时候，他已经是赫赫有名的大专家了：他不但是美国运动科学院院士，也是美国伊利诺伊大学终身教授，博士生导师。其他任职经历及主要学术背景还包括：

- 美国体育测量与评价协会主席（1997—1999 年）；
- 美国总统体质与竞技体育委员会科学顾问（2003—2006 年）；
- 美国运动医学协会和美国健康教育体育休闲舞蹈学会资深研究员（Fellow）；
- 美国科学院国家医学研究院"青少年健康测评"专家组成员；
- 美国《运动与运动研究季刊》（*Research Quarterly for Exercise and Sport*）前主编，美国《心理学前沿》（*Frontiers in Physiology*）杂志前副主编；现任 10 余本英文体育和健康杂志编委，在 SCI 和 SSCI 杂志上发表科研论文 100 多篇；其科学研究（包括郭林新气功抗癌的机理）得到过许多基金会的资助，包括美国国家卫生研究院（NIH）和约翰逊基金会（RWJF）。

　　说朱院士是我的私教是因为刚开始我对健康并没有什么研究。为了让我们的微信公众号读者能够读到浅显易懂的健康文章，我的一项重要工作就是将我和库珀博士的谈话以及朱院士的科学文章用科普的形式推广出去。都说是教学相长，我就这么一边教，一边学，结合自己的体会，慢慢迷上了大健康这个不可思议的领域，后来回到贸易领域，"健康就是领导力"成为我领导企业转型的一个重要领导特征。

　　值得一提的是，朱院士在中国库珀有氧中心设计的互动型的生活方式处方的体验课程，是在美国库珀有氧中心基础上的提高和升华。美国库珀有氧得以享誉全球是因为它的体检和科研，遗憾的是生活方式的改变仅仅靠体检报告完全无法达到，这一点中国和美国惊人的相似。我们在南京库珀有氧中心设计的理论和实践相结合的教学方式在改变消费者行为方面取得了显著的效果，获得了业内广泛的赞誉和关注。

　　另外给我留下深刻印象的就是朱院士的人脉，尤其是他和世界顶尖科学家的友谊和交往。在南京库珀有氧中心，我们迎来了一位又一位享誉全球的健康专家，让我们把中心办成了一个国际科学大讲堂，包括在其他大城市的专场讲座。我也近水楼台先得月地学到了很多非常宝贵的知识。

除了有两位贵人提携，自己也在这五年间付出了远超一万小时的努力（一万小时定律是作家格拉德威尔在《异类》（*Outlier*）一书中指出的定律。"人们眼中的天才之所以卓越非凡，并非天资超人一等，而是付出了持续不断的努力。一万小时的锤炼是任何人从平凡变成世界级大师的必要条件"），我也不知不觉地变成了所谓的"健康达人"，因此有机会出这本小书。

三、不堪胜任——为中国企业家画像

在英文的形容词前面加上前缀"un-"，往往表示相反的意思，即"不……"，不健康就是"unfit"，因此在中国的企业，库珀博士倡导的"Fit to Lead"就变成了"Unfit to Lead"，即"不堪胜任"的残酷现实。根据我多年的体会与观察，这一点恰恰是中国企业在领导力方面的一个真实写照，即不健康所以不堪领导重任。中国的企业家和职业经理人超级聪明和勤奋，但是从投资健康来说，他们是"不堪胜任"（Unfit to Lead）的一个群体。领导如此，更谈不上对员工健康的关注。

《2020年中国企业家健康绿皮书》统计分析，男女企业家高血压检出率在60岁后大幅上升，女性企业家增高约2.4倍；超三成以上的中国企业家心电图检查结果存在异常；女性企业家在30岁以后的肺功能异常检出率已经超过10%。

从1987年开始，我常常在中国出差，注意到国内的商务酒店越建越高级，下榻的客人们也从最初的外宾居多，转为越来越多的国内商界精英们入住。但在多数时候，我在健身房和游泳池几乎遇不到中国的商业精英们，他们不健身！记得一则新闻一针见血地指出要害：很多人愿意花20万元去买燕窝，却不肯花20分钟去跑步，但健康不是用钱买来的。

说中国企业家不堪胜任绝不是在哗众取宠，耸人听闻，商业领袖因病心力交瘁、英年早逝甚至自杀身亡的例子可以列出一长串，常常是这边的惋惜未断，那边又传来噩耗，这些年记忆犹新和影响比较大的就有如下例子：

2001年7月31日，人称"彭大将军"的青岛啤酒掌舵人彭作义因突发心脏病英年早逝，时年56岁；

2003 年 9 月 7 日，号称"河南首富"的黄河集团董事长乔金岭悬梁自缢，时年 51 岁；

2004 年 11 月 7 日，中国改革开放的风云人物，被称为"胆大包天第一人"的改革先驱，均瑶集团董事长王均瑶因患肠癌医治无效抱憾离世，年仅 38 岁；

2005 年 9 月 18 日，网易 CEO 孙德棣因过度劳累青年辞世，卒年 38 岁；

2006 年 1 月 21 日，上海中发电气（集团）有限公司董事长南民，因患急性脑血栓抢救无效死亡，年仅 37 岁；

2008 年 8 月 13 日，浙江新制药股份有限公司董事长郑亚津在办公室自缢身亡，原因是公司的效益出现滑坡，时年 51 岁；

2014 年 1 月，小马奔腾集团的董事长李明突发心肌梗死不幸离世，年仅 47 岁；

2014 年 4 月，银监会非银部主任李建华突发心肌梗死辞世，年仅 49 岁；

2014 年 8 月，保时捷公司事务总监李屹突发脑干出血抢救无效去世，年仅 44 岁；

2016 年 10 月 5 日晚间，国庆长假还没有结束，春雨医生的创始人和首席执行官张锐突发心肌梗死在北京去世，年仅 44 岁。

商业精英们的猝死已经呈现中青年化趋势。如今逝者已逝，留下惋惜无尽。更让人担心的是，中国仍存在大量正在"高速驾驶"却"不堪胜任领导"（Unfit to Lead）的商业领袖们。

2007 年被媒体炒得沸沸扬扬的著名民营企业家、黑龙江海外集团总裁李宝宇"人间蒸发事件"可以折射出存在的问题：李宝宇放弃资产、名誉，只为想找回"正常人的生活"。"出走"前，员工们回忆，李宝宇不无悲情地在大会上说："我感到身心特别疲惫，我想过平淡的生活，集团的全部资产和资金我一分不带，大家要同舟共济做大海外集团。"

那么什么是正常人的生活？在我看来其实就是普通人的生活，一种没有那么多压力的生活。李宝宇的非正常生活可以说是国内企业家的一个通病：过劳的体力和精力透支，长期筋疲力尽焦头烂额，工作和生活严重失衡。李宝宇由此得出结论：这是一个让正常人崩溃的职业，他告诫女儿千万不要步自己的后尘！

严重的超负荷运转和透支让中国企业家的身体状况不堪一击！北京大学国家发

展研究院院长、中国经济学家周其仁说："中国有世界上最昂贵的企业家制度和最廉价的企业家。"时不我待，从"不堪胜任"到"胜任领导"，中国企业的可持续发展期盼着商业领袖们带头迈出健身健心、兴业富邦的第一步。

四、不可持续——中国企业人力资源堪忧

前面我们说到了中国企业家的不可胜任。当老板的尚且如此，中国职业经理人的身体状况就可想而知了。下面我们说说中国企业最宝贵的资源——员工，也就是人力资源令人担忧的状况。

财经作家凌志军在他的畅销书《联想风云》里有一段描述非常生动且有代表性。

"2004年1月的某一天，柳传志到海军医院去看病，被一个消息惊得目瞪口呆。联想在这家医院为自己的员工办理了'医疗合同'。多年以前为柳传志医疗'梅尼埃病'的李大夫，现在开始为越来越多的联想员工看病。'你手下的那些年轻人都不要命啦，'他对柳传志说，'你看看，全都是一身病'。柳传志看到那一串名字后面的疾病：高血压、心脏病、脑血栓、肝功能小三阳……他深知治理一个大公司的艰难，但怎么也没想到，这才过了三年，他的年轻经理们几乎个个拖上了一身疾病，还都有同一个症状：晚上失眠，好不容易睡一会儿，还做梦，梦里全是公司的事。"

显而易见，企业员工的压力非常大。工作压力可以说是当今企业普遍面临的最严峻的挑战。由此，我联想到2010年人人皆知的"富士康十三连跳"事件，其实员工的自杀问题绝不是光靠加工资就能解决的，还得解决他们的心理健康问题，而健身恰恰是消除心理压力，恢复心理健康的最佳方法。

这些都是陈芝麻烂谷子的事，现在为什么还要提呢？其实十几年过去了，国内企业员工健康每况愈下，愈演愈烈。几乎没有一个企业家会不同意这一事实。

这是多么可怕的事情！中国的商业领袖们从开天辟地、白手起家的创业者到呼风唤雨的职业经理人，他们大多数心力交瘁，其中70%以上处于亚健康状态！

一份来自世界银行的中国慢病流行趋势调研报告显示，2005—2015年心血管疾

病、中风和糖尿病给中国造成 5500 亿美元的经济损失，如果不改善慢病应对策略，慢性病带来总体经济损失将非常巨大。反之，中国如果能够在 2010—2040 年将心血管疾病死亡率每年降低 1%。其产生的经济价值相当于 2010 年国内经济生产总值的 68%，或多达 10.7 万亿美元。虽然新型冠状病毒肺炎疫情让慢性病暂时退居公众关注二线，但是不要忘记死于新型冠状病毒肺炎疫情的大多是慢性病患者。世界经济论坛慢性病与健康部主管埃娃·珍妮有一句话说得特别好："这不是健康话题，而是经济话题，它触及社会各个层面。"

如果是经济话题，那么显然到了企业家健康和员工健康被看作企业从优秀到卓越和如何基业长青的重要战略的时候了。

五、于娟错在哪里？

"在生死临界点的时候，你会发现，任何的加班（长期熬夜等于慢性自杀），给自己太多的压力，买房买车的需求，这些都是浮云。如果有时间，好好陪陪你的孩子，把买车的钱给父、母亲买双鞋子，不要拼命去换什么大房子，和相爱的人在一起，蜗居也温暖。"

——摘自《感悟生命》

于娟，这位 32 岁的复旦大学女教师，在 2010 年元旦被确诊为乳腺癌晚期，已转移到全身躯干骨。她在健康状况稍好的时候，开始回忆并记录下癌症治疗的点点滴滴。她的名为"活着就是王道"的博客中的"癌症日记"拨动了千千万万人的心弦。为什么？因为我们在于娟的身上找到了自己的身影。

鸟之将死，其鸣也哀。上面那段"感悟生命"是被网友转载最多的段落之一，于娟的善良在于她知道自己明白得太晚了，但是想要提醒周边的人们不要犯同样的错误。于娟并不是让人关注她，而是希望人们看到她用生命写下的人生感悟后，引导人们关注自己的健康和生活方式。

但是为什么于娟用自己生命换来的代价和分享丝毫没有起到她所期盼的作用呢？君不见，于娟死后的十多年，有多少悲剧重演？国人的健康每况愈下，数以亿计的同胞们如飞蛾扑火般地继续着于娟所忏悔的那种生活。

痛定思痛，我开始反思自己究竟哪点做得不好。

一是饮食习惯，瞎吃，暴饮暴食，嗜荤如命。我是个从来不会在餐桌上拒绝尝鲜的人。

二是睡眠习惯，我平时的习惯是晚睡。十年来，自从没有了本科宿舍的熄灯管束，我基本上没有在 12 点之前睡过。学习、考 GT 之类现在看来毫无价值的证书、考研是堂而皇之的理由，与此同时，网聊、BBS 灌水、蹦迪、吃饭、K 歌、打保龄球、一个人发呆填充了没有堂而皇之理由的每个夜晚。严重的时候通宵不眠，平时的早睡也基本上在夜里 1 点前。

三是工作习惯，也许只有我知道自己是顶着读书的名头，大把挥霍自己的青春与生命。得病后先生和我反思之前的种种错误，认为我做事从来不细水长流，大力抡大斧地高强度突击作业是伤害我身体免疫机能的首犯。他的比喻是：一辆平时就跌跌撞撞一直不保修的破车，一踩油门就彻天彻夜地疯跑疯开半个月。一年搞个四五次，就是钢筋铁打的汽车，被这么折腾，开个二十几年也报废了。

四是环境，回国半年，我和芳芳、阿蒙等无一例外地病倒，不是感冒就是发烧，或是有个小手术，先生嘲笑我们，是挪威那个地儿太干净了，像无菌实验室，一帮"中国小耗子"关到里面几年再放回原有环境，身体里的免疫系统和抗体都不能抵御实验室以外的病菌侵入。是的，我不多的回国朋友里面，除了我，梅森得了胸腺癌，甘霖得了血方面的病。

这太像我们读者朋友们自己的生活了，是不是？

于娟错就错在她把健康和事业对立了起来。可是在今天的现实生活中，没有大房子，不加班，可能吗？真正做到看破红尘的人毕竟是少数！有一次，我在一个为市区医院医生的培训班上问学员："没有自己的事业能买车、买房吗？没有车、房这个年代有人和你蜗居吗？真的蜗居了，生活会幸福吗？"全班几十个学员会意地一笑，异口同声地回答："没有！不能!"

即使真的上演了现代版"罗密欧与朱丽叶"的爱情故事，结局会美好吗？这并不是说我们现代人已经过于世俗，追求功利，而是生活的实际需求必定约束和制约我们的很多行为。

其实健康和事业不但可以兼得，而且是相辅相成的。健康是一切事业成功的基础，也是家庭幸福的基础。而经济基础又让家庭可以更好地投资健康。

坦率地说，如果不是遇到库珀博士，且与朱院士一起参与大健康的工作，我在美国也差点走上于娟的"不归路"。这也是我提笔写这本书的初衷：以自己找回失去的平衡和人生出彩的经验帮助越来越多的人得到事业的成功和家庭的幸福。

六、痛惜"春雨医生"

2016 年国庆长假还没有结束，春雨医生的创始人和首席执行官张锐于 10 月 5 日晚间突发心肌梗死在北京去世，年仅 44 岁。

张锐有着令人羡慕的学历和阅历，他是中国人民大学的生物学学士，新闻学硕士，《京华时报》前新闻中心主任、网易前副总编辑。张锐在 2011 年创立的企业春雨医生有着当前中国众多创业者们梦寐以求的成就：2016 年 9 月，由春雨医生孵化的海外诊疗平台春雨国际顺利完成了总额超 5000 万元人民币的 A 轮及 A+轮融资，由山行资本与华耀资本相继投资；2016 年 6 月成功完成 12 亿元融资 Pre-IPO 环节；2015 年线上问诊业务实际收入 1.3 亿元，盈利 3000 万元。

张先生的意外猝死发生在中国的"十一"黄金周放假期间，而且是在他所创建的春雨医生突破重重难关，终于见到光明的上市前夜。用太多人的话来说就是八个字：太可惜了！太意外了！"太可惜"我同意，但猝死的发生我看其实并不意外！不发生在"春雨医生"身上，也一定会发生在"秋雨医生"身上！

这几年我在美国断断续续地接待过几十家来访的中国企业，每位企业家的背景不同，行业迥异，但是每个人都有着惊人的猝死特征——生活不健康，压力巨大！他们都胸怀大志，都想"做点事"，都在融资，都在谈 IPO。相当一部分来访者都在库珀有氧运动中心做过体检，他们的身体状况都非常堪忧！这样一个群体具有猝死的很多共同征兆，所以张先生的偶然猝死中有着一定的必然性。

张锐生前曾经在一次采访中说过的一段话最能说明他作为一个创业者所面临的

压力："创业就像是打麻将和抽烟。以前每次看到母亲打麻将，一打打到半夜两点，坐得腰酸背疼，我看着都嫌累，但母亲高兴。创业也是这样，很累，但你很爽，你说抽烟有什么好，这么难闻，对身体不好还花钱，但是我高兴。在 2012 年我投资的时候是最难熬的两个月，我常常失眠，半夜两三点给人发邮件，探讨产品设计或者商业模式。一大早，又跑到各大投资现场，唾沫横飞地跟人阐述春雨的商业价值。同样的内容，每天至少要讲两遍，还要回答各种八竿子打不着的问题。" 张锐说："我确实很焦虑，每天吃不好睡不好，晚上睡前会担心资金链断了怎么办，早上又打起精神鼓励自己说，自己的产品解决了那么多人的痛苦，这么有价值，一定会拿到钱，只是'缘分不到'。"

心理上的压力会很快反馈给身体，认识张锐的人都注意到，他最明显的变化是两边的鬓角全白了。从医多年的父亲跟他说，这是植物神经紊乱。张锐的朋友圈中有人表示，张锐的压力有两个：融不到钱时怎么融钱，融到钱后怎么赚钱。

我想起了一句库珀博士实践了 60 年的座右铭："布道者身体力行"（You practice what you preach.）。虽然健康对于每个人都同等的重要，但是对于健康工作者来说，身体力行本身就是治病救人。一个医生的健康状况随时随地都在传递着一个信任度。

库珀博士是过来人，他说美国的医生压力也大，美国的创业者压力也大，但是个人的健康在很大程度上是可以被自己控制的，尤其是在压力的管理和生活习惯的选择方面。

所以，现在到了我们身体力行的时候了！

七、疲劳——人体"能源危机"的信号

"从疲劳到癌症仅需四步：轻度疲劳→深度疲劳→重要脏器内部变异→诱发癌变！我就是例子！"2016年3月7日，年仅28岁的河北媒体人王雅珊在微博上写下的"生命进入倒计时！"让无数人垂泪。70天后，年轻的王雅珊带着对生活的美好憧憬和无限悔恨离开了人间。她以亲身经历告诫世人：莫过度加班，莫熬夜！

王小姐的四步忠告未必完全符合医学循证的原则，但是它让我想起了我与库珀博士关于疲劳和人体健康"能源危机"的一段谈话。

孩子们一阵阵欢快的尖叫声和嬉戏声混杂着传入耳中，库珀博士抬手指着远处正在开满野花的草地上互相追逐的一群小孩子说，"这就是人类能量充沛的最佳表现！你看孩子们的能量，好像永远都不会疲劳！但遗憾的是现代的生活方式很快就让'能源危机'吞噬了我们的青春，剩下的仅仅是'好汉不提当年勇'的美好回忆！千千万万人被'能源危机'导致的疾病夺命。"

"能源危机？"我多少有点诧异。以我对经济领域的熟悉与了解，这个词我当然不陌生，但是一听到它，很容易让人联想到石油危机。

"对！同样的两个词，说的却是完全不同的东西。"库珀博士看出了我的疑惑，"为了区分，我们不妨加上一个词——'人类'或'人体'，即'人类（或人体）能源危机'。"库珀博士解释说。

说到"人类能源危机"，很多人可能会想到食物和消化系统。库珀博士说，其实人的能源危机不仅仅是生理上的，还包括精神上、情绪上及信仰方面的影响，所以不妨把人体看作一个生态系统，要保持这个生态系统的正常运行，则需要持续不断地提供各方面的能源，让它们有机地、平衡地互动起来，让我们的机体能够像这群不知疲倦的孩子们一样精力充沛！

库珀博士告诉我，其实大多数人都有着不同程度的"能源危机"，根据他多年来在预防医学方面的经验，虽然很多人没有所谓的疾病，可总是感觉没精打采，或是觉得什么都没有意思，做什么都缺乏热情与兴趣，这些人其实都有着不同程度的"能源危机"，即能源的供给不足。因为现代人的生活方式本身就是一个多耗能和不能健康地补充能源的方式。"能源危机"其实就是亚健康的一种典型表现。说有病吧，好像又没有；可是说健康吧，却又总是提不起精神来。

"'能源危机'的第一大症状就是疲劳。首先大家不要对疲劳掉以轻心。虽然大多数人的'能源危机'不是病，但'能源危机'很有可能会是病的预兆。美国哈佛大学的一项科研结果表明，当我们时常感觉疲劳和没精打采的时候，疾病可能已经悄悄袭入了我们的机体，而'能源危机'则是我们的机体向我们发出的信号，如慢性炎症，像慢性鼻窦炎、慢性肠炎、慢性咽喉炎、慢性扁桃腺炎等看似不致命的病却是我们的'能源杀手'。最常见的能够引起我们身体'能源危机'的疾病还有贫血症、充血性心力衰竭、荷尔蒙失调、甲状腺功能减退症、糖尿病、阿狄森氏病以及各种癌症。"库珀博士以他那医生惯有的严谨态度告诫说。

如果你总是觉得累，千万不要掉以轻心！很多疾病的症状都是从"疲劳"开始的，但往往会被患者以"休息休息就好了"的自我安慰而耽搁。如果你常常感到疲劳，你最好尽快去做一次体检，千万不要拖延下去等着做常规的年度体检，因为那很可能是致命的延误！

八、在新型冠状病毒肺炎疫情期间大显身手的 "隐形杀手"——高血压

"朱总，报道说新型冠状病毒肺炎疫情期间科学家们发现，患有高血压的人如果被新型冠状病毒感染，症状会更严重，死亡率更高！我们家族中有着众多的高血压患者，我父母、姥姥、哥哥姐姐、老公都是！他们每个人对高血压防治都有自己的一套，一到家庭聚会，嗬！这个热闹，一开始还算风平浪静，到后面往往就变成了激烈的辩论场，大家各抒己见，甚至有时还争得个面红耳赤！可是在我这个非高血压患者看来，他们说的都没用，因为每个人的血压都是芝麻开花 —— 节节高！对于我们这样的'高压'家庭，我真是好担心啊！能不能谈谈您的看法？"一位公众号粉丝留言说。

中国这样的"高压"家庭不计其数。即使没有新型冠状病毒肺炎疫情，高血压每年在全球夺命 940 万条，所以高血压被称为头号杀手！仅在中国，每年就有 200 多万人因为高血压而过早死亡，而且这个趋势在愈演愈烈！众所周知，作为世界上的人口大国，中国当前形势十分严峻。2019 年，健康中国行动委员会印发的《健康中国行动（2019—2030）》表示，目前全国现有高血压患者 2.7 亿，中国 18 岁及以上居民高血压患病率为 25.2%。

据称，三国时期著名的军事家司马懿也是死于高血压引起的脑中风。从曹爽手里夺回兵权以后，73 岁的司马懿心情极为激动，不料乐极生悲，不幸落马，之后便"口不能言"，只能"以手示意"。所以现代人判断，司马懿可能是患了脑中风。而他的儿子司马昭则是在酒筵上耳热酒酣之际，突然病倒，同样是"口不能言"，中风猝死。可见，高血压的危害早在几千年前就有记载。

抽烟、吃盐太多（中国北方人尤为明显）和缺乏运动是中国人患高血压人数高

达几亿的三大主要因素。

我们的烟民有约 3.5 亿人，超过美国总人口数！美国心脏协会建议每人每天盐的摄入量应该少于 500 毫克（1 克＝1000 毫克），而我们中国人每天平均摄入的盐量竟然高达 16~20 克！因为我们素有"盐大力粗"的理念和食用腌制食物的习惯。至于运动，在现代生活方式之中，人们更是习惯从早到晚端坐电脑前面敲键盘，面对电脑显示屏稳坐如泰山，越来越少活动；业余时间更是人手一部手机，无论何时何地大家都低头忙着读信息，忙着社交互动，身体依然不动。

在中国，人们总是谈癌色变，可是一谈到高血压，大家却似乎没有那么紧张和恐惧了。可是为什么高血压会是"头号杀手"，而且有"隐形杀手"之称呢？我的脑海中浮现出了一长串家喻户晓的名字：马季、古月、侯耀文、谢晋、高秀敏……"隐形杀手"频频得手。

其实高血压危害极大，之所以有人叫它"隐形杀手"，是因为"被杀者"无知，所以没有恐惧，缺乏警惕。要说高血压，就要先说说血压，生活中有很多人连什么是血压都不知道。我们平时在量血压的时候得到的那两个数字中，较高的那个是心脏收缩时，把血液从心脏泵到血管里时产生的压力，叫收缩压，另一个是心脏放松时，血液对血管还保持的压力，叫舒张压。每个人都测量过无数次血压，但很多人还真不知道这一高一低两个数字究竟有何区别。读者朋友们不信可以问问你周边的亲友，你一定会像我一样惊讶地发现，绝大多数人在听到这个问题以后一脸茫然。

那么，究竟怎样的标准代表健康，达到什么样的标准就是高血压呢？血压高与否指的是在未使用降压类药的情况下，不同三天的血压值收缩压大于或等于 140 mmHg，舒张压大于或等于 90 mmHg。美国近年更改了高血压的诊断标准，从原来的 140/90 mmHg 改成了 130/80 mmHg，改变的目的是传递高血压的危险信息。中国不改标准时已有很多人不达标。

简单地说，降低血压刻不容缓。血压越高，死亡的风险越高！

科学研究无情地证明了马季、古月、侯耀文、谢晋、高秀敏及全球每年 940 万不幸因高血压殒命的人们原本可以避免悲剧的发生，继续美好的生活。是我们太不重视自己的血压了。

大多数的高血压其实是生活方式病。科学研究表明，引起高血压的主要原因包括以下几点：抽烟、体重超重或肥胖、饮食中吃盐太多、缺乏运动、酗酒、压力太大、遗传、年龄、肾脏病、甲状腺功能亢进症和失眠等。所以归根结底，最理想的干预（尤其是高血压前期）应该是对不良生活方式的干预。

朱院士的降低血压生活方式处方如下。
①坚决戒烟；
②控制摄入盐的量；
③多运动，尤其是有氧运动，有氧运动对减血压的效果已经被大量的科学研究所证明。
  · 每天进行 30 分钟中等强度的运动，每周至少 5 次；或每次进行 20 分钟大强度运动，每周 3 次；
  · 每周还要做 2 次力量练习，包括全身 8~10 个大肌肉群的不同练习，每个练习做 8~12 次。

九、警惕抑郁症，又一个健康杀手

抑郁症是一种不怕死的病。"我有抑郁症，所以就去死一死，没什么重要的原因，大家不必在意我的离开，拜拜啦。"2012 年 3 月 17 日凌晨，长期备受严重抑郁症困扰的女学生马洁（网名"走饭"）自杀了，这段临终遗言是她通过定时，次日发出的微博。翻看马洁以前的微博和她的小号，可以看出她一直生活得很孤独，很不快乐，并且觉得除了死亡这件事，整个世界似乎都失去了意义。

"走饭"的一首小诗似乎暗示了她结束年轻生命时复杂的心理活动。

"时间
我是这么想的
给自己一年的期限
把想吃的东西都吃个遍
就可以自杀了
每次都跟自己说
因为还有什么没吃到而拖着不去死
不觉得浪费时间吗？"

"走饭"自杀的消息在中国网民中引起轰动，事后人们得知，她想要轻生的念头已经有了至少两年的时间。其间"走饭"尝试过，失败过，懊悔过，但身体里的另一种声音仍然在不断地提醒她，"只有想象各种自己的死状才能缓和心情，只有真正死掉才能真正释放。"（"走饭"生前语）

"走饭"时常感觉到"高兴的时候它（抑郁症）躲在角落，不高兴的时候它就来陪我"。抑郁症像藏在她心里的魔鬼，一边挥霍着她的才华与花季岁月，一边带走了她的生命。敏感又沉默、颇有些才情的"走饭"选择在一个美丽的春天离开了人间，她那轻轻的一句"拜拜啦"留给生者无限的惋惜。很多网友在网上留言，祝福"走饭"一路走好。怎么走好呢？抑郁症已经早早结束了她的人生。

　　而在"走饭"逝去23年前的那个春天里，中国著名诗人海子在山海关卧轨自杀，年仅25岁，据称才华横溢的海子也是一位抑郁症患者。

　　2015年10月23日下午，年仅49岁，生前有"严重抑郁症状"的国信证券总裁陈鸿桥在自己家中的阳台上用电线自缢身亡。

　　抑郁症简单地说是一种心理疾病，主要症状包括失眠、焦虑、疑心重、恐惧、神经衰弱，神经性呕吐等，严重者有自杀倾向。原本在常人看来很小的事情，却可能成为抑郁症患者过不去的坎儿。对事物缺乏兴趣也是抑郁症患者的一个特点。值得注意的是，重度抑郁症患者看上去似乎很理智，但在平静的时候，他们却可能会一直在思考如何终结生命。

　　2015年10月22日，37岁的美国好莱坞著名化妆师杰克·贝利在越野车里用汽车尾气（一氧化碳）结束了自己年轻的生命。噩耗传出，与他合作过的明星们深感痛惜，纷纷发文悼念化妆才子。

　　2014年8月14日，好莱坞巨星罗宾·威廉姆斯同样用自杀方式结束生命。威廉姆斯在电影《窈窕奶爸》（《Mr. Doubtfire》）中，把一个为挽救家庭不惜男扮女装的幽默人物扮演得惟妙惟肖。

　　究竟是什么样的原因，能让人在最好的年龄视自杀为解脱，在功成名就的巅峰视名利为粪土，断然割舍所有呢？我知道古今中外还有为数不少的天才、名人死于抑郁症，这似乎太不符合常理了！

　　科学界一般认为抑郁症的广泛"流行"也是现代快节奏、高压力社会的产物。为了"幸福""更加努力工作（Work Harder）""赚更多的钱（Earn More Money）""买更多的东西（Buy More Thing）""继续努力（Keep Going）"——这些现代都市人的基本生活信念已经被证明是抑郁症的压力源。

据估计，全球有 2.75 亿人患有焦虑症。这大约是全球人口的 4%，每个国家的人口分布在 2.5% 到 6.5%。约 62% 的焦虑症患者是女性（1.7 亿），而男性患者为 1.05 亿。

到 2030 年，所有精神问题给全球经济造成的损失可能达到 16 万亿美元。越来越多的人的生活受到心理健康问题的困扰，同时心理健康也是一种经济负担，如何应对心理健康问题是达沃斯世界经济论坛 2019 年年会的议程之一。

"卫生系统尚未充分应对精神障碍带来的负担。因此，在世界各地，治疗需求与提供治疗之间的差距很大。在低收入和中等收入国家，76% 到 85% 的精神障碍患者没有接受治疗。在高收国家，35% 到 50% 的精神障碍患者处于同样的情况。"

我国抑郁患病率达到 2.1%，焦虑障碍患病率达 4.98%。截至 2017 年底，全国已登记在册的严重精神障碍患者 581 万人。同时，公众对常见精神障碍和心理行为问题的认知率仍比较低，更缺乏防治知识和主动就医意识，部分患者及家属仍然有病耻感。并且国内目前对抑郁症的治疗以药物为主，而运动是一种积极且无副作用的干预方法。

虽然几乎本书所倡导的"检、吃、动、心、睡"的生活方式都会直接或间接的帮助预防和治愈抑郁症，但我们还会在第九章"生活方式处方"里为大家提供一些有用的小贴士。抑郁症是最容易讳疾忌医的一种疾病，因为患者常常被误解为"精神病患者"，受到猜疑和议论。有需求的读者此时可以直接跳到第九章，千万不要耽误治疗哦。

十、人未老，心先衰

"人未老，心先衰"。顾名思义就是心脏的年龄比实际年龄大。一个未老先衰的心脏就像一颗定时炸弹，随时可能会爆炸，而且引发的因素极多！好消息是人的心脏年龄也可以比实际年龄小，通过 14 年的身体力行，今年 70 岁的我心脏实际年龄只有 40 岁！

那么什么是心脏年龄？它是如何测量出来的呢？所谓心脏年龄，是指可能导致心脏病和中风危险因素所推算出的心血管系统的年龄。心脏年龄的由来要从美国著名的弗雷明翰心脏研究（Framingham Study）说起，这是目前世界上仍在进行中的、时间最长的心血管病研究。20 世纪初美国的心血管疾病发病率逐步上升，但当时的医学界对于和心脏有关的危险因素认识甚微。到了 20 世纪 40 年代，当时美国卫生部下的心脏研究院（National Heart Institute；现在叫 National Heart Lung and Blood Institute）构思了一个雄心勃勃的科研项目，旨在确认导致心脏病及中风的危险因素。

根据弗雷明翰心脏研究所得出的数据，美国的科研人员共发表了 1200 多篇科研报告，揭开了心血管病、中风危险因素的神秘面纱，例如：

- 1960 年：香烟首先被确定为头号危险因素；
- 1970 年：高血压和中风之间的关系被确定；
- 1980 年：高密度脂蛋白胆固醇对降低心血管疾病的积极作用被确定；
- 1990 年：10 年心血管疾病预测模型开始建立；
- 2000 年：肥胖作为危险因素被确定，基因检测开始加入研究。

现在用于心脏年龄预测的模型是波士顿大学 D'Agostio 教授及团队用弗雷明翰心脏研究的数据研究出来的。根据这个模型，预测心脏年龄的主要指标（得心脏病或中风的主要危险因素），包括年龄、性别、是否抽烟、总胆固醇、高密度脂蛋白胆固醇、收缩压、如果有高血压是否在治疗，是否有糖尿病，身高/体重指数（BMI）。

①如果一个 45 岁的男性，抽烟，高血压（收缩压在 150mmHg），患有糖尿病，体重偏重（BMI=23），那么他的心脏年龄已经是 75 岁了！

②如果一个 50 岁的女性，不抽烟，但患有高血压（收缩压在 148mmHg）和糖尿病，肥胖（BMI=32），那么她的心脏年龄已经是 85 岁了！

2015 年 9 月 1 日，美国疾病防治中心（CDC）发布了一篇报道（Heart Age, is Youn-Heart Older Than you），公布了对美国人心脏年龄的调查结果。

①50% 的美国男性和 40% 的美国女性的心脏年龄要比实际年龄老 5 岁。

②南方的州（如密西西比、西佐治亚、肯塔基、路易斯安那和阿拉巴马）情况明显更加糟糕，有相对比较"年轻心"的州包括犹他、科罗拉多、加利福尼亚、夏威夷和马萨诸塞等，男性的心脏年龄测试结果（平均要比实际年龄老 8 岁）要比女性（平均要比实际年龄老 5 岁）更加糟糕。

这些糟糕的结果相当令人沮丧：美国人普遍"人未老，心先衰"！

虽然中国老百姓心脏年龄的具体情况不得而知，但根据发布的《中国居民营养与慢性病状况报告（2015）》来看，情况同样不容乐观，因为所有与心脏年龄有关的危险因素都在呈上升趋势，2015 年 6 月 30 日，中华人民共和国国务院新闻办公室举行《中国居民营养与慢性病状况报告 2015》新闻发布会，发布会上国家卫生计生委副主任，国家中医药管理局局长王国强表示，①全国 18 岁及以上成人超重率为 30.1%，肥胖率为 11.9%；②2012 年全国 18 岁及以上成人高血压患病率为 25.2%；③糖尿病患病率为 9.7%；④我国现有吸烟人数超过 3 亿！男性吸烟率高达 52.9%！⑤非吸烟者中暴露于二手烟的比例为 72.4%；⑥饮酒者中有害饮酒率为 9.3%。

《中国心血管健康与疾病报告 2019 概要》中提出，中国心血管病患病率处于持续上升阶段。推算心血管病现患人数 3.30 亿。2017 年心血管病率死亡率仍居首位，高于肿瘤及其他疾病。农村心血管死亡率从 2009 年起超过并持续高于城市水平。2017 年农村心血管病死亡率 311.88/10，城市心血病死亡率为 268.19/10 万，城乡居民疾病死亡构成比中，心血管病占首位。2017 年农村和城市心血管病分别占死因的 45.91% 和 43.56%。每 5 例死亡中就有 2 例死于心血管病。

所以我们发现中国人同样面对"人未老，心先衰"的挑战。警钟已经敲响，幸运的是，心脏年龄是可以通过心脏抗衰老变年轻的！在这些已经被科学所证实的危险因素中，除了出生年龄和性别无法更改以外，其他都可以通过干预加以改变。

开始干预的时候，库珀博士和朱院士主张大家先紧紧抓住一两个能够改变的关键因素（如戒烟和降血压）加以"强攻"。令人欣喜的是，心脏抗衰老不但有效，而且是有奇效。

①戒烟 20 分钟以后，心率和血压下降；

②戒烟 12 小时后，二氧化碳水平下降到正常；

③戒烟 14 天后，循环和肺功能提高；

④戒烟一年后，比还在抽烟的人得心脏病的可能性下降一半；

⑤戒烟五年后，比还在抽烟的人得中风的可能性下降一半！

运动、饮食调节和拥有好心情应该是干预"人未老，心先衰"危险因素中最重要的"三把钥匙"。大量的科学研究已经证明了运动可以帮助降低血压、控制体重、预防和控制糖尿病，最新的科学研究还表明，运动可以帮助控制烟瘾。当然，饮食的控制也很重要。例如，中国南方人烧菜糖放得多，而北方人烧菜往往盐放得多，前者是糖尿病、肥胖症的诱发因素，后者则直接和高血压有关。中国老百姓把这"两把钥匙"叫作"管住嘴，迈开腿！"和"笑一笑十年少"。但是如何管住嘴，如何迈开腿和如何获得好心情也是一门科学。我们会在这本书之后的篇章里详细地介绍运动处方、饮食处方和压力管理处方。

十一、你的心脏在哭泣："我有病，我要碎啦！"

"我的一个表姐人长得很漂亮，又有令人羡慕的海外名校 MBA 的光环和在世界著名投行工作的阅历，正当她的事业处于上升期的时候，却突发心脏病猝死了，年仅 35 岁。我姨妈和姨父白发人送黑发人，哭得那叫一个悲痛欲绝。表姐夫更是难以接受这个突如其来的噩耗，他们的女儿只有 3 岁。在我帮助姨妈整理我表姐遗物的时候，意外发现了她几个月前的体检报告：一切正常，完全没有任何心脏病的预兆。可我回想起在表姐去世前的几个月里，她总是说胸闷，心脏不舒服。请问为什么体检报告显示正常，我的表姐却猝死了，这是怎么回事呢？有什么方法可以避免这种隐形的巨大危险呢？"一位署名"铁杆粉丝"的读者朋友留言说。

虽然很多心脏猝死是可以避免的，但是有很多心脏猝死的原因其实并不是人们常说的心脏病导致的，很多的心脏猝死常常是因心脏骤停所致，而且病因在常规的体检中被完全忽视掉了。人们常常把心脏病（发作）和心脏猝死混为一谈，这是错误的，也导致很多体检不能及时发现问题，许多生命也因此在很短的时间内就永远逝去了。

通俗地说，心脏病（发作）是流通问题，而心脏骤停是"电路"问题。心脏病（发作）在英文里叫 heart attack，指的是流向心脏的血液因心血管的堵塞而致，是流通问题；而心性性猝死（sudden cardiac death）大部分的原因是因为心脏骤停（sudden cardiac arrest），是"电路"问题。

心脏病的发作虽然也有短时间骤发的，但通常会有几个小时，甚至是几天或是几周的发作期，而且发作的时候心脏并不停止跳动。而且心脏病患者一般自己都是知情者，也会对心脏病的发作比较有预感。而心脏骤停顾名思义，一是突然，二是停止，所以有防不胜防的杀伤力，死亡率极高，而且常常发生在短短的几分钟之内。其实很多老百姓都分不清心脏病发作和心脏猝死！请注意，虽然心脏骤停不是心脏病，但是心脏骤停会发生在心脏病发作的时候。

在中国，尤其中国的一些大城市的医院里总是人满为患，医生很少能够耐心聆听病人对病情的叙述。所以我们要学会聆听自己正在哭泣的心脏！像这位读者的表姐，她的心脏其实已经在"哭泣"，但是可惜的是这位年轻的女白领并没有听到自己心脏的倾诉之声。

聆听我们心脏的倾诉和哭泣？难道它们会说话？是的，心脏不但会说话，还会哭泣！一位心脏科专家写的书《心脏在说话》，说的就是很多悲剧的发生是因为我们完全忽视了心脏的倾诉和哭泣。

心脏的"哭泣声"其实非常明显，它主要表现在这几个方面：持续性心绞痛，心律失常，心衰，突发心悸，胸痛，气促，乏力，软弱，呼吸困难，眩晕，意识失常等。像我们这位读者朋友的表姐"心脏的哭泣"声其实已经非常明显了，遗憾的是它们没有被听到。

那么我们的心脏为什么会"哭泣"呢？心脏"哭泣"的原因有很多。从这个案例看，这位读者表姐的猝死极具代表性：一是年轻化；二是工作压力过大。压力过大是一个重要的心脏"哭泣"的原因，也是心源性猝死的重要原因！在美国，每年因心脏猝死的人高达几十万！而且很多死者都是中青年职场精英。随着中国社会的压力不断增大，相信因心脏猝死的人会增多。近年来20~50岁的中国职场精英频频丧命于心脏猝死。2005年7月—2006年6月对678718例人群随访一年，发现心脏性猝死284例（9.5%），发生率为41.8/10万，男性高于女性（44.6/10万VS39.0/10万），估测中国每年发生SCD54.4万例。[①]

这让我想起了2016年国庆长假期间，年仅44岁的春雨医生创始人和首席执行官张锐突发心肌梗死在北京去世的事情，我想，他在倒下之前，张锐的心脏也一定早就"倾诉"过，但它的倾诉和哭泣声同样没有被听到。

和老年人相比，30~40岁的很多人开始成为家庭和单位的栋梁，所以压力很

健康就是领导力——找回失去的平衡，筑起健康的长城

大。而且年轻人常常自恃年轻力壮，体检报告显示平安无事，所以警惕性反倒不如老年患者。甚至在心脏的"倾诉和哭泣"已经非常明显的情况下却仍然充耳不闻，一旦心脏骤停，随之而来的就是心脏猝死！大家避免重蹈这位年轻表姐覆辙的最好办法就是防患于未然[1]。

需要补充的是，通过我们的了解，这位读者的表姐生前虽然不酗酒，却常常借烟、酒减压。以我个人在国内高科技园区观察到的现象看，借抽烟喝酒减压是很普遍的现象。尤其让我惊讶的是，在借烟酒浇愁方面中国的巾帼不让须眉。但是通过烟酒减压只是一种生理和心理的错觉，是饮鸩止渴。其实酗酒和抽烟常常会诱发心源性猝死！至于已经有心脏病的人，酗酒和抽烟只会雪上加霜。

---

[1] 中国心血管健康与疾病报告编写组. 中国心血管健康与疾病报告 2019 概要［J］. 中国循环杂志，2020，35（9）：833-854.

十二、对话库珀博士：试都不要试！

在"库珀化"健康指南的八个要点中，戒烟是库珀博士最不含糊的一条。库珀博士认为无须每天健身，喝酒无须全戒，只要求大部分时间坚持进食健康食物，老先生的健康法则颇像我们中国儒家文化所提倡的中庸之道，不走极端，合乎情理，用英语说就是"Moderation"。但是说到戒烟，库珀博士的态度非常坚定，丝毫没有妥协的余地："试都不要试（Don't even try）！如果已经吸烟，那就一句话：戒烟！戒烟！戒烟！"

我告诉库珀博士，我的很多中国企业家朋友都是"瘾君子"，很多人也都知道吸烟的危害，可就是难以痛下决心，戒不掉多年的烟瘾。

"一盎司的预防等于一磅的治疗（An ounce of prevention is worth a pound of cure.），而在所有可以预防的疾病和死亡当中，最可以预防与控制的就是由吸烟引起的疾病和死亡，因为吸烟是一种生活方式的选择。而这种选择和习惯是对家庭、对自己的健康和对他人都不负责的选择。"这位预防医学的倡导者开门见山地说。

库珀博士告诉我在美国，吸烟是可预防死亡的主要原因，吸烟每年导致超过 48 万人死亡。这几乎占死亡人数的 1/5。下面这组数据或许能够引起"瘾君子"们的警觉：

①吸烟每年造成的死亡人数超过以下原因的总和：人体免疫缺损病毒（艾滋病毒 HIV）、非法毒品的使用、饮酒、车祸；

②过早死于吸烟的美国公民人数是美国所有战争中死亡人数的 10 倍以上；

③ 吸烟导致了大约 90%（或 90%）的肺癌死亡。每年死于肺癌的妇女比死于乳腺癌的多；

④吸烟导致约80%（或8/10）的慢性阻塞性肺病（COPD）死亡；

⑤吸烟增加了男性和女性因各种原因死亡的风险；

⑥在过去的50年里，美国死于吸烟的风险有所增加；吸烟者比不吸烟者更容易患心脏病、中风和肺癌。

⑦据估计，吸烟还会增加以下风险：

· 使得患冠心病风险增加2~4倍；

· 使得患中风风险增加2~4倍；

· 男性患肺癌的概率增加25倍；

· 女性患肺癌的概率增加25.7倍；

⑧吸烟导致整体健康状况下降，旷工增加，卫生保健利用率和成本增加。

我告诉库珀博士，中国的情况同样不容忽视。2021年5月，新华社文章《我国烟民超3亿每年超百万人失去生命》中提出，最新数据显示，我国吸烟人数超3亿，每年因吸烟死亡人数超100万，控烟形势十分严峻。今年国家卫生健康委发布《中国吸烟危害健康报告2020》中的一组数据同样值得引起重视——我国吸烟人数超过3亿，2018年15岁及以上人群吸烟率为26.6%，其中男性吸烟率高达50.5%，高于国际水平。烟草每年使我国100多万人失去生命，如不采取有效行动，预计到2030年将增至每年200万人，到2050年增至每年300万人。

当我问及二手烟的危害时，库珀博士强调，二手烟中含有大量有害物质与致癌物，不吸烟者暴露于二手烟，同样会增加吸烟相关疾病的发病风险。有证据表示，二手烟暴露可以导致儿童哮喘、肺癌、冠心病等，二手烟暴露病没有所谓的"安全水平"，短时间暴露于二手烟之中也会对人体的健康造成危害，排风扇、空调等通风装置存在也无法完全避免非吸烟者吸入二手烟。室内完全禁止吸烟是避免二手烟危害的唯一有效方法。

"你从来没有吸过烟，还是后来戒的烟？"库珀博士知道我不吸烟，颇为好奇地问。

我笑笑回答："其实我不吸烟完全是一桩趣事。当年我们中国知青响应毛泽东主席的号召上山下乡，周围的年轻人都开始吸烟。在收割麦子的时候，我无意中听到一位女知青悄悄和姐妹们说私房话，抱怨说和她对象接吻就像'舔烟灰缸'一样难受。我那时情窦初开，还没有品味过初吻的美妙感觉，所以发誓不吸烟，避免沦为令人讨厌的'烟灰缸'。就这样阴差阳错和吸烟'失之交臂'了！"

库珀博士听完忍不住哈哈大笑起来，说："这是个很好的故事，可以用来鼓励青少年戒烟！"

十三、公司不是家，工作别拼命！

2016 年 8 月 8 日，身患一种罕见的恶性肿瘤——"透明细胞肉瘤"的前华为 41 岁高管魏延政结束了他与癌细胞长达 5 年的抗争，抱憾离开了人世。

魏延征毕业于北京大学计算机系，后来到英国南安普顿大学留学，获得博士学位。魏延征曾供职于英国电信研究院 CTO office，2006 年回国以后加入华为，从技术转向市场，因工作突出，很快晋升为 18 级专家。魏延征的早逝引来一片叹息："这么年轻，太可惜了！"无独有偶，2016 年 8 月 14 日，兰州交通大学一位年仅 32 岁的女教师刘伶利因卵巢癌扩散并发心脏病，不幸撒手人寰。

刘伶利和魏延征一位是 80 后，一位是 70 后，两人素不相识，远隔千里，但他们有着相近的共同点——年纪轻轻就身患癌症。刘伶利在就医治疗期间还被学校以"旷工"为由开除（最引起人们深切同情的是，刘伶利 58 岁的父亲刘宏也是一位癌症晚期患者），刘伶利被开除事件迅速成为社会热点，激起公愤；而魏延征的遭遇则是根据他在文章中所述"在他癌症截肢后最无助的时候，华为与他终止合同"。

魏延征的文章透露，"2012 年华为通过大病商业保险向他一次性赔付 20 万元；2013 年华为按照上海平均工资的基准进行 3200×（N+1）的赔偿和他签订了两年的长期病假合同。"对此，备受癌症折磨的魏延征绝望地写到"家里有癌症病人，手术、放疗、化疗一通下来，你们就会清楚 20 万元根本不够！我的恶性肿瘤是肉瘤里最罕见也是恶性最强的，现有的化疗药对我根本不起作用。3200×（N+1），确实够买那么一两包没啥用处的药水，也能买那么几包奶粉。"

这两位年轻癌症患者的病逝令人极为惋惜，但以每年在中国有近 300 万人因癌症死亡的冰冷现实来讲，魏延征和刘伶利二人的遭遇毫无疑问并非孤例，而是一个社会真实的缩影，社会舆情和人们的关注焦点集中在企业道德和对患癌员工的担当上。尤其刘伶利生前的一篇题为《32 岁大学女教师患癌被开除，领导：别给我哭，见多了!》的报道深深地刺痛了人们的神经。

一位朋友问我："朱老师，您怎么看待这个问题？在美国，'魏延征'和'刘伶利'们会不会遇到类似中国的情况？"我回答说："这事儿如果发生在美国，他们的情况也未必会好到哪里去。"

我记得前几年我在美国一家很大的跨国公司任职的时候，拥有该公司的一家赫赫有名的私募基金公司派来了一位六西格玛（Six Sigma）管理学专家帮助我们整顿企业，提高员工做事效率。他是印度人，受过美国的名校教育，不但专业棒，情商也高，是该私募基金的新星。他很快就和我们管理层的十几个人混得很熟，掀起了一场有声有色的企业改革。不过有一段时间，我发现这位专家没有露面，一问，原来他被诊断出胰腺癌。我父亲死于胰腺癌，所以知道这种癌症的厉害。果然没过多久，就听到了他英年早逝的不幸消息。后来我问他的同事才知道，他太太其实没有工作，根本无法维系她和孩子在美国的生活，所以丈夫去世以后，他太太没有办法，只好带着孩子回印度去投奔自己的父母。一家人本来似乎已经实现了的"美国梦"瞬间灰飞烟灭。

我听后很诧异，那位私募基金的创始人那一年的收入有几亿美元，而这家基金公司是更加有钱，但是这位不幸患癌去世的公司新星却并没有得到什么特别的关照。这合法吗？确实！合理吗？我真的不知道。合情吗？我也不知道。因为我在 20 世纪 80 年代刚到美国不久，就得到了美国人"公司不是家"的训导。

20 世纪 80 年代末，我在美国的第一份工作就遇到过一个类似的案例，当时我被美国老板派往中国大连担任纽鲁克公司的驻华首席代表。

不久后我得知，我们公司大连办事处的一位优秀员工小毕患上了乳腺癌。知道这个情况后，我立即发传真告诉远在美国的老板莱瑞先生，问他能不能给正在艰难抗癌的小毕一些帮助。我的老板莱瑞先生不但认识小毕本人，而且非常欣赏她对工作的执着、认真以及对我们公司的奉献。我满怀希望，但事情出乎预料，莱瑞在接到我的求助传真后说："威尔逊（我的英文名字 Wilson 的中译），我很同情她，她是一个好员工、好妈妈。我很想帮助她，但是我不能！因为我们公司有几百个员工，我们的责任是对公司负责，我们的福利和责任必须对每一个员工一样，不分男女老少，不分种族。我对小毕做的，我必须要愿意并且能够对所有的员工做到。如果不能，就是歧视，而且会引来诉讼！可是要对我们所有的员工都一视同仁地提供超出现有福利的其他帮助，公司是无能为力的！我们不是慈善机构，公司倒闭是对所有员工最大的伤害！记住，公司不是家！"

老板莱瑞先生对这件事的态度很坚决，没有商量的余地。无奈之下，我只好在大连办事处发起一场募捐来资助她，我的条件是全办事处的员工大家齐心协力捐款，我个人将配捐大家募捐的总和。

这样我们一共募捐了几百美元，在 20 世纪 80 年代，几百美元在中国也并不算太少。当然，这个数字显然根本无法挽救小毕的性命。几个月不到，才 30 多岁的年轻小毕就永远离开了我们。这件事已经过去快 30 年了，可总让我难以释怀。纽鲁克公司尽责了吗？莱瑞的话还缭绕耳边。我尽责了吗？现在看我还可以做得更好，但当时我们全家就要移民美国了。面对未来的诸多不确定，钱对于当时的我们是非常重要的！但是小毕因癌早逝这件事，让我从那个时候起就发誓：立即抗癌（很多人不知道，抗癌应是每个人的事，抗癌莫等患癌时）！远离癌症的生活方式，别再把公司当成是自己的家。

从那以后，不论是美国还是中国的员工，我对他们的一句忠告就是：公司不是家，工作别拼命！

十四、职场生死线

什么是职场"死亡线"呢？通常我们会将"Deadline"翻译为"期限"，Deadline 是由英文的"死亡"（dead）和"线"（line）组合而成。这里我把它刻意直译为"死亡线"。

比如老板要我们在明天早上递交销售报告，本月底要对董事会做一个年度总结，公司要召开一个员工大会，甚至小到要求我们每天上班不迟到等。其实不光是我们在职场上，我们的生活中也充满了各种各样的期限，如下班要赶孩子学校的家长会，赴一个约会等。那个应该被叫作"生活死亡线"。

几乎所有的 deadline（期限）都会给我们带来压力，虽然并非所有的压力都对身体有害。但是如果我们不会管理和调节压力，那么久而久之"职场死亡线"就会谋杀了我们的健康。虽然有很多致癌的因素，但是生活方式是主要原因，而现代生活的压力山大是主要的一种生活方式病。"死亡线"太多，则是"压力山大"的重要原因。

我的一位媒体工作的朋友听了我对"职场死亡线"的阐述后发出共鸣，"是的，现在的中国社会有一种很普遍的现象，尤其是在大城市，不是大家不重视健康，而是逼得人没有时间去关心是否健康。以我在媒体工作为例，每当紧急任务降临时，高层压根儿没有给你留出吃饭、睡觉休息的时间。重压之下，领导们首先考虑的不是员工的身体承受能力和健康问题，而是考虑任务和计划能不能顺利完成，所以媒体人往往为了赶时间，通宵达旦地写稿子，编片子，像马拉松长跑运动员一样心里不断地计算着到终点的距离，一路狂奔，只为能够按时交差。他们对下属就是直接提出要求，什么时候审稿，什么时候审节目，时间一到就要验'货'，我们这些打工的，除了拼命，别无选择。据我所知，国内许多行业如设计、影视、互联网、一些高科技行业等都是大同小异，大家都通宵达旦地工作，加班那是家常便饭。中国主流媒体人的每一次紧急'交货'都是一个'死亡线'，长期干我们这行的人，可以说经常与'死亡线'打交道！媒体人是个易猝死的高发人群，因为过劳和压力大，近年来英年早逝的人越来越多。"

无独有偶，我最近和一位在高科技公司任职的 90 后聊天中得知，他们很少过周末，每天的下班时间基本就保持在晚上 10 点半。不过他又说："现在国内 90 后们不再这么对待工作啦！他们不满意，不高兴，扭头就炒老板的'鱿鱼'！活多了就不干，裸辞！独生子女嘛，从小不缺吃、穿、用，有靠山，不行回家'啃爹娘'。"

"当然'啃爹娘'要有富裕的爹娘才行！"我调侃她。"那怎么办呢？我已经买了两份保险，看来应该仔细研究一下，再追加一份特别的大病险！万一得癌，能拿到一大笔保险费。"

"嘿！傻姑娘。健康不能保险，生命也不能保险。健康保险和生命保险是你对亲人的关爱，对你自己的健康和生命没有任何保险的作用。理赔的条件是你必须失去健康或失去生命！"我对这位 90 后的朋友说。下面是我和她分享自己对付"职场死亡线"的几条心得。

①学会轻重缓急，捡最重要的事做；

②坚决不要接受不可为的"死亡线"（an impossible deadline），如果你接受了，你将会以透支自己的身体健康为代价去完成任务，得到的是疾病的"光顾"，还可能会有癌症的"光临"；

③贪多嚼不烂，太多的工作会把原本能够享受的事情变成"死亡线"，不但伤人，而且对工作并无好处；

④动一动，坐久了一定要站起来走一走，伸伸腰。不要小瞧这些"小动作"，它们会帮你把"死亡线"变回可以完成的期限；

⑤积极思维，保持正能量；

⑥做几次深呼吸，你会发现立竿见影的减压效果。

十五、致癌祸首与治癌良药

一位读者朋友留言说："一位老同学运气很差，两年前被查出患了肺癌，在与癌症作斗争的同时，他太太居然也被查出得了乳腺癌。你说他们夫妻俩是不是太倒霉了？要命的病都让他们摊上了！请帮忙联系一下，看能不能在癌症康复上有什么办法。他们家经济条件不错，钱不是问题。"

说实话，这种不幸的事情我听说过不少，但我认为大家容易存在一种误会，喜欢把癌症看成是一种偶然性的恶果。其实，癌症和跌伤骨折、遭遇意外伤害等偶然性事件有着本质上的区别。后者虽然有预防的可能或是有避免受伤的种种方法，但人活一辈子，再小心谨慎也无法完全避免意外的发生。简单地讲，这里面确实存在我们中国老百姓常说的"运气"。

癌症则完全不同。癌症大多是由日积月累的不良生活习惯所致，和运气基本无关。我们会说"今天真够倒霉，不小心滑倒摔断了腿"，或是"这两天不小心，着凉感冒了"，但我们不会说："今天真倒霉，出去一趟得了癌症！"

那么要想不"倒霉"，全看平时是如何把握自己"运气"的。大部分的癌症（高达 70%~90%）其实是由不健康的生活方式或是不良的生活习惯所导致的，这已经被科学研究所证实，毋庸置疑。但是这个世界上没有能够让他们康复的"仙丹妙药"，富有奇效的健康处方都不贵，甚至很多都是免费的，但需要我们的患者身体力行地坚持下去！当然，最好的方式是"防癌于未然"。

我这里有一份石溪大学（SBU）科研数据，研究者用强有力的数据证明了绝大多数的癌症是来自外部环境和生活方式。

癌症类别	外部因素致癌比例	主要原因
乳腺癌	相当大的部分	不健康饮食，吸烟，超重和酗酒
前列腺癌	相当大部分	不健康饮食，肥胖，吸烟
肺癌	大于90%	吸烟和空气污染
大肠癌	大于75%	不健康饮食，肥胖，吸烟，酗酒
皮肤癌	65%~85%	过度阳光晒照
子宫颈癌	90%	HPV (性病传播)

石溪大学提供的结论中特别值得我们注意的是，虽然患者身患的癌症不同，但其外在的致癌因素却常常极为相似，比如，不健康的饮食习惯、抽烟、酗酒和肥胖等。所以说掌握自己的"运气"其实并不难，关键是要养成几个良好的生活习惯，换言之，癌症在很大程度上是可以预防的。对我们绝大多数人来说，癌症是可以避免的！这难道不是令人振奋的好消息吗？

其实长期以来，医学界一直存在争论：究竟致癌因素是外在的大于内在的？还是内在的大于外在的？但科学家们在近期的研究中越来越趋于认同这一结论：致癌外在的和后天因素，远远大于内在的和先天因素。美国库珀学院长期的跟踪研究则从反面证明了这一结论：健康的生活方式可以大大降低各种癌症的发生概率，更可以使各种原因死亡概率降低58%！

我后来又深入了解了一下，我们文章一开始讲到的那对患癌的中国夫妇，丈夫是位有着20多年烟龄的老烟民，好在他还算懂得照顾妻子和孩子，从来不在室内吸烟，他太太没有因为"二手烟"患上肺癌。但遗憾的是，他太太不但酗酒，而且酷爱吃"垃圾食品"，体重严重超标，人很胖，还从来不愿意运动，这些长期的不良生活习惯可能正是她身患乳腺癌的原因。

其实防癌并不难，但关键是"解铃还需系铃人"，一定要改变生活习惯！而我们这本书后面的大量篇幅都在介绍具体的"生活方式药"（Lifestyle Medicine）。不但经济实用，而且被科学证明有奇效，关键是可以学以致用。如果你已经读到这里，干得不错。请继续你的健康耕耘，收获很快就会来到。

十六、医生选择这样离开人间

我的老岳母于 2015 年 5 月初去世，享年 93 岁。当时她已经从养老院转进了南京的东南大学附属中大医院，情况很不稳定。医生问病危时要不要抢救，如果不抢救，需要家属签字。我太太他们兄妹三人各抒己见，一时难以决定，于是先从美国旧金山家中赶回南京的太太打电话回美国，想征求我的意见。

我想起了 1998 年和 2007 年我母亲和父亲分别在去世前被抢救的情景，实在是痛苦万状，惨不忍睹。其实我想说："千万别抢救，让老人少一点痛苦！"可话到嘴边又咽了回去，因为担心如果我这个做女婿的反对抢救，若太太和大舅哥、小姨子由此误会我因对方不是自己的亲生父母就持有双重标准，似乎不妥。但在我亲眼看见自己的父母临终前用痛苦和金钱换来的教训后，实在不愿在岳母身上重演，于是我想到读过的一篇文章：《医生选择如何离开人间？和我们普通人不一样，但那才是我们应该选择的方式！》（*How Doctors Die? It's Not Like the Rest of Us, But It Should Be!*）

这篇文章发表在 2011 年 11 月 23 日，作者是一名医生，叫肯·穆尤睿（Ken Murray），这篇文章发表以后，曾经在美国社会和医学界引起了轰动和热辩。文章很简单，Ken 回忆说，几年前一位名叫查理的非常有名望的骨科医生发现自己的身体里长了一个肿块，于是他做了一个小手术，没想到诊断出来后发现竟然是癌症杀手——胰腺癌（我父亲碰巧也是死于胰腺癌）！给查理做手术的医生是个高手，此人不但医术精湛，而且发明过一种特别的治疗方法，可以把胰腺癌患者的 5 年内存活率从 5% 增加到 15%，即提高 3 倍！当然，其生活品质会在医疗过程中大受伤害，用咱们老百姓的话来说那就是免不了遭罪的。

然而，查理拒绝了这位名医的治疗方案。第二天回到家，他关掉了自己原本做得很成功的诊所，从此再也没有去过医院。查理把时间全用在和家人一起享受人生的最后时光上，尽可能地找到最惬意的感觉和状态。他完全没有做化疗和放疗，也没有再做任何手术。

几个月以后，查理在自己的家里病逝，亲人们都陪伴在他的身旁。美国著名的医疗保险制度（Medicare）几乎没在他身上花钱。当然，查理不是为了给已经千疮百孔的医疗保险制度（Medicare）省钱，他是为了自己能够在人生最后的珍贵时光里，尽量享受生活，少遭罪。换句话说，在生命的数量和质量之间，查理选择了质量。

在我看来，虽然美国人不像我们中国人忌讳谈"死"这个话题，不过如何死亡也并不是所有人都能够从容谈论的事情。毫无疑问，医生也是人，也会面临死亡和病痛的折磨，但是似乎从来没有人研究过医生群体会在面对死亡的方式上有什么不同。

查理的选择揭示了一个不为人知的秘密：虽然为尽天职，医生们不遗余力地挽救病人的生命，可是在面对绝症时，他们自己选择的却不是"近水楼台先得月"——使用最昂贵的药和最先进的治疗手段。恰恰相反，他们作为一个特定的群体，却选择最少的治疗，是因为他们的专业知识让他们深深明白药物和手术的局限性，以及它们给患者带来的生活品质的摧残和巨大的痛苦。他们在人生的最后关头集体选择了生活品质！真是太震撼了！

请不要误会，医生当然不想死！人生一世，草木一春，医生当然和我们一样，希望长命百岁，尽享生活的美好。但他们又是最懂得当代医药和医疗技术的局限和结果的人。在两害取其轻的原则下，他们非常明智地选择了较少痛苦和与家人平静地分享最后时光的离开人间的方式。通过多年的临床经验和"见多识广"，他们知道临终病人最恐惧的莫过于在巨大的痛苦中孤独地离开人间！有不少久经训练的医生，曾经和家人认真讨论过当死亡无可避免时，病危前自己的选择。他们反复叮嘱，当"最终的判决"来临，当自己在弥留之际，千万不要让任何人闯到家里来（他们选择不住医院），尤其不要让医生给自己做抢救时使用的人工呼吸（Cardio

Pulmonary Resuscitation，CPR），因为那会把自己肋骨给压断（正确的 CPR 常常导致肋骨断裂）！

为什么？因为这些"天使"们耳濡目染太多的医学"无用功"（futile care）了，但当一个人的生命已经走到尽头，身体极度衰竭，行将"油尽灯熄"之时，他（她）实际上已经丧失了判断力和决定权，而医生的尽"天职"和亲人们的尽"孝道"，却把更多的痛苦带给了弥留者，无情地剥夺了他们留恋人间的最后权利。然而颇具戏剧性的是，我们大多数人常常选择痛苦而昂贵的抢救，试图延续亲人将逝的生命，而掌握了最丰富医学知识和技术手段的医生们，却为自己选择了最好的临终方式：待在家里，用最少的药物和治疗来改善自己最后的生活的品质，而不是痛苦地延长生命！

再来看我们可怜的躺在病床上昏迷不醒或极度衰竭的亲人，被东开一刀，西开一刀，身上插满管子，被各式仪器所"绑架"，大把大把吃药，成瓶成瓶输液。更别说一掷千金的花费，钞票像打水漂一样哗啦啦流出去。

"请答应我，当我处在这样的状况时，请一定把我杀了！"肯·穆尤睿回忆说，"我真的不记得有多少次我的同事们很认真地对我这样嘱咐！恐怕我们在审讯最冷血的恐怖分子时也不会受到病人遭受的折磨和痛苦！所有的钱买来的只是痛苦！"有的医生甚至文身"No Code"来提醒同行们永远不要对自己实施人工呼吸。但遗憾的是，医生接受的职业训练和教育却让他们"己所不欲，偏施于人"。私下里，他们互相说："天啦！一个人怎么能让自己的亲人受这样的罪！"

众所周知，美国医生的酗酒概率和抑郁症发病率都比很多其他行业高，恐怕原因之一是不忍看到病人受折磨。"我的一个医生朋友说，'我每次替病人做人工呼吸时，每做一下，我就暗暗祷告，上帝啊！请您饶恕我！因为实在是太惨不忍睹了'。"肯·穆尤睿坦称，到他发表《医生选择如何离开人间？和我们普通人不一样，但那才是我们应该选择的方式》（*How Doctors Die? It's Not like the Rest of Us，But It Should Be!*）一文为止，他已经有 10 年不参与住院病人的临终医护了。

究竟为什么会这样呢？因为我们忌讳在健康的时候讨论死亡，尤其是当长辈或老人在晚年的时候。一旦病危，到了需要抢救才有可能挽回生命的时候，在奈何桥头徘徊的患者只好听任亲属和医生摆布了。手忙脚乱之际，大家往往无暇顾及患者本人的意愿，在无力回天的情况下，他（她）的灵魂与肉体究竟愿不愿意再被如此折腾下去？愿不愿意再遭一回罪？

我在读肯·穆尤睿的这篇文章时，我父亲临终前的一幕浮现在眼前。2007 年，我父亲也是死于胰腺癌，和美国的查理医生不同的是，父亲遭受了查理躲开的所有折磨，包括两次手术，化疗，放疗，吃药，在医院里住了半年多。虽然中美医疗制度有很大的差异，但在这个问题上居然惊人的相似！这让我又想起了三年前去世的岳父，他老人家临终前的唯一愿望就是："我要回家！"可当时做儿女的，却想尽一切努力，在所不惜地要治好老人的病（肾衰竭），未能满足老人的这个愿望。

其实医生和家属的"尽一切努力"可能含义完全不一样。于是噩梦开始，痛苦加剧，周而复始。钱像流入下水道，头也不回地哗哗而去。肯·穆尤睿医生说，他以前为临终患者做过几百例人工呼吸抢救，只有一例被救回，那还是一位患高压性气胸，但没有心脏病的人。毋庸置疑，医生是无辜的，他们要尽职，他们面对哭哭啼啼的亲属们被迫努力抢救，虽然大家都心知肚明努力下去的结果会是什么。如果遇到财迷心窍的医生，那就更是周瑜打黄盖，一个愿打，一个愿挨。还有些医生因为担心被家属投诉，甚至惹上官司，干脆你怎么说，我就怎么做。

而压垮肯·穆尤睿医生的最后一根稻草，是当他按照一位病人的遗嘱在最后时刻帮他拔掉所有的抢救管道时，肯居然被一位护士举报犯了杀人罪。所幸逝者生前的遗嘱帮了大忙，不然肯·穆尤睿将可能因此坐牢。肯·穆尤睿为他的临终病人减少了痛苦，可他自己却差一点因此锒铛入狱。这是制度的荒唐！

我的观点是，这一切原本都是可以避免的。建议大家在老人健康的时候，与家人就这些问题详谈，交代清楚自己的想法和选择。我们既不能讳疾而忌医，同时也不要讳死而忌谈。据我所知，现在有越来越多的美国人已经开始反思：我该选择怎样的死亡方式？

一口气重读完《医生选择如何离开人间？和我们普通人不一样，但那才是我们应该选择的方式!》（*How Doctors Die? It's Not like the Rest of Us, But It Should Be!*）以后，结合我父母的临终经历。我马上打电话给正在南京老岳母病床前守候的太太："不要再抢救了，让老人家安静地离开吧!"这个建议没有受阻，他们兄妹最后也达成了放弃抢救老母亲的意见。

虽然我那享年93岁高龄的岳母大人没有如愿在自己家中度过人生的最后时刻，但她少遭了一茬罪。肯·穆尤睿医生的这篇文章让我受到了震撼和教育，不管别人怎么想，如何做，我先把自己对待死亡的态度写下来。将来若是神志清醒，算作自己的座右铭；如果神志不清醒，就算作临终遗嘱好了。

想到这儿，我认真地写下了下面的"临终遗嘱"。

①没有生病的时候，珍惜健康生活，珍惜亲情，多陪陪父母，多陪陪妻子，多和孩子聚一聚。工作做不完，钱也赚不完。我从来没有听说过会在临终时后悔在办公室里待的时间太短，恰恰相反，他们都后悔没有多陪陪自己的骨肉至亲。

②人终有一死，不要忌讳谈论临终关怀和死亡方式的选择。不但要和医生谈，也要和亲人交流，得到他们的尊重和支持。

③如果遇上绝症，记住生活品质远远高于延长生命。我更愿意用有限的日子，多陪陪自己的亲人，多回忆回忆往事。把想做但一直没有来得及做的事尽量做一些。

④遇到天灾人祸，突然丧失了意志力而医生也已经回天乏术的时候，不要再进行无谓的抢救。不是为了省钱，实在是为了少遭罪，也减少对亲人的折磨。

十七、人是充电电池

"朱董，我最近读到一篇报道，说的是一位名叫何智的年轻教授因腹壁转移腺癌医治无效，2016年9月24日在北京逝世，终年35岁。近些年英年早逝的例子层出不穷，让人痛心不已。您在中美工作几十年，又专注健康领域，您怎么看这个问题？我们应该怎么避免呢？"一位读者来信说。

说实话，如果不看何教授的照片，我还没有感到震撼。因为这样的消息早已不是新闻。但是看着他稚气未脱的脸庞，太像我的儿子了，戴着一副眼镜，剃了一个小平头。同样年轻，同样才华横溢，何教授却早早离开了人间。我无法想象何教授的父母白发人送黑发人的悲痛，但我能明白他们丧子的心痛。令人唏嘘的是，因癌症去世的何智曾在加拿大安大略癌症研究所、奥贝泰克药物化学有限公司、NPS制药公司从事抗癌药物研究。在被入选"青年千人计划"回国以前，何智在美国麻省理工学院从事博士后研究。

我的答案很简单：人是"充电电池"，莫当"一次性电池"使用！我们都知道，如果我们把充电电池当一次性电池使用，那是多么大的浪费！一次性在英文里叫 Disposable。如果直译 Disposable 的话或许更具有警世作用—可扔弃的！事实上，我们正在把比电池重要不知多少倍的健康和生命像一次性电池那样给扔掉！这不但是对员工的不负责任，也是对企业的不负责任，更是对自己的不负责任。

遗憾的是，你见过不喜欢拼命干活的员工的老板吗？他们以身作则地拼命和不"充电"，难道我们能指望他们的"士兵"能够不将自己的健康和生命像一次性电池那样扔掉吗？君不见，我们的母亲在孩子们还没有上幼儿园前就把小孩子往各种早教班里送，在"没办法"的叹息声中，我们的家庭、学校、单位乃至整个社会都在为"可扔弃电池"的文化推波助澜。

但是再也没有比"拼命"文化更愚蠢的个人行为和企业行为了。因为命不能拼，越拼越短。生命要"充电"，充电才能持久！人们知道只有保持自己的健康，才能有活力去追求财富和幸福。

何教授既然死于癌症，那就属于慢性病，是生活方式病，非一日之寒。他的拼命，恐怕在国内读高中、读北大的时候就开始了，他"充电"不够！我不得不承认，我也曾是一个"拼命三郎"，"充电"也不够。2007年我刚认识库珀博士的时候，我的胆固醇偏高，体重超重，胸闷，心常常感觉隐痛，头痛频频，口疮不断（压力大所致），睡眠不足，饮食不健康，基本没有力量训练，也不补充维生素（缺乏维生素D）。但后来在库珀博士的亲自指导下，我不断改掉了坏习惯，养成科学健康的好习惯。13年以后的我居然比13年前还要年轻，还要精力充沛。这就是不断"充电"的好处！我有幸做到了库珀博士一贯倡导的"找回青春的活力"！

"拼命挣钱"（拼命干事业，拼命奋斗，拼命学习）固然不可取，但是要做到不竞争、不换大房子、知足常乐和抱着看破红尘的态度，在今天的社会里几乎是不可能的，也是非常不现实的，也可以说是不符合人的本性的。俗话说"贫贱夫妻百事哀""和相爱的人在一起，蜗居也温暖"多少有点理想主义。中国的残酷现实是蜗居无真爱，蜗居不温暖。物质基础也是幸福的基础之一，所以，一定的付出和拼搏是不可避免的，个人如此，企业如此，民族亦不例外，关键在于找到平衡点。帮助读者朋友们学会"充电"，寻找失去的平衡，也是本书的初衷。

CHAPTER 2

健康领导力科学有方

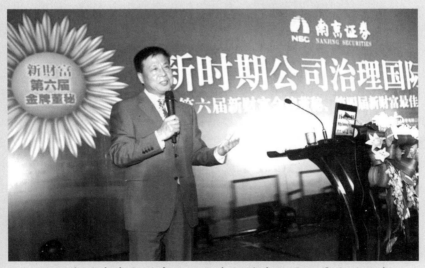

2007年笔者在新财富论坛上介绍健康就是领导力的理念

一、投资员工健康与企业可持续发展息息相关

众所周知，跨国公司的一个很大矛盾就是日益昂贵的员工医疗保险。美国的医疗保险体制改革方案通过以后，商界更是忧心忡忡，面对越来越沉重的负担，越来越多的企业从过去的被动接受（医疗费用的飞涨）转为主动寻求解决之道，因为这已经直接关系到企业的生死存亡。

那么美国的跨国公司（其他公司也一样）耗费在医疗保险上的巨资和因为不健康而造成损失的主要根源又在哪里呢？是慢性病（与中国惊人的相似）！员工受到肥胖引起的高血压、高血脂、心血管疾病、糖尿病等慢性病的困扰（其实，这已经是个世界现象），健康存在重大危机。美国疾病控制与预防中心（CDC）的一份报告为我们提供了如下触目惊心的数据：

·6/10 的美国成年人患有慢性病！

·4/10 的美国成年人患有两种或两种以上慢性病！

·慢性病是造成死亡和残疾的主要原因，也是美国每年 3.8 万亿美元医疗费用的主要驱动因素。

而慢性病的危害越往底层走就越明显。因为员工的健身、健康意识和收入、受教育水平成正比：收入越高、教育水平越高的员工健身、健康意识越高，反之亦然。几乎每家企业的员工队伍在教育和收入方面都呈现出一个绝对的金字塔形——收入低和教育水平低的员工占大多数，而这个大多数员工的健康状况都比较差。

这样的情况迫使公司的管理层不得不挑起改善员工健康的重担。企业高管们认识到，企业与员工的关系就好比学校与学生的关系，员工们在公司里花去的时间比在家里的时间多（睡觉除外），所以要想提高员工的身体素质，必须从企业做起。

这不再是员工的福利问题，而是企业的生死存亡问题，是企业能否可持续发展的问题。

　　跨国公司是精明的商界领袖们深知，光是企业的最高领导层能够"胜任领导"（Fit to Lead）还不够，他们还意识到对员工健康的关注也很重要，这既不是慈善活动，也不仅仅是企业的社会责任。这些精明的领导者从自身的经验和广泛的科学研究中悟出了一个真理：企业对员工健康的投入是对企业最重要的资源——人力资源的再投资。因为只有健康（fit）的员工才能胜任（fit），才能执行（execute）公司的战略。领导力绝不仅仅表现在公司的管理层中，无论企业的员工在哪一个部门、哪一个级别，无论是什么职称、什么工种，他或她都需要领导力来完成自己的工作任务。执行力本身就是一种领导力。至于健康的员工出勤率高，工作效率高，更具创造力也已经成为商业界共识。

　　跨国公司基于对员工医疗保险日益上涨、生产力因为员工健康而减弱、人力资源的再投资和企业可持续发展这几个重要因素的重新认识，胜任领导（Fit to Lead）意味着健身＝健康＝领导力，这样的公司治理新理念在一大批商业领袖的积极倡导下深入人心，跨国公司工作场所内的健身活动（Workplace Wellness Efforts）应运而生，且蔚然成风。

　　跨国公司内的健身运动有多种多样的形式，原则是由公司提供场所和承担全部或部分费用，为员工创造健身的环境和条件。比如我曾供职的迈克尔斯公司就有瑜伽学习班、减肥培训班等，每年一次的员工体检，类型相当繁多，因员工的需要而定。迈克尔斯公司还和"有氧运动之父"——库珀博士领导的库珀有氧运动研究中心有着长期的合作关系，该中心为迈克尔斯公司的高级管理层定制了一个以预防慢性病和形成良好饮食及运动习惯为主要内容的健身计划，提供从体检到营养、健康咨询和健身计划的套餐健身服务，旨在确保公司最高管理层能够"胜任领导"（Fit to Lead）。

　　作为迈克尔斯公司的执行副总裁，我在接受库珀有氧健康管理的七年里收获良多。说是在那里获得新生绝不是夸张。虽然我一向注重健身，但该中心的健康管理大大提高了我在运动、营养和预防保健方面的认识。由此带来的直接结果就是七年间我的各项健康指标逐步得到改善，不但越活越年轻，感到精力越来越充沛，而且大大提高了自信心和领导力。与此同时，我还帮助公司在成功渡过金融危机后上市，可谓兴业富邦，个人出彩。

其实，我从小受到父亲的影响热爱体育，几十年如一日，运动的习惯始终没有丢掉。当然过去健身是兴趣使然，并没有说为了健康才去练，以前更没有想到健康和领导力有什么关系。

而健身带给我健康的体魄和积极开朗的心态，为我的成功奠定了坚实的基础。我持之以恒的很多健身细节，曾经引起了公司人力资源部的注意，如我使用洗手间时总是特地舍近求远，不乘电梯，而是步行到离办公室最远并且在楼上的洗手间；我总是从家里带太太精心烹制的有机原料午餐，即使公司开会时提供免费午餐，我也不为所动；而午餐后我围绕办公楼数圈的"饭后百步走"，更是成为一道奇异的风景线。

后来公司人力资源部找到我，希望我担当起公司"健康就是领导力"的形象代言人，我欣然从命。无心插柳柳成荫，在受到库珀有氧中心的训练和朱院士的私教调理后，让我成了一个"健康专家"，顺理成章地成了迈克尔斯公司"胜任领导"（Fit to Lead）的一个楷模和倡导者。

后来我曾多次带领自己的团队参加公司"健身健心、胜任领导"的竞赛，亲身参与后感受到投资员工健康与企业可持续发展的息息相关。世界变得扁平了，国界变得日益模糊了。当今跨国公司正越来越多地进入中国这个人口最多和市场潜力最大的国家，它们把"胜任领导"（Fit to Lead）的理念和最佳实践也带到了中国。中国的企业也在大踏步地走出去。随着中国取代日本成为世界第二大经济体，中国已经从"世界工厂"变身世界最大的消费市场，在狼烟四起的激烈环境中，中国企业将面对众多国际级水准的竞争，而其背后，正是企业领导和员工健康的火拼与较量。

二、对话南大商学院 EMBA 国际班的吕教授

2017 年 7 月 7 日，库珀有氧老山中心迎来了一批特殊的客人，20 多位南京大学国际工商管理教育中心（简称"南大国际 MBA"）的学生乘大巴来到了毗邻老山国家公园的库珀有氧中心。

"当大巴驶入有氧中心时，我还以为学校是带我们来农家乐放松身心的呢！"总结会上，一位学员不好意思地说，"谁知道我们来到了这样一个高大上的世界一流的健康中心，要说提意见嘛，那就是你们要好好地宣传自己。希望有越来越多的人到这里来取得健康真经！你们的健康师太专业了，你们的设备太先进了，你们的理念太超前了！"另一位学员补充说。

原来，设计这门为期三天的决策课程的吕伟教授决意要给学员们一个惊喜，所以就有了学生以为来到农家乐的小插曲。"吕教授，南京大学是名校，南大商学院是名院，您也是名教授，请介绍一下您怎样会想到把 EMBA 的学生带到我们中心来上课的呢？"培训结束后我采访吕教授时问道。

一身白西装、年轻帅气的吕教授在号称"氧吧"的老山中心显得一身轻松，"首先这是一批特殊的 EMBA 学员，他们是南京大学与荷兰马斯特里赫特管理学院共同培养，专注医疗和健康管理（Healthcare Management）的未来行业领袖。参加的学员都是业内精英，也是'健康中国 2030'未来的领军人物。这和库珀的'预防为主'和'治未病'的理念不谋而合。而贵中心的'胜任领导'（Fit to Lead）的课程更是和我们在设计课程时的跨界、跨学科和身心结合的原则高度吻合，所以一切就水到渠成了！"吕教授侃侃而谈。吕教授提到的"胜任领导"（Fit to Lead）

是美国库珀有氧中心的几位医生合著的一本关于企业领导健身健心的书，由"有氧运动之父"库珀博士亲自作序。在英文里，Fit 有两个意思，一个是"健康的"，另一个是"胜任的"。所以这本书的书名一语双关：只有健康的，才是胜任的。很遗憾的是我们很多中国企业家和职业经理却身心交瘁，不堪胜任（Unfit to Lead）。

下面这首打油诗是对他们生活最真实的写照。

起得最早，睡得最晚；

应酬最多，休息最少；

吃饭最少，喝酒最多；

吃得最好，最缺营养；

跑路最多，运动最少；

赔笑最多，快乐最少；

住店最多，回家最少；

朋友最多，心灵最孤独；

看似最潇洒，其实最郁闷。

"我非常认同健康就是领导力的理论。其实人到生病时万念俱灰，哪里有决策能力？如果不得不决策，那一定是受到自己健康状况的影响，导致决策失误！"一名学员说。"过去虽然想改善自己的健康状况，但是不知道如何去做！你们将理论和实际深度融合，让我在短短的一天里弄明白了很多年都搞不明白的问题，我感到震撼！"另一位学员感慨地说。

"我年轻的时候其实很爱运动，可是后来自己创业做公司了就忽略了锻炼身体。40 岁以前感觉可以靠年轻来拼，但是现在已经感到危机四伏。直到我的好朋友，春雨医生的创始人张锐去年猝死，我这才醒悟。这次接触到真正的科学健身，真是天赐良机啊。非常感谢南大商学院颇具创意的安排，这样的课程既和国际接轨，又让学员立竿见影的受益，真是太好了。遗憾的是时间太短了，不过我还要回来的，而且要带我的团队回来。"一位学员意犹未尽地说。

课程中朱为模院士的"如何管理压力这把双刃剑？"的讲座旁征博引，妙语连珠，对面临事业、学业和家庭一肩挑"压力山大"的学员们如同及时雨。"听过无数的管理压力的课程，可都大多不让我信服，所以也就无法让我实践。可是院士的讲座把道理讲清楚了，什么是压力，压力从哪里来，压力双刃剑的本质，如何管理压力，一环套一环，令人折服！"一位学员心服口服地说。

虽然是美国院士，朱教授却是学贯中西，教完了减压的理论课，马上亲自示范中国的站桩。站桩已经被科学证明不仅有健身的作用，在减压健心方面也颇有效果，和西方的有氧运动、力量训练中西合璧，效果极佳。

在培养胜任领导的中国企业家方面，南京大学商学院和库珀有氧中心无疑迈出了具有历史意义的一步，他们意识到只有健康（fit）的领导才能胜任（fit），才能正确执行公司的战略。新一代的商界领袖的一个重要素质就是健康，因为健康就是领导力。

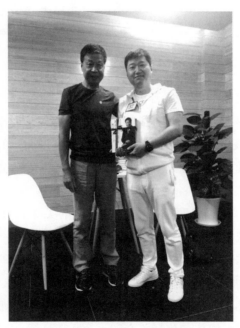

南京大学商学院吕教授在给 EMBA 学生上完"健康就是领导力"课程后合影

三、美国总统竞选变成比健康

2016 年 9 月，美国总统大选进入最后倒数读秒的白热化阶段，究竟谁能成为下一位白宫的主人将在 11 月 8 日揭晓。无论从怎样的角度看，这都是一场美国历史上最吸引人眼球的总统大选。就在民主党候选人希拉里和共和党候选人特朗普黔驴技穷，找不到任何新武器攻击对方的时候，总统候选人的健康问题突然成为重要的砝码，引起全球关注。

这场关于谁更健康的激辩要从希拉里在 9 月 11 日参加 "911 事件" 15 周年的纪念活动中感到不适提前离场说起。虽然希拉里在她女儿的住处休息几小时以后就露面，表示自己一切都好，但是不得不临时宣布取消去加州的竞选路演。关于希拉里之前已被确认患上肺炎的消息和对她健康的怀疑立刻传遍世界每一个角落。

美国总统候选人的健康问题第一次引起公众的关注是在 1972 年的美国大选。当时的民主党总统候选人乔治·麦肯锡（George Mc Govern）向媒体公布了他的竞选伙伴托马斯·伊格尔顿（Thomas Eagleton）因为抑郁症入院。说实话，在那之前尊重隐私的美国媒体和公众对美国总统候选人的健康问题还是宽容的，那时也没有像现在如此发达、无孔不入的社交媒体推波助澜。如今的美国大选可就不一样了，候选人的健康问题始终是媒体和公众关心的一个重要话题。

体检报告成 "武器"，特朗普落井投石不停手，希拉里频频亮相秀健康。面对希拉里的肺炎小恙，她那一向口无遮拦的竞争对手特朗普在顾问的指导下表现得还算有点风度，他冠冕堂皇地说："我希望她康复后回到竞选的路演中来。" 当然，特朗普并没有忘记使用他的口头禅 "肯定是有（不可告人的）情况" 来引发悬念。

他随即表示，自己刚刚做完体检，很快就会公布体检结果。

两天后，特朗普果然选择公布他的私人医生为他写的一封体检结果健康证明信。这位医生在公开信的结尾处总结道："一句话，特朗普先生的健康状况极佳！"这还没完！特朗普随即在美国家喻户晓的奥兹医师（Mehmet Oz）的节目中公布了自己的体检结果。大家千万别以为这位一直拒绝公布自己收入和纳税资料的总统候选人会突然变得"透明"起来，他当然是早已经知道了自己的体检结果，希拉里的不适显然是一个极佳的出剑时刻，好一个项庄舞剑，意在沛公！

尽管我在美国生活了32年，在美国的跨国公司里见过无数的办公室政治，看到特朗普"出剑"，也只能是感叹美国政治的无情、残酷。

比希拉里还大两岁的特朗普已经迈入我们中国人说的"古来稀"的70岁年纪，不过他既不耳顺，也不知天命，一路冲杀，完全不顾传统的政治游戏规则，但是他跌破了所有人的眼镜成为共和党的总统候选人。虽然特朗普的体检报告没有特别令人担心的情况，但特朗普和他的医生都承认他体重超重。但无论如何，在健康这张牌上，70岁的特朗普至少是在关键时刻略胜68岁的希拉里。2016年的美国总统大选，两位候选人均是不折不扣的老人，当然更加引起人们对他们健康的关注。

2016年8月，美国民主党总统候选人希拉里·克林顿做客美国广播公司的《吉米·基梅尔秀》深夜脱口秀节目，当聊到希拉里是否健康这个敏感话题时，主持人突然拿出一罐没开过的腌黄瓜罐头，让68岁的希拉里试试能否打开。结果希拉里不负众望，用了一番力气很快把难拧的罐子打开了。第二天，美国的各大媒体纷纷报道了这一"壮举"：希拉里打开了腌菜罐头，击破了她有病的谎言！希拉里的健康状况曾经不止一次被公众聚焦，希拉里心知肚明，所以不断地在公众面前展示她的健康有力。为实现总统梦，有一次她在健身房里练下蹲，举起225磅的重量，舆论哗然，竞争对手自叹不如！希拉里在力量上的形象帮助她夺得民主党总统候选人提名！

为什么领导人的健康问题会成为如此重要的一个美国大选的话题？为什么竞选变成了健康"竞赛"的闹剧？这不能不提美国人的"胜任领导"（Fit to lead）这样一个理念。它要传达的理念就是只有健康才能胜任领导，三个英文单词都是常用词，却准确无误地表达了一个以人为本，以健康为手段和以领导力为核心竞争力的重要理念，言简意赅，生动形象。

在西方，尤其是在美国，一个领导者的健康形象是自身能否胜任工作的重要因素，更重要的是这是一个让身体力行者深入人心引以为荣的价值理念。深受美国人爱戴的肯尼迪总统就有一句妇孺皆知的名言："健康的体魄是人生成功的基础。"

前总统奥巴马则青出于蓝而胜于蓝，身体力行地以运动员的体魄和竞技状态活跃在世界政治舞台的中心。在美国，日理万机的总统动不动就带着全家度假，全国人民不但习以为常，而且觉得理所当然，总统在充电，在提高自己的领导力，人民岂能不理解、不赞同。

中国人比较熟悉的是美国国务院第 66 任国务卿康多莉扎·康迪赖斯，她是世界上最有影响力的女性领导人之一，熟悉赖斯的人都对她充沛的精力和超人的耐力钦佩不已，而她优雅的仪表和端庄的体态更是媒体津津乐道的话题。赖斯的秘诀就是通过坚持不懈的健身来保持自己的领导力和青春活力。据说赖斯即使是在进行环球外交旅行中，也总是坚持每天早上四点半就起床，进行雷打不动的 40~50 分钟健身运动。

还有一位国内中老年读者非常熟悉的好莱坞超级巨星，他就是在 1970—1990 年以一身惊人的健美肌肉和冷酷的硬汉形象风靡世界影坛的前美国加州州长阿诺德·施瓦辛格。这位领导世界第五大经济体的州长不但每天早上要花 45 分钟做健身（心）运动，到了下午或晚上，还要再做 30 分钟的健美运动。施瓦辛格曾经在 20 岁的时候获得过"环球健美及奥林匹克先生"的头衔。但大家千万不要以为施瓦辛格那满身怒张的肌肉是他当电影演员时延续下来的结果，肌肉不锻炼是要萎缩的！有一次，精力充沛的施瓦辛格结束了四天的中东之行后，在凌晨五点才回到了加州。抵达后的施瓦辛格没有休息，马上就参加了当地有媒体在场的商会早餐会议，席间侃侃而谈，毫无倦意，与会者无不惊奇，一时传为佳话。

在美国，总统、州长如此，商业领袖们也不甘落后。甲骨文公司的首席执行官劳伦斯·埃里森，维珍集团的创始人和集团主席理查德·布兰森等都是以热衷于健身而出名的商业领袖。他们作为一个群体塑造了这样一个领导者的形象：坚韧不拔，精力饱满，积极向上，信心百倍，充满热情，体姿优美，谈吐自如。恰恰是这样一个领导群体，以榜样的力量引导和推动了"胜任领导"（Fit to Lead）这一理念的流行。

美国历史上最"不胜任领导"的总统该数美国的第九位总统——威廉·亨利·哈里森。

哈里森的总统宣誓大会是在 1841 年 3 月 4 日进行的，那是个异常寒冷的日子。哈里森总统为显摆自己精神，拒绝穿外套和戴帽子。他在做了两个小时的任职演讲后又走马灯似的参加不同的庆祝会，结果因受凉加过度劳累患上肺炎（也是肺炎）。31 天后，这位不幸的总统与世长辞，副总统约翰·泰勒继位，成为美国历史上第一位因前总统死亡而继位当上总统的幸运儿。

虽然 2016 年的大选让特朗普入住白宫并不完全是因为健康，但有一点是肯定的，美国公众对总统候选人的健康的关注帮助我们把"健康就是领导力"这个概念进行了广泛的宣传。人们对"健康就是领导力"的关注才刚刚开始，它将会是个人、企业和民族的持久的话题。

四、健康是一种平衡

库珀博士当年以一本《有氧能力》名扬天下，但是他在晚年时坦称，对健康的认识颠覆了自己过去对运动和健康关系的看法。在一次拜访库珀有氧中心时他对我说："我的'库珀化'的理论基础是基于健康理念的颠覆性革命，即从健康的体魄（fitness）到全身心健康（well-being）。仅凭健身运动并不能给我们带来真正的全身心健康（well-being），因为人体是一个复杂的、完整的和互相依赖的生态系统，每一部分的健康与否都将影响其他部分。所以平衡（balance）是一个关键。不懂得平衡，就没有全身心的健康。"

健康绝不只是"不生病"。其实全身心健康（Well-being）还包括精神健康（spiritual well-being），它是一种全方位的生理和心理健康（a state of total well-being）。Well-being 本身有多重含义，在中文里有多种不同的翻译，在生命健康领域里，用"全身心健康"翻译最为传神与准确。而"平衡"（Balance）则是"全身心健康"中的灵魂。

"其实宇宙的一个重要法则就是平衡，如果地球再靠近太阳几英里，它便是一片火海；如果地球离太阳再远几英里，便是没有生命的冰天雪地。这就是完美的平衡，在这个平衡中，万物茁壮生长，生命得以延续并代代繁衍。我们的身体同样需要这种完美的平衡。我们需要不多不少的运动，不多不少的食物，不多不少的睡眠……"肯尼斯·库珀博士说。

库珀博士坦言："我过去以为良好的健身活动可以'击败'不良饮食习惯对身体的伤害，可事实证明，情况并非如此。"

这位一向以严谨的科学态度而闻名于世的"有氧运动之父"说："在过去，如果一个人坚持定期健身，我对他的吸烟恶习，或是腰围上多出的那几磅肉还没那么担心，但是大量的病例引起了我的注意，我发现相当多坚持跑步健身的人都患有心血管疾病，而病因主要来自吸烟、不健康的饮食习惯和超重。跑步或许可以延缓和推迟心血管病的恶化进程，但光靠跑步是解决不了根本问题的，大家要注意躲开这些病因。"

库珀博士的一席话让我想起了我的父亲。我父亲一生酷爱健身运动，60 岁开始登 10 米跳台跳水，居然坚持了 20 多年。八十多岁时他到美国"走亲戚"，能在亲戚的菜园子里单手提起重达 30 多斤的大冬瓜，令种菜的亲戚惊讶不已。更让人想不到的是，他老人家居然拎着那只硕大的有机冬瓜，乘飞机回到当时在俄亥俄州的家中和我们分享。可就是这样一位一辈子酷爱健身，体魄健壮的老人，最终却被饮食习惯问题导致的消化系统疾病所击倒，溘然长逝，终年 83 岁。我们之前都觉得他是可以活到百岁的！

或许更通俗的比喻是，我们的身体好比一辆汽车，一处轮胎漏气，就能使整辆车抛锚；一个小小的刹车故障，就足以酿成车祸，要了司机的命！所以平衡是最重要的。

遗憾的是我在中国看到很多做大健康的人，无论是在运动、食品还是心理和压力管理方面，大多数人都缺乏"健康是一种平衡"的宏观认识。所以往往是"王婆卖瓜，自卖自夸"，夸大了运动、饮食或心理和压力管理中某个单项的重要性，甚至是某一项中某个具体内容的重要性。其实这样的做法不但无益国人健康而且非常有害。

好消息是，尽管很多人都失去了这个重要的平衡，库珀博士 50 多年的从医经验和我个人的案例都说明了只要方法得当，找回失去的平衡是完全有可能的。

我自己实践库珀博士的忠告已经多年，获益良多。在此和读者们分享库珀博士的忠告。

①仅靠坚持健身和保持健康的体魄还远远不够，生命健康的革命是从健壮的体魄（Fitness）转向全身心健康（Well-being）；

②全身心健康包括生理健康、饮食健康、心理健康和精神健康，四者缺一不可。欲达到全身心健康最佳状态的关键是保持平衡；

③全身心健康 = 领导力和幸福的生活 。

五、免疫系统，我们的健康卫士

毫不夸张地说，新型冠状病毒肺炎疫情在全世界进行了一次关于免疫力（immunity）的宣传，很长时间因为相关疫苗没有研发出来，对于这个迅速蔓延世界的病毒，人类能够依靠的只有最原始的方法——戴口罩、隔离和用自身的免疫力抵抗！

那么究竟什么是免疫力呢？

好比一个国家的导弹防御体系是用来抵抗入侵导弹的反导弹预防体系，也就是用防御导弹或是激光对入侵导弹进行拦截。但是光有导弹防御体系还不行，它的能力如何呢？那就是防御能力。免疫力简单地说就是我们人体防御能力—免疫系统（immune system）识别和排除"有害健康的入侵导弹"的能力（capability）。

免疫系统是执行免疫功能的重要系统，简单地说这个系统由免疫器官如骨髓、脾脏、淋巴结、扁桃体和免疫细胞如淋巴细胞和吞噬细胞等组成。免疫系统是防卫类似新型冠状病毒这样的"入侵导弹"最有效的武器，它能迅速发现并清除"入侵者"。所以我把它称作健康卫士。

免疫系统也需要一种平衡。如同我们在抗击新型冠状病毒肺炎疫情过程中所知的，这个防御功能的启动和工作也会对人体自身器官或组织产生伤害，好像军事上的导弹防御体系发生的误判一样。免疫系统一旦失衡，会让这个在我来看远比国家导弹防御体系更为精密复杂的系统出现故障。一旦出现故障就会失控，反倒会对身体造成伤害。就新型冠状病毒而言，很多患者不是死于新型冠状病毒本身给人体造成的伤害，而是因免疫系统在抗击入侵新型冠状病毒过程中产生的大量自由基对人体器官造成的重大损伤。

军事上，我们把自己人造成的伤害叫作"友好火力"（Friendly Fire），这和免疫系统失衡后对我们的健康造成伤害差不多，因为"敌友不分"，所以误伤自己人。像我们生活中常说的"过敏"，如花粉过敏、螨虫过敏等也是我们的"人体导弹系统"由于过度敏感造成的过度反应，一般不会导致生命危险，但是由此引起的哮喘、咳嗽、流泪和红眼等反应也足以让我们"遭罪"。

我们人体的免疫系统不但防止"入侵导弹"，使人体免予病毒、细菌及污染物质的攻击，它还具有识别和清除内部"坏分子"的功能，如突变的肿瘤细胞、衰老细胞、死亡细胞或其他有害成分。这个"排除异己"的功能被称为免疫监视。它不但任劳任怨地清除新陈代谢后的废物及免疫细胞与病毒"打仗"时遗留下来的病毒"尸体"，而且一丝不苟地保持免疫系统内环境稳定。

这样看，健康的免疫系统简直就是我们健康的"忠实卫士"，幸福的"保镖"，事业成功的"万里长城"呢！它的重大作用无法被取代，却很容易受到我们自己无情的摧残。毫不夸张地说，几乎所有的慢性病都是我们人为破坏免疫体系、减弱免疫力的结果。这样的破坏行为包括但不仅限于长期食用不健康食物（尤其是垃圾食物）、吸烟和酗酒、不运动或是很少运动、压力大却不知道如何减压、长期失眠或是睡眠过少等。由此可见，免疫系统的平衡不但和导弹防御系统的平衡近似，它和库珀博士说的宇宙的平衡是一个道理，所以我们必须要时时处处小心地维护我们人体的免疫系统哦！

看到这里，你可能已经意识到自己一直在不经意地破坏身体内最为重要的一个系统的平衡。不要紧，亡羊补牢，未为迟也！如果你继续阅读这本书，并且马上开始实践本书介绍的简单易行的各种方法，那么你就能像笔者一样找回失去的平衡，恢复青春的活力，让人生出彩！

六、库珀博士与他的《抗氧化革命》

很多人都知道"有氧运动之父"库珀博士风靡世界的《有氧能力》。其实库珀博士是个多产作家,他几乎每隔一年半就出一本书。他送给我的第二本书《抗氧化革命》(*Antioxidant Revelation*)对我的影响绝不亚于《有氧能力》给我的影响。

抗氧化是健康和医学领域的一场革命,每一个希望获得健康的人都必须懂得氧化、自由基和抗氧化几个词。让我用最通俗的语言和大家分享我的读书和实践心得。

氧化

如果我们切开一只苹果,没多久后我们会发现接触了氧气的剖切面好像"生锈"了似的,其实这和金属生锈一样都是氧化的结果。如果把我们的身体看作一个能源工厂的话,那么氧气在这个生产能量的过程中无处不在,人体新陈代谢的过程就是一个不折不扣的氧化过程。和任何工厂一样,这个氧化过程会自然而然地产生新陈代谢的副产品,其中最主要的一种副产品就是我们常常听说的自由基(free radical)。

自由基

自由基过去也叫"游离基",从它的名字可以看出这家伙"喜游离,好自由"。很多人误以为自由基是个"万恶不赦的家伙",其实它也做好事,如传递能量、消灭侵入机体的病菌。不过它"喜游离,好自由"的属性也会让我们的细胞受到伤害，威胁我们的健康，尤其是当它的数量过多的时候，而自由基恰恰有这样的本领可以在我们的身体内激增。比如在全世界夺命无数的新型冠状病毒，其实很多死者不是死于病毒本身，而是身体的免疫系统在抗击病毒入侵时，体内产生了过量的自由基所致。其实自由基不仅仅在体内产生，从外部通过食物或是其他方式进入人体内的也很多，如残留在蔬菜、水果和肉蛋里的农药、抗生素，过量的光照和辐射，污染的空气，它们和内部产生的自由基联手形成破坏细胞的主要力量。千万不要小看它。很多我们常说的慢性病如冠心病、癌症、糖尿病、关节炎等70多种退行性疾病都是因为自由基让我们机体组织氧化"生锈"，从而导致我们的细胞被破坏。

记住：

自由基让我们的细胞出现故障；

自由基让我们患上各种各样的慢性病；

自由基让我们加速衰老；

自由基让我们折寿。

世界健康和保健领域的先驱雷蒙德·佛朗希斯先生（Raymond Francis）在他的畅销书《再也不生病》（*Never Be Sick Again*）里提出"世界上只有一种病，那就是细胞故障"。可是怎样做才能再也不生病呢？那就是抗氧化！

抗氧化

最后让我们来说说抗氧化。我们应该怎么抗氧化？这本书的四个主要关于科学"吃、动、心、睡"的章节围绕的核心就是通过五大支柱和十个习惯阐述的行之有效的抗氧化的科学方法。说这本书是一本从多角度、全方位教我们抗氧化的实用手册其实非常恰当。

俗话说，卤水点豆腐，一物降一物。能够让自由基"俯首称臣"的当然是抗氧化物。其实抗氧化物只是名字听起来不熟，如果我们说维生素C、维生素E、β-胡萝卜素及硒都是非常重要的抗氧化物，您或许会觉得熟悉。如果您还觉得陌生，那么我们来看看更熟悉的含有丰富的这些抗氧化物的食物载体吧。

①维生素C：柑橘类的水果，黑莓，蓝莓及草莓，绿叶蔬菜；

②维生素E：坚果、全谷物、鱼肝油等；

③β-胡萝卜素：胡萝卜、番茄、西蓝花和桃子等；
④硒：鱼、虾、家畜、家禽肉类及蛋类，还有大蒜。

这下觉得简单了吧？其实您都不用记住这些食物的名字和抗氧化物的名字。我们将在后面的篇章里教你用简单的方法从食物里摄取足够的抗氧化物，因为中国人的饮食习惯实在是错得太离谱了，哪怕刚开始您只能做到书中所说的一部分，也会感受到明显的效果。

除了食物，你还会学到科学的运动习惯和压力管理方法，它们会帮助你的身体不被过量的自由基"任意蹂躏"，它们会和食物一起形成我们身体抗氧化的联盟。

今天就请开始你的抗氧化健康人生吧！尝到甜头后的你就会像当年的我一样，从此追寻健康生活不再回头！

七、画出人生长方形

我给大家介绍一本书——"有氧运动之父"库珀博士的名著《寿终正寝——全生命周期健康处方》。该书的英文名是 *Start Strong*，*Finish Strong*，如果直译的话，应该是"生得健康，死得健壮"。不过这样翻译不但啰唆，还犯了我们中国人不愿意说"死"字的这个忌讳，所以我姑且用"寿终正寝"来定名。用现代的观点看，寿终正寝也应该是全生命周期健康终点的最高境界了。

这本书传递的最重要的信息是：要画好这条寿终正寝的生命线，把它画成长方形（Squaring off the curve of your life）。

我们先来看看下面这条人生全生命周期的一般"下坡"轨迹。

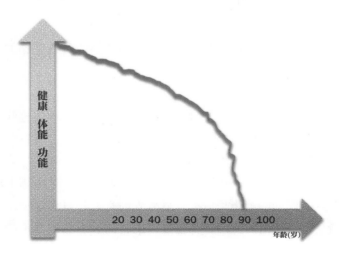

显然这不是一个长方形，不过大家都不会觉得奇怪。人嘛，年龄越大，各项体

能、功能都在下滑，无病无灾也每况愈下，活到 90 岁算不错啦！遗憾的是，每天发生在我们身边的悲剧告诉我们，越来越多的人不再那么幸运！

春雨医生的创始人和首席执行官张锐因突发心肌梗死，于 2016 年 10 月 5 日病逝，年仅 44 岁；

女军官徐如燕因乳腺癌晚期全身转移，于 2016 年 8 月 31 日病逝，年仅 40 岁；

复旦大学女教师于娟因乳腺癌晚期，于 2011 年 4 月 19 日病逝，年仅 33 岁。

那么他们的全生命周期的健康轨迹是怎样的一条线呢？

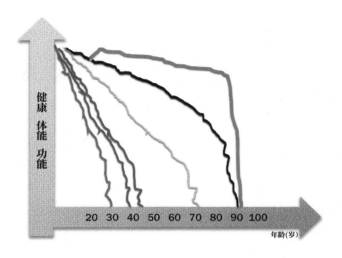

大家可以辨认出来，左数第三条线是张锐，左数第二条线是徐如燕，最不幸的当然是最左边的于娟的红线。

太震撼了，对不对！那么你想为自己画出一条怎样的生命轨迹呢？库珀博士的答案是：为你的全生命周期画一个长方形！

那条粗粗壮壮、呈近 90°角的线就是"有氧运动之父"库珀博士用一辈子在教他的学员画的全生命周期的健康长方形！虽然人的衰老是自然规律，但是衰老是可以抗的，慢性病是可以防治的，两者都是可以逆转的。当然谁都不能万寿无疆，但是库珀有氧 50 年的大数据证明：人人都可以长寿，而且健康！

"我要画出自己全生命周期的健康长方形，教教我！"这是一个读者的原话，他同时代表着数以亿计的中国人的心声！遗憾的是，在中国像库珀博士这样"治未病"的"上医"太少了！我们的白衣天使既没有受过训练，也因为疲于救死扶伤和繁重的接诊量而心有余而力不足，好像是忙于救火的消防队员，完全没有时间和精力去防火。

　　而《健康就是领导力》正是一本教大家怎样为自己画出人生长方形的书。继续读下去，你已经在健康之旅上走了重要的一段。

八、五大支柱，十大习惯——健康其实很简单

　　库珀博士以大量科学数据和多年追踪结果证明的健康生活方式其实很简单，我结合自己十几年的亲身体验，将其总结为"检、吃、动、心、睡"的"五大支柱和十大健康习惯"。

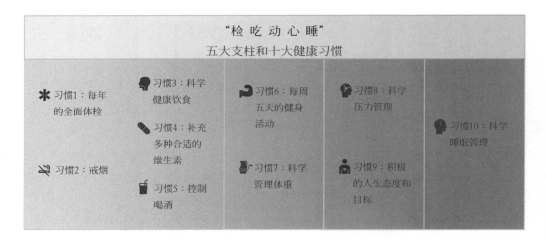

　　"五大支柱"中第一大支柱是"检"。说起来令人难以相信，尽管现在大多数企业已经把体检看作员工福利的一部分，可就是有相当一部分人以种种理由不去体检。最典型的理由就是"没时间"。库珀博士认为，在预防上花一分钱，比在治疗上花一元钱还有效，而体检恰恰是预防的第一步。人们总是等到不舒服了（有了症状）再去看医生，很多时候为时已晚。为什么我们很多心脑血管疾病患者的第一次症状就是死亡呢？不体检！为什么我们很多癌症一查出来就是晚期和全身转移呢？不体检！这样的惨痛教训发生在我们的亲友和同事身上的还少吗？"千里之堤，溃于蚁穴"，体检恰恰是我们护卫健康长堤，寻找和消灭隐患的重要一环。我们在本

书的第三章"寻蚁穴护长提"里从不同的角度去探讨体检的重要性、库珀体检的先进经验及目前中国体检中存在的一些误区。

第二大支柱是"吃"。中国虽然是个美食大国，可是在营养教育和普及方面几乎是"白纸一张"。不用说中、小学教育了，即使学医的都很少受过关于营养的教育。依我看，中国教育最亟须扫盲的就是"营养盲"了。我在给体育工作者、体检中心医生及企业家的培训中发现，能正确地说出七大主要营养素的人一个都没有！这么一个简单的问题常常需要一个班的同学来"凑"，才勉强得出正确答案。美国作家雷德蒙·弗朗西斯在《选择健康》一书中提出，人是由六十万亿细胞构成的，人类只有一种疾病——细胞病！而细胞是否健康和我们摄取的营养有着最直接的关系。美国人有句话说"你吃什么你就是什么"（You are what you eat），更科学的说法其实应该是"你吃什么你的细胞就是什么"。遗憾的是，我们在物质生活丰富的今天，每天大吃大喝的食物并不包含我们的细胞所期盼和需要的营养。而享誉全球的"舌尖上的中国"的"色香味"不但和营养无关，反倒"助纣为虐"地帮助我们摄入大量让我们细胞生病的"美食"。我们在第四章里用了相当的篇幅阐述"吃"不但是一种平衡，"吃"还是一门科学。

第三大支柱是"动"，即运动。虽然大家都懂得"生命在于运动"的道理，但是能够积极参加运动的人其实还是少数。至于能够科学地参加运动的人就更是少之又少了。我受父亲的影响，其实从小就喜欢运动。可是到了2007年，在我第一次遇到"有氧运动之父"库珀博士时却发现自己的身体已经"亮红灯"——原来自己的运动并不科学。"运动是良药"，并没有错，但我们不要忘了"是药三分毒"，过量的运动对身体反倒有害；"运动是良药，量小不见效"，虽然运动比不运动要好，但是量小（尤其是强度不够）的时候，我们常常发现回报甚微；再就是不要忘了运动的搭配也非常重要，尤其是有氧运动和力量训练的搭配。所以我还常常对大家说："运动是良药，搭配很重要"（好像我们的中药一样）。我们在第五章里为大家提供了科学运动的理论和实践指导。

第四大支柱是"心"，这里的"心"说的是心情和心态，不是心脏。大家一定发现在看到长寿老人的报道时，尽管被访者的饮食起居常常有显著的不同，但是几乎无一例外的就是健康长寿的老人心态都特别好。其实科学已经证明了这一点。很多时候我们都是因为心理的原因（压力大和心情不好）而导致生理的疾病。职场的压力尤其大，在第六章里我介绍了不少自己的管理情绪和积极思维的方法和案例。当然同样的方法也可以用在职场以外的场景中。

第五大支柱是"睡"，库珀博士说"我们需要不多不少的睡眠"。可是他老人家没有向我具体传授过这方面的知识。在我做到了"检、吃、动、心"以后，我发现我的身体状况依然没有达到我期盼的完美健康状态。我对"睡"的研究始于库珀博士介绍的美国的畅销书《我们为什么睡觉》（*Why We Sleep*）。作者是柏克利大学的精神科学暨心理学教授马修·沃克（Matthew Walker），也是"人类睡眠科学中心"的创立者，研究兴趣是探讨睡眠对人类健康和疾病的影响。在这之后我又选读了另外两本关于睡眠的专著和书中大量引用的研究论文，不知不觉地无师自通成了"睡眠专家"，竟然解决了自己多年来睡眠质量不好的顽疾。于是我的"研究成果"和实践经验成就了本书的第七章"睡眠是良药，睡出平衡与健康"。希望像我一样喜欢"打破砂锅璺（问）到底"的人不妨读一读原著《我们为什么睡觉》，但是对于大多数人来说，第七章里介绍的科学管理睡眠的方法就已经是最简练的改善睡眠小贴士了。

而这"五大支柱，十大习惯"给我们带来的回报是什么呢？

1. 男性会延长寿命 10 年，女性延长 6~7 年！

太震撼了！如果乔布斯可以用钱买来生命的话，他愿意用多少钱来买十年的健康和生命呢？他生前的身价是 100 亿美元，我猜想他肯定愿意用全部财产来换取这宝贵的十年！但是生命和健康是无价的，我们或许没有乔布斯那样富有，不过有谁不愿意倾家荡产来换取生命和健康呢？但遗憾的是倾家荡产换不来健康和生命，而失去健康和生命却一定让你倾家荡产！而"库珀化"就可以轻松获得生命和健康这个价值连城的大福利。"那这好像对女性不太公平呀？做同样的努力和付出，得到的回报却要少不少呢！"女同胞们每次听我说起这个数据就有点愤愤不平。"男女本来就不一样，女性的平均寿命本来就比男性长。这样一来就缩短了差距，让更多的夫妇白头偕老，相濡以沫长相随！"我笑着回答她们。

2. 可推迟丧失活动和自理能力的时间！

其实健康不仅仅是长寿，更重要的是有生活的品质。中国和美国一样，很多老年人在晚年丧失了自理能力，结果不仅自己遭罪，也毫无生活品质。试想一下将这种状态推迟几年该是怎样的"奖赏"啊。中国有句老话说"病时方知健如仙"。我们不妨把这叫作多过几年"神仙的日子"。

3. 每年可延缓因衰老引起的心智衰退！

人的衰老虽然不可避免，但是可以延缓，这也是人们津津乐道的"抗衰老"。其实健康不仅包括生理健康，还包括很多人认为更重要的心智健康。一位心智健康的老人依然可以在轮椅上甚至卧床上思如泉涌，生命不息，创造不止。

4. 降低因心血管疾病导致的死亡风险！

心血管疾病让现代人谈虎色变，是当今世界"头号杀手"。这个病不仅治疗困难且费用昂贵，所以治疗效果通常是事倍功半。很可悲的是，许多美国人得心脏病的最初症状就是突然死亡，所以根本连治疗的机会都没有。而预防不仅非常容易还很少花钱，所以事半功倍。朱为模院士常说"人之初，性本动"。每天适量的运动，一分钱不花、一点工作不耽误（边走边谈，边跑边想）就可以帮助降低这一病的死亡风险。因为心血管疾病本质上是一种现代生活方式病，它是因天长日久而生而积重难返。所以我们又把它称作"生活方式癌"的一种，解铃还须系铃人，彻底预防心血管疾病的处方就是用"五大支柱，十大习惯"的方法改变我们的生活方式。

5. 降低因各种癌症导致的死亡风险！

说完了"生活方式癌"，还要说一说同样让人们谈虎色变的其他癌症。癌症又叫恶性肿瘤，即细胞的非正常增生导致的侵犯其他身体组织而引起的病变。虽然我们把不是癌病的心血管疾病叫作"生活方式癌"，但是医学上的癌症中的很多种癌其实都与生活方式有着密切的关系。在已知道的 100 多种癌症中，和生活方式有关的癌症杀伤力极大。比如因吸烟引发的癌症占癌症死亡的 22%！而因肥胖、饮食不佳、运动不足和饮酒引发的癌症死亡又占 10%，但是这些癌症是完全可以预防的。

健康其实很简单——"五大支柱，十大习惯"。读到这里，相信你已经在通往健康生活的旅途上找到了方向和动力，祝贺你。

九、对话库珀博士：老要抗，越抗越年轻！

借着 2017 年库珀博士到南京参加库珀有氧老山中心开业剪彩的机会，我和库珀博士做了一些不同话题的交流，其中之一就是抗衰老。

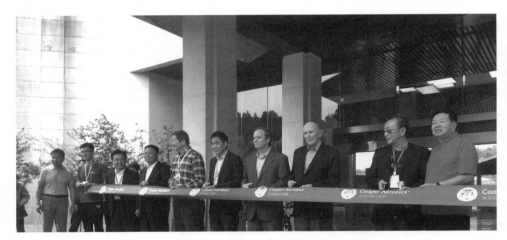

库珀父子为南京老山库珀中心剪彩

朱为众：中国的健康之道里常常用"养老"这个概念，它和西方的"抗衰老"有什么不同呢？

库珀博士："养"是什么意思？（库珀博士听到"养老"这个词非常敏感，他单刀直入地问我。）

朱为众：在中国，和"老"一起使用最多的字就是"养"了。"养"在字典里的释义是：使身心得到滋补或休息，以增进精力或恢复健康。而"养老"的意思则是：奉养老年人，养老送终和年老闲居休养。

库珀博士：老养不得，越养越老。老要抗，越抗越年轻！简单地说，衰老是一个生命发展的自然过程。"老"字在英文是这样解释的：Aging is the process of becoming older，即衰老是一个变得更老的过程，很显然，这个过程的方向和流向是既定的。要改变，就得"抗"！

朱为众：对，"抗衰老"是从 Anti-aging 这个词翻译而来的。我在库珀有氧运动中心参加健康计划长达 10 年之久，这期间不仅是我在美国职场上取得最佳状态的 10 年，也是我为美国公司创造最大财富的 10 年。同时，这也是我在美国 30 多年来觉得最年轻的 10 年。所以我对您说的这个"抗"字有着深刻的体会。

库珀博士：从"抗"的意义上说，抗衰老应该是从婴儿出生那一天就开始。因为"衰老"（aging）的过程其实从出生就开始，虽然我们在成年之前一般不用衰老这个词。显而易见，"抗"是主动的，而"养"是被动的，因为"养"并不能扭转生命不断变老的自然规律，所以要"抗"。养是顺水推舟，抗是逆流而上。这就是中国的"养老"和世界先进"抗衰老"理念的本质区别。

朱为众：嗯，中国现在有"逆龄"的说法，比较接近"抗衰老"。那您就给我们中国的读者介绍一下"抗衰老"的秘诀吧！

库珀博士：首先就是思想上不要认为自己老。Think and Grow Younger！（心想年轻，才能年轻！）

朱为众：这让我想起了全世界最早的现代成功学大师、美国伟大的励志书籍作家拿破仑·希尔，他的励志著作《思考致富》（*Think and Grow Rich*）中提出意志的力量是无穷的，除非人为地限制它，而贫穷与财富都是意念的产物。难道健康也是这样的一种财富？

库珀博士：对，抗衰老的第一要素就是要对衰老有新的认识，换句话说，不要轻易服老！也可以说，健康也是意念的产物。其实美国还真有一本书叫《思考变年轻》（*Think and Grow Young*），它的作者是埃伦·伍德（Ellen Wood）。埃伦·伍德根据科研结果和实践摸索出了一套通过积极的思维方式来抗衰老的方法。这本书出版后，大受正在照顾自己年迈父母的"婴儿潮"们的欢迎，并引发了一场热辩和深思——我老了以后怎么办？

朱为众： 尽管世界各国对"老"并没有一个统一的年龄节点，但绝大部分的西方国家都认同 60~65 岁是老年的开始，这也和很多国家的退休年龄相符。按照您的理论，即使世界卫生组织给"老年"下了明确的定义，但是作为个人，我们在心理上也不要接受"我老了"这样一个概念和心理暗示。

库珀博士： 的确，我自己就是一个不服老的人，今年 87 岁的我不但照常每天看病人，而且几乎每 18 个月就要写一本新书，还要不停地到世界各地去演讲。我的精力充沛，记忆力惊人，让很多年轻人自叹不如。原因在于我从年轻时就开始了与衰老的抗战。

朱为众： 除了心想年轻，还要如何抗衰老呢？

库珀博士： 生命在于运动！运动让你年轻！（Exercise and Grow Younger！）大量的研究一再证明了长期坚持运动有利于健康和抗衰老。

朱为众： 虽然抗衰老要从小开始，但是到了我这个年龄要注意哪些事呢？

库珀博士： 20 世纪 50 年代和 60 年代出生的人要注意增加无氧运动，即力量和肌肉的锻炼。因为大量的科学研究已经证明，随着人年龄的增长，身体功能逐步下降，这是个自然规律，肌肉和力量尤其如此。人的力量在 30 岁以后开始走下坡路，在 50~70 岁，每年下降的速度达 1%~1.5%；在 70 岁以后，每年下降 3%。老年人力量下降的主要表现是肌肉萎缩，快肌纤维减少，肌肉神经元功能下降和肌肉供血功能低下。如果不进行力量训练，30 岁以后，肌肉力量就开始走下坡路，到 60 岁时，肌肉萎缩的程度竟然可以累计高达 20%~40%！此时肌肉的质量也会伴随着萎缩而发生质的变化：青壮年时，70% 的肌肉是肌纤维，到了老年时，这个比例只有 50%，这就是典型的衰老迹象！

朱为众：所以年龄大了要增加力量训练抗肌肉和力量的衰老？

库珀博士：对，人在 30 岁以后就要增加无氧运动，这是不折不扣与衰老抗争的"抗衰老行动"！幸运的是，无氧运动对肌肉和力量的训练可以起到积极而有效的抗衰老作用。

十、重新开火！ 别退休！ 让你的余生成为你最美好的人生！

几年前，75岁高龄的美国著名商业领袖肯·布兰查德（Ken Blanchard）博士在航班上偶遇了年长他4岁的心理学家老友莫顿·沙维兹（Morton Shaevitz）。两个老顽童在飞机上进行了一场头脑风暴，吹出了一本妙不可言的书，名曰《重新开火！别退休——让你的余生成为你最美好的人生！》。

这本书的名称就是一首励志诗：
Refire！（重新开火）
Don't Retire（别退休）
Make the Rest of Your Life（让你的余生）
The Best of Your Life！（成为你最美好的人生）

读完这首小诗，不禁让人有朗诵"老骥伏枥，志在千里。烈士暮年，壮心不已"的兴致，也让我联想到对"退休"这个话题的看法，大有一吐为快之意。

古有李商隐的名句"夕阳无限好，只是近黄昏"，这种百感茫茫的遗憾惋惜情绪，近些年来居然成了大行其道的"退休"代名词。在我看来，"退"和"休"这两个字，实际上反映了一种毁灭性的消极人生态度：倒退和休止。很显然，肯·布兰查德（Ken Blanchard）和莫顿·沙维兹（Morton Shaevitz）的《重新开火！别退休——让你的余生成为你最美好的人生！》文章中体现的不服老的勃勃雄心，和我们中国人所谓的"退休=黄昏岁月"的心态形成了强烈的反差。

近年我回到国内出差，常常听到我的同学们、亲戚朋友们问我这样一个问题，他们说："为众，你怎么还这样忙啊？我们都退休好多年啦！"

仔细打量对方后发现这样问话的人或老态龙钟，或精神萎靡，脸上的皱纹像黄土高原的沟壑，触目惊心！当然还有永远沉默的——有些我们当年的同学已经黯然离世，去了天堂。

因为我长期生活在美国，身边的情况跟中国很不一样，在美国，白发苍苍仍然工作的老年人比比皆是。

其中一位百岁老人叫罗莎·芬尼根，她在一家生产不锈钢管和零部件的公司里工作，她双手灵活，头脑清晰，完全没有考虑过退休。她说："在这里，感觉我仍然是个有价值的人，虽然老了，但我并不想在家里坐摇椅。"而她所供职的这家维塔针公司，员工平均年龄有73岁。

美国著名超模卡门·戴尔·奥利菲斯（Carmen Dell' Orefice）生于1931年，今年已经84岁的她仍作为时尚圈不老的传奇，行走在世界T台上。2013年1月的巴黎时装周上，82岁的卡门压轴出场，艳压群芳，冰山女王范儿十足，很好地诠释了杜拉斯曾经说过的那句话："你年轻的时候很美丽……不过跟那时相比，我更喜欢现在经历了沧桑的你的容颜。"

在美国的航班上，70岁的"空奶"还在服务乘客。2014年6月，90岁的美国前总统老布什在缅因州跳伞庆生事件轰动世界，不过我认为老布什先生绝不是为了挑战什么世界纪录，在我看来，他正是在表现一种不服老的精神！

而70岁才当选美国总统的特朗普似乎对于美国人来说是个毫不奇怪的事。我想，这也反映了中美在对待"退休"问题上的本质区别，问题的关键在于你的精神是不是已经"退休"了？你的身体是不是已经退休了？兄弟姐妹们，我是商人，太多的商人正在削尖脑袋用抗衰老的名义巧取豪夺你们的财产，其实最好的抗衰老之道首先是精神不老！

与我相濡以沫几十年的太太一直非常支持我的工作和我每一次的选择，我在年过60岁的时候仍然选择了跳槽，从迈克尔斯公司跳到金宝贝，家也从达拉斯搬到了旧金山，一切重新开始。2016年，我在64岁的时候再次离职走上了创建库珀有氧中心的工作；68岁时受利丰集团邀请任首席运营官，带领这个具有114年历史的供应链巨头进行企业的转型。我很满意我现在的状态，对生活和工作有很大的热情，用积极的心态享受着人生，常年的健身锻炼带给我健康和活力，完全和国内的"退休"概念背道而驰，所以我说："我不退休我进取！"

猛然间，我的脑海中跳出了为什么不退休的答案，更确切地说是自己的"新年誓言"和送给国内老年朋友们的新年赠言："重新开火！别退休！让你的余生成为你最美好的人生！"这里的"别退休"当然不是指的继续现在的职业生涯，而是精神不退，追求不休。至于干什么，那随便。

同时我也希望国内的70后、80后、90后们听听这句话，为什么呢？因为我发现我们的老年朋友们能不能重新开火，能不能有个美好的人生，其实在很大程度上取决于孩子，从某种程度上来说，这也是我们中国老人的一个普遍的悲哀：孩子不独立，我们不能获得自由！我们的人生被孩子给"绑架"了！不管是心甘情愿，还是无可奈何，大多数老年人都在做"全职保姆"，包揽孩子的家务，忙着带孙子、孙女、外孙、外孙女。有的老人丧偶多年，为了儿女不敢再婚；有的老人省吃俭用，让孩子啃老……

美国著名心理学家和社会学家、哲学家埃里希·弗罗姆在他的名著《健全的社会》里精辟地指出："母亲、孩子之间的关系是矛盾的，在某种意义上是富有悲剧意味的。它要求母亲付出最强烈的爱，但这种爱又必须帮助孩子成长而远离母亲，最终完全独立。爱自己的孩子，对任何母亲来说都是不难做到的，但是大多数母亲都没能完成任务，即在爱孩子的时候，同时又能让他离开，或者希望他离开。"

兄弟姐妹们，恕我直言，我们中国的父母在这方面的表现是颇为失败的，是我们自己培养了孩子的不独立，也为此赔上了本该属于自己的最美好的人生！70后、80后的侄儿、侄女们，请把无限美好的夕阳还给你们的父母！帮助他们重新开火！

针对当前中国的国情，我总结了以下几条建议供大家参考。

①要让孩子独立，勇于解放自己。不做保姆，不三世同堂，不是"孩子没有办法"，而是依赖和啃老心态在作怪，拿出你的"独立宣言"来！

②不要再为赚钱去做任何返聘的职业。如果你过去60年没有赚到钱，后面的这些年恐怕也发不了财。如果你运气好，已经赚到了钱，那么请记住一句话：钱是赚不完的！

③要圆梦。去做一些自己一直想做的，却一直没能如愿的事。曾经梦想过弹钢琴？去学啊！谁说一定要成为郎朗！我大哥就很想得开，他退休后办了一家种鸽场养起了鸽子，他少年时代就热衷于养鸽子，没想到进入老年后终于拾起了儿时的梦想。做自己喜欢的事，释放自己的潜能，是一种快乐的人生境界！此时不圆梦，更待何时？

④探索新领域、新的东西。无论是学习新知识，还是做从没做过的事，要冲破自己的"习惯区"（comfort zone），不习惯很正常，因为你正在进步。学学书法、油画、戏剧、写作、围棋、舞蹈等，只要喜欢都可以。我父亲60岁时才登上10米跳台跳水，80岁时开始学习意大利语。父亲从小接受美式教育，他这种"进取"和"不退休"的精神深刻影响了我们兄弟四人。我太太常说，我们弟兄四个容貌迥异，高矮不一，性格有很大差异，唯独在"进取"和"不退休"上如出一辙，惊人的一致。

⑤多点冒险精神。我们这代人被"我害怕"和"你不行"憋屈了一辈子，现在老了，可以去尝试一些以前不敢做的事！我的计划是要学射击，中不中靶心不重要，关键是要敢开枪！还有骑马，想了一辈子没实现，现在一定要尝试一下，最多就是跌断腿吧？

⑥大胆地爱。我听到不少关于老年人的爱情悲剧，有离异的，有丧偶单身想重新建立家庭的，却又慑于种种外界压力（儿女反对，社会舆论，熟人嘲笑），甚至有了心仪的"老伴儿"后被儿女棒打鸳鸯散的。让害怕统统见鬼去吧！老年人也需要爱情。

⑦多一点即兴之行（be spontaneous），或者说随心所欲。计划要少一点。我和太太就有个习惯，休息日想干什么就干什么，想什么时候干就什么时候去干。平时上班太多"藩篱"，到了周末大可随心所欲，彻底放松。如果根本不上班，还要那么多计划干什么？

重新开火！别退休！让你的余生成为你最美好的人生！

十一、九年前的尴尬：80 岁高龄的觉真法师叫板 82 岁的"有氧运动之父"

整理本书稿时的一张照片让我想起 2012 年 82 岁高龄的库珀博士应邀出席在中国深圳举办的《新财富》健康论坛并发表演讲。库珀博士的演讲当然还是《运动是良药》，朱为模院士为他担任翻译。这是他身体力行半个世纪的伟业，因此数以亿计的人群获益改善了生命品质，他自己也因此名扬全球，被誉为"有氧运动之父"；另一位演讲嘉宾是当时红极一时，在商界频频以"心财富"主题为企业家上课的高僧觉真法师。

最有趣的一个小花絮就是主办方安排库珀博士和小他两岁（这里说的都是中国的虚岁，库珀博士生于 1931 年，觉真法师生于 1933 年）的 80 岁高龄的觉真法师在演讲后同台解答听众的问题，当时有位提问者问了觉真法师一个很犀利的问题："你锻炼吗？"（仅从觉真法师的肥胖体态就可以很容易地目测他偏胖超重，体脂过高。）

"从来不！我只打坐！"觉真法师回答得非常坦诚，直率。不愧是出家人，来不得半点世俗客套。觉真法师慈眉善目，红光满面，声如洪钟，立刻引起现场一片掌声。那利落的回答和掌声的确让论坛的组织者和库珀博士这位德高望重的"有氧运动之父"颇为尴尬。我记得当时身边的观众中有窃窃私语的："怎么这位不锻炼的中国高僧，气色看起来倒比那位坚持锻炼的'有氧运动之父'还要好啊？"

散会后的场面更加尴尬，排队要求和觉真法师签名合影的人"门庭若市"，立刻形成一条长龙；而当时在库珀博士面前排队的人却很少，虽然在中国体育界库珀博士的名声因为他的十二分钟有氧跑如雷贯耳，但是他的大名在中国商界和社会上没什么人知道，所以几乎没有人来找他签名或合影留念。

2015 年 3 月 16 日上午 11 时，一代高僧觉真法师撒手西归，安详圆寂，世寿 83 岁。83 岁当然是高寿了，但同样是八年后的今天，在太平洋彼岸现在已经是 90 岁高龄的库珀博士，每天还在接诊病人、著书不止。

和库珀博士相比，觉真法师还是走得早了些。当然，这样的个案比较毫无科学性，但有一点几乎是肯定的，觉真法师如果能坚持锻炼和健康饮食，他肯定会活得更长寿，更健康。这也从一个侧面回答了八年前那位听众的质疑，健身的益处毋庸置疑，而我们常说的气色并不能作为健康长寿的依据。

出家人的打坐其实是心健康的一个重要形式，无论是祈祷还是冥想，都被科学证明对健康非常有益。所以我常说"情绪是良药，想出平衡和健康"，这一点我们世俗中人是完全需要向出家人学习的。但是健康和长寿靠的是"吃、动、心、睡"的全面平衡，光是打坐当然是不够的。

那天还有个小花絮。记得我在演讲《健康就是领导力》结束后回到座位时，坐在我邻座的觉真法师递过来一张纸条，上面写着："我欣赏你的演讲，因为你讲的就是佛法！"说实话，我当时对佛法一无所知，但是得到高僧这么高的称赞，除了诚惶诚恐之外，倒是激发了我研究佛教的兴趣。后来我陆续读了几本关于佛教的书，回过头看倒是对觉真法师关于我演讲内容的评价有了顿悟。世界著名的佛教大师圣严法师说得最精辟："唯独佛教，别树一帜，主张因缘与因果，否定神的权威……主张以合理的身心，促进个人以及协助他人的人格之完成。谁能达到这个目的，他便是成了佛陀的人。"我绝不敢说自己已成佛陀，但是自从受库珀博士的影响，我的确一直在践行"以合理的身心，促进个人以及协助他人的人格之完成"。有意思的是，库珀博士也有一句名言："我们传经布道，我们身体力行"，这和两位高僧所说的有惊人的相似之处！

出家人不但在"心健康"（情绪管理方面）比世俗中人花更多的时间，他们的很多其他生活习惯其实也非常符合库珀博士倡导的"吃、动、心、睡"的全面平衡。就近现代而言，高寿的僧人、居士也是比比皆是，细细探究他们的生活方式会发现这一点都不奇怪。

①自种自食，从农田到餐桌的有机食物和现在提倡的低热量的清淡饮食；

②清火降脂、延年益寿的饮料——用山泉水泡制的禅茶，不喝可口可乐和奶昔；

③人之初，性本动的"小劳"。挑水，种地，扫庭院，张弛有度的禅院生活；

④抄经、念佛、习书和作画本身就是一种冥想和打坐；

⑤与人为善的价值观和心无挂碍、与世无争的放下心态；

⑥和谐的生活圈子。我们称出家人为和尚，和尚的本意就是"和合为尚"；

⑦爱和被爱。出家人不但施爱也是非常受人爱戴的高尚职业（虽然并不是每个人都想成为出家人）；

⑧非常有规律的作息制度。晨钟暮鼓，闻鸡起舞；

⑨最优良的居住环境。深山古寺，空气清新，鸟语花香，极少污染。

美国的畅销书《蓝区生活》作者丹·布纳特（Dan Buettner）在访问了全世界五个最长寿地区的人群后，得出九个长寿健康的秘诀，细细比较竟然和出家人的生活有惊人的相似之处。

①生命在于运动，时有"小劳"；

②人生要有目的，无论大小，早上要有起床的动机和动力；

③放松减压；

④节食（食到八分饱）；

⑤少吃肉食；

⑥适量饮酒；

⑦要有信仰；

⑧爱的力量，爱和被爱都有益于健康；

⑨保持社交活动，和睦为贵。

觉真法师的不运动（或许级别高了，从"蓝领"变成了"白领"，挑水扫庭院不再是他的事了）肯定是不健康的，还有出家人的纯素食习惯其实也是不符合现代循证医学的。当然我们无法要求出家人为了科学吃荤食腥。出家人的"荤"其实是指的五种蔬菜，即大蒜、大葱、小葱、洋葱和韭菜，而这些其实都是非常有益于健康的蔬菜。出家人的"腥"才是指的一切肉食。不知道当代出家人是否体检，如果觉真法师体检，肯定能早早地寻找到健康的隐患，及时治疗延年益寿。

九年后回忆当年论坛情景仍历历在目，两位恩师各在一方，对健康是一种平衡的自有定论有感而发。谨以此文怀念觉真法师，并且祝愿库珀博士健康长寿！

第三章

体检：寻蚁穴护长堤

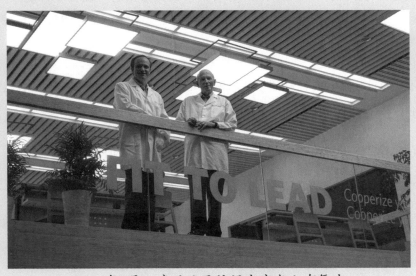

2017年4月，库珀父子访问南京老山有氧中心

一、 体检如何救了美国总统的命？

出乎意料的发现——总统可能随时猝死！

2013 年 8 月 5 日的一次例行体检中，身体一向硬朗的美国前总统乔治·沃克·布什（小布什）被发现心脏动脉一处血管竟然堵塞了 95%，这意味着什么呢？意味着这位以倡导健康、热爱健身并常年坚持锻炼而闻名遐迩的美国前总统随时可能因为心脏病猝发而死亡！

2013 年 8 月 6 日，在位于达拉斯市的得克萨斯长老会医院成功接受心脏支架手术以后，小布什紧紧握住老朋友库帕博士的手，对身边的亲友和医护人员们说："库珀医生救了我的命！"美国前总统布什的发言人弗雷迪·福特 6 日说："布什手术过程顺利，精神状态很好，迫不及待地想回家。已定于 7 日出院，8 日按照正常日程安排出席活动。"

时年小布什总统已经 67 岁，此前并无心脏病史。

切莫以为自己平时有良好的生活习惯就可以高枕无忧。一年一次的体检是最好的健康保险！

库珀博士担任小布什总统的私人医生及首席健康顾问已经长达 20 多年。库珀博士比小布什年长，二人的友谊早在布什 1994 年首次当选得克萨斯州州长前就结下了。2001 年 1 月 20 日小布什宣誓就职第 43 任美国总统，在白宫八年里，他经历了"911 事件"、反恐战争、阿富汗战争、伊拉克战争；经历了棘手的美国爱国者法案、关塔那摩湾事件、虐囚门事件、卡特里娜飓风，以及美国国家安全局（NSA）非法监听民间通信争议等，尽管外界褒贬不一，挫折与压力不断，但他和库珀的友谊却从未中断。从昔日正当盛年，到如今两鬓苍苍，友情愈加醇厚，更显可贵。

2009 年，小布什卸任后携夫人劳拉回到德州居住。小布什的这次例行体检，正是在位于得克萨斯州达拉斯市世界著名的库珀有氧运动研究中心进行的。毫无疑问，这次有惊无险的"意外发现"和手术，为这对老朋友的深厚友情及人生况味的体会又增添了浓重的一笔。面对老友的感激与褒扬，库珀博士谦逊地说："其实是科学体检救了小布什总统的命。"

救命的秘密武器

那么库珀博士是怎样挖出这颗随时可能引爆的炸弹的呢？其实救小布什总统命的检测恰恰是中国医院不屑一顾的平板测试。心血管病专家胡大一在 2017 年访问库珀中心后非常尖锐地指出："库珀有氧中心重视适宜技术的使用。我国心脏康复在普遍使用心肺运动试验，临床上也重视冠状动脉 CT 和造影，而库珀诊所最重视的是运动负荷心电图，而没有运动心肺设备。"

在科研极其先进的库珀有氧运动研究中心，最初能够发现体检者心脏异常迹象的是库珀综合体检中的一项动态测试，即心电图负荷试验（electrocardiogram stress test），它简称"压力测试"（Stress test），和金融危机以后美联储及世界其他国家的央行对本国银行进行的对应金融危机的能力测试同名，因为其本质都是未雨绸缪，在危机尚未发生的时候假设危机状况及条件，测试被检测对象的抗压（风险）能力。

早在 20 世纪 60 年代，库珀博士还在美国国家航空航天局培训宇航员的时候就开始用平板测试检测宇航员的有氧能力（心肺功能）。这之后成了库珀博士的"看家宝"，也成为历届美国总统体检的基本项目。心电图负荷测试又名运动心脏功能测试，被测试者被要求在速度保持不变的情况下，在不断被抬高坡度的跑步机上一直走到筋疲力尽为止。没有做过这项测试的人，常常会高估自己的能力。"不就是走路爬坡嘛？一个小时肯定没问题！"一位经我介绍到库珀中心做体检的中国朋友曾不以为然地说。结果还不到 12 分钟，他就开始满头大汗，上气不接下气，撑到 13 分 10 秒时就彻底败下阵来！按照年龄组记分，他的测试结果为不合格。

"看家宝" 曾遭同行口诛笔伐

库珀博士是这项运动心脏功能测试的创始人和积极倡导者，在 20 世纪 70 年代，当时的美国医学界并不认同这种动态测试，达拉斯当地的医生们曾口诛笔伐，有人甚至还夸张地讥讽说：库珀将要害死的人数会超过被希特勒杀害的犹太人人数。这不禁让人想起被爱因斯坦称为"现代科学之父"的伽利略·伽利雷因坚持科学真理，而被教会迫害的荒唐之举。伽利略有句名言如此说道："追求科学需要特殊的勇敢"，这句真理同样适用于勇敢而无畏的库珀博士。"相较之下，我还是幸运的。"多年以后，库珀博士不胜感慨地坦言。

当小布什总统的心脏功能在心电图负荷测试体检中被发现异常后，库珀博士果断决定对小布什进行 CT 检测（CT angiogram），结果发现他的心脏动脉一处血管居然已经堵塞了 95%！这一结论恰恰证明了心电图负荷测试的价值和作用。

被遗忘的常识：身体健壮不等于心脏没问题

小布什接受心脏支架手术的消息马上传遍世界，人们大感疑惑，小布什一向以拥有健壮的体魄，以及对健身的酷爱和坚持而闻名，"他怎么会有心血管病呢？"人们不禁要问。小布什总统的发言人弗雷迪·福特说："布什总统在例行体检前，并没有发现任何不适。"

小布什是个典型的"跑步痴"和"健身狂"，其锻炼的强度及专注程度为美国总统之最，其保持的最好成绩是 6 分 45 秒跑完 1 英里。小布什在总统任期内，曾将自行车健身器搬上"空军一号"，无论到哪儿出访，其下榻的酒店总统套房里都要准备一台跑步机。因为知晓小布什的健身爱好，当他出访英国时，英国女王伊丽莎白二世甚至为他在白金汉宫专门配备了一台自行车健身器。

事实上，在日常生活中，我们经常能听到毫无征兆突然猝死的悲怆例子（猝死主要成因是冠心病、心脏衰竭和遗传性心脏病，而患者病发时会心律不齐，心脏突然跳得过快、收缩过速，而导致输出血液不足，令脑部和其他身体器官缺氧，心脏同时因停止跳动而死亡），小布什总统心脏发出的"危情信号"幸亏在库珀博士的心电图负荷测试中被及时捕捉到。

运动也是心脏病手术后康复的"良药"

接受心脏搭桥手术之后的小布什总统，在库珀博士的指导下进行了更加科学化的健身和康复训练，身体恢复得很快，其情况之好，从 2014 年的一项旨在唤起公众对于肌萎缩侧索硬化症（ALS）的关注的刺激性挑战项目中可以得到验证。

2014 年 8 月 20 日，68 岁的小布什接受了冰桶挑战，并点名挑战克林顿。ALS 冰桶挑战赛（ALS Ice Bucket Challenge）简称冰桶挑战赛或冰桶挑战，要求参与者在网络上发布自己被冰水浇遍全身的视频内容，然后便可以要求其他人来参与这一活动，形式为名人之间的点名传递。包括比尔·盖茨在内的名人都纷纷接受了挑战，不惜湿身入镜。

现年 75 岁的小布什总统每周的锻炼日程表是：跑步 4~5 天，举重至少 2 次。他现在还能在杠铃推举锻炼中举起 185 磅，可以连续推举 5 次。小布什的健康状况之所以被称赞，与其"库珀化"的科学健身康复密不可分。

特别值得一提的是，手术后库珀博士不得不对总统下死命令：少吃垃圾食物！康复后的小布什总统又精神饱满地恢复了他对美国受伤战士康复的关注，成为他们用"库珀化"科学健身方法战胜伤残，恢复健康和信心的领头羊。

库珀博士说得好，体检是生命全周期健康的第一步，预防是一本万利的健康投资。我向大家推荐心电图负荷试验，虽然它不在常规的体检项目中，但大部分医院都可以做，费用也不高，是一项极为划算的健康投资。

二、名医胡大一点评"世界最牛体检"

中国名医胡大一是介绍库珀有氧到中国的第一人，他是这样评价库珀博士的："'有氧运动之父'库珀博士是弥合临床医学与公共卫生及预防医学裂痕的典范。他在获得临床医学博士学位，并从事数年临床工作后，又去哈佛大学公共与卫生学院读完公共卫生硕士课程，获公共卫生硕士学位（MPH），成为名副其实的综合型人才。他虽每日坐在诊室看病，但他把防与治融为一体。"

2017 年，胡老师在来到库珀博士为患者体检的现场后对库珀预防理念有了深刻理解，从三个方面颠覆了我们对体检的认知。

第一个颠覆：医生亲临体检现场

库珀博士本人不仅看运动负荷心电图报告，而且亲自到现场指导患者做运动试验。他非常重视运动心电图的细节：①运动前静息心率；②运动中心率和血压改变；③运动达到的心率尽可能接近极量运动心率；④运动持续时间；⑤运动中心电图有无 ST-T 段改变；⑥停止运动后心率恢复的速度；⑦运动中患者有无胸痛不适；⑧运动中根据 Borger 量表知晓患者的主观感受。

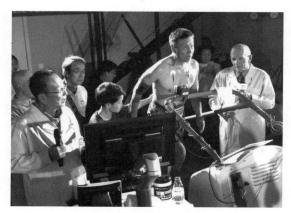

体检现场

当患者在做复诊的体检时，库珀博士作为主治医生还亲自参与了几个重要的体检过程！尤其是有氧能力的测试（国内又称平板测试）。胡老师当时感慨万分，他告诉库珀博士，在中国体检，医生是不到体检现场的，他们只在办公室内等着解读报告！

其实，我本人第一次在库珀有氧中心体检时就被胡老师所说的主治医生亲临体检现场震撼到！它颠覆了我以往对体检的所有认知，要知道那时候我已经在美国生活了23年！

我们知道，无论是在中国还是在美国体检都是由受过专业训练的人员来做的。他们大多不是医生，即使有医生的资质，他们也不对患者的诊断妄加评论，那是医生的事！所以即使体检中心和医生同在一个医院里，那也是真正的"院内存体（检）医（生），比邻变天涯"。其实有时候这种"比邻"不仅是一个院内，而是一个楼内，甚至在一个楼层。但是对于主治医生来说，去体检现场指导却是泾渭分明的两码事！

别误会，库珀诊所不是没有训练有素的专业检测人员。不同的是医生参与了检测的过程。这就是体检和医疗的融合，你中有我，我中有你。体检报告只是一张纸，它是静态的数据报告，检测过程是动态的，它给医生提供了无数可以做出正确诊断的机会！

第二个颠覆：运动是"良药"，"良药" 可治病

库珀博士是体医融合的领跑者，他在半个世纪前就从理论到实践推动、领跑了体医融合。以有氧运动为主线，助推了全民健康。

库珀有氧中心有室内、室外的运动场地和运动设施，但不是单纯的没有医疗元素为主导的豪华健身房。缺少医生队伍参与其中的单纯运动健身，必然偏离库珀诊所的核心理念和特色。

第三个颠覆：不吃药，不打针和不开刀的诊所

我们的医疗机构"只火烧中段，两头不管"。前面无预防，后边无康复与二级预防。库珀诊所恰恰是放掉中间，抓好两头。库珀诊所是医疗机构，但不是传统而是创新的新型医疗机构。它没有传统医疗机构的急诊室、住院部、ICU和手术室，不是被动等人得病，等疾病的复发，而是专注于慢病的预防与康复——二级预防。

库珀诊所有包括 CT 与磁共振、生化等各种体检设备，但它完全不同于我国的体检中心。它有 24 名全职医生和 50 多名护士，对每位接受检查的患者都会在当日做出个性化的预防康复方案，并有随访安排。

库珀有氧中心用数据说话，库珀诊所建立初始就成立了库珀研究所，研究就是需要收集数据，从没有计算机，只靠纸和笔的年代开始，坚持近半个世纪的数据收集、整理、分析，发表了大量高水平学术论文。"库珀模式"在我国落地，对于改变我国被动式、碎片化的断裂医疗服务链有重要意义。

什么是伟人？先知人不知，敢为人不为。还是用我 2017 年 4 月 19 日在"体医融合大健康高端论坛"发言时引用的美国诗人罗伯特（Robert）的三句诗来表达我对这两个不同肤色、不同发色，但都穿着白色大褂的医生的敬意吧。

> "林子里有两条路，
> 我选择了行人稀少的那条路，
> 从此改变人生旅途。"

三、趣话美国总统体检

　　体检的重要性及健康与领导力的关系，我们或许可以从美国总统的例行体检中得到启发。在美国，总统的健康是国家大事，所以对国民定期公布。撰写《总统和总统候选人的健康》的美国法学教授乔治·J. 安纳斯表示，总统定期公布健康状况并不是一个惯例，很长时间有关方面对总统的健康情况三缄其口。"总统的健康是秘密"的原则一直被总统幕僚和新闻界所遵循，以至于任何有关总统身体欠安的报道，一律被斥为"纯属虚构"。比如，第21任美国总统切斯特·艾伦·阿瑟（Chester Arthur）被诊断出患有白莱特氏病（肾脏炎），1883年他在前往佛罗里达的途中差点殒命；1955年9月24日，第34任美国总统德怀特·戴维·艾森豪威尔（Dwight David Eisenhower）在科罗拉多州的丹佛度假时突发心脏病，他的私人医生霍华德·施奈德却立即指示艾森豪威尔的私人秘书对外宣称总统患了"消化不良"；对外一直以富有活力和健康示人的约翰·肯尼迪（John Kennedy），早在1947年就被诊断出患有艾迪生病（Addison's disease，肾上腺皮质机能不足而引起无力、低血压，皮肤变褐色），这是一种不治之症，但肯尼迪的私人外科医生简尼特·特拉维尔及其竞选团队坚决否认这种"指控"，特拉维尔医生对外宣称，"肯尼迪既没有，也从未得过艾迪生病。"1960年，肯尼迪当选美国第35任总统，这个惊人的秘密一直到他在德州的达拉斯遇刺身亡的数年间，都被秘而不宣。

　　美国人普遍认为，病人有权利保守自己的隐私，医生在当事人不同意的情况下，也有权拒绝透露病人的病情。在西方国家，这种保护医患间隐私的行为被称作希波克拉底誓言（Hippocratic Oath），并被美国法律严格保护。

　　但这个惯例被美国第40任总统罗纳德·威尔逊·里根（Ronald Wilson Reagan）

打破，根据里根参加竞选总统前的一项民调显示，48%的美国人担心总统没有足够的精力和健康的体魄来治理美国，因为早在1841年，68岁的第九任总统威廉·亨利·哈里森（William Henry Harrison）因在总统宣誓就职仪式上着凉患了感冒，就职后一个月便与世长辞。

鉴于美国有过这样的先例，因此能否在总统职位上"可以履行职责"（Fit for duty）就关乎国事。可见"健康＝领导力"是一个不争的事实。自里根总统之后，白宫每两年一次定期向公众公布总统的例行体检结果。保密也好，公布也好，美国总统健康之重要和受关注的程度由此可见一斑，而体检所扮演的重要角色，随着总统健康状况的持续公布，被越来越多的美国人所认识并加以重视，成为美国人生活中的"家常便饭"。无形中为普及体检起到了推波助澜的作用。

虽然我们普通人的健康不必向社会公布，但是我们的健康同样不单单是我们个人的事，它是家庭的大事，也是企业和组织的大事。让我们从体检做起，不但可以享受健康长寿，而且兴邦富国！

四、对话库珀博士：体检中心转型机遇
——从查病到送健康！

2017 年 4 月 19 日在北京举行的"当东方遇到西方，体医融合大健康高端论坛——库珀有氧助力健康中国 2030"论坛上，86 岁的"有氧运动之父"库珀博士就"运动是良药，循证研究的结果"为主题发表重要演讲。

"当东方遇到西方，体医融合大健康高端论坛——库珀有氧助力健康中国 2030"论坛上库珀博士在演讲。

"中国体检行业在过去的几十年里得到了蓬勃的发展，各种先进的设备应有尽有，可是国民的健康却每况愈下！对于这样的尴尬局面和挑战，您有什么建议吗？"借着大会休息时间，我抓住这个话题深度采访了这位享誉全球的"治未病"的西医大师。

"慢性病不慢！85％的死亡是死于慢性病，脑卒中、癌症、慢性呼吸系统疾病和心脏病是前四位死因。估测在中国每年发生心脏性猝死（SCD）54.4 万例！"库珀博士开门见山地警告。"中国的体检一定不要走美国的老路，那就是查有没有病。病当然要查，但是体检更重要的是查人的健康状况和趋势，然后对症下药，开出健康处方（包括运动处方和饮食处方等）。"库珀博士一语中的。

库珀博士的话让我想起了我的一个企业家朋友的抱怨："每年花几万元体检，

找的是最好的医生，用的是最好的设备，可是到最后体检报告单出来，医生总是那么几句话，多运动，少喝酒，多吃蔬菜和水果！但是我的身体是'王小二过年，一年不如一年'！因为病不够重时，就没有药，不打针，也无须开刀。难道我只有等病发展到危重地步了才能得到医生的关注吗？"

享誉全球的库珀诊所创建于 1970 年，它的宗旨一直未变：预防医学（Preventive Medicine）。在这里，库珀诊所的医生根据客户的体检结果为他们制定出个性化健康处方（包括运动处方和饮食处方）。如果患者查出有病，他们会被送到适合他们的医院去治疗。称库珀博士为"救命恩人"的美国前总统小布什就是在库珀有氧中心进行的例行体检中发现了他的心血管严重堵塞，被送往相关医院及时进行了手术。本人也是在库珀诊所接受了十四年世界最先进的体检和检后的健康管理才取得了美国职场的成功和个人健康的双丰收，用事实证明了"熊掌"和"鱼翅"可以兼得。

"'健康中国 2030'要实现，中国的医疗健康一定不能走美国的老路——把马车放到马的前面！美国用 17% 的 GDP 来做治标不治本的事，大虫虽死百足未僵。如果中国用 5% 的 GDP 来做这样的事，一个有着 13 亿人口和已经进入老龄化的中国是无法实现'健康中国 2030'远大目标的，建多少三甲医院都是杯水车薪！"库珀博士不容置疑地说。

"您对中国的同行有什么建议呢？"我追问。

"我的答案很简单，健康从体检开始，不光要检查，而且要管起来！大部分人是查不出病来的，或是查不出重病来，这是预防医学的天赐良机。千万不要让他们就这样离开。没有病不等于健康，不需要吃药、打针和开刀，不等于他们不需要运动和饮食的健康处方。我们发现车子漏油了，车胎漏气了，我们会说等漏得更厉害了再说吗？可是对自己的健康，我们竟然如此愚钝！我们会习惯对病人和自己说，病得不严重，再等等。等什么？等死吗？医院的体检中心主任也是白衣天使，要让他们插上天使的翅膀，要教会他们开出健康处方，要给他们提供条件（培训和设备）去开这样的处方。中国人急需体检后的健康处方！慢性病已经成为一道巨大的洪流，治病是开坝放水管理下游，减少损失，但防不胜防；体检中心管理健康是植树造林，管理上游，根治洪水。"库珀博士语重心长，谆谆告诫。

五、中国体检四大误区

"有氧运动之父"肯尼斯·库珀博士常说，人对健康的追求是一生的旅途，没有终点，永无止境。而这个旅途就始于一年一度的体检。但是根据我在美国库珀有氧运动中心的体检和对中国国内体检的调研，我认为国内体检存在四大误区。

第一大误区是患者的无知和愚昧，单位出钱却不去体检的大有人在！

我知道有一位国内体育院校的院长丧生于癌症，他的癌症晚期竟然是在晚期癌症所引发的疼痛而做的体检中发现的，而这次体检竟然是他五年来的第一次体检！我把这类人称为"愚昧群体"。这些人的所有理由，如"没时间"和"没必要"都是典型的无知表现。

还有一些人是属于"鸵鸟型"的愚昧，我身边就有不止一个这样的蠢人，他们说："眼不见心不烦，宁可不知道我有病，知道了反倒烦心和害怕！"说实话，如果不是亲耳所闻，我绝不相信世上竟然有这样愚蠢的人！显然中国对于体检的普及教育仍然是任重而道远。

当然我们还要承认一个基本事实，在中国的广大农村，农民们因为没有系统的体检，常常是感到身体很不舒服了甚至已经难受到无法劳作了才去检查，结果一旦被证实有病，往往已经是很严重了，错过了发病初期的最佳治疗和控制阶段。农民为什么不去体检，一名普通基层群众在中国政府网上给李克强总理留言，短短几句话道出了原因，他说："并不是他们（农民们）不想每年体检，只是因为他们没有免费体检，而每个月的工资有限，不舍得花钱去体检。建议把体检加入新农合报销中，鼓励农民群众去体检，早发现问题早治疗。"由此可见，大量的基层农民、农民工不体检还存在一个钱的问题。

第二大误区是我们有个非常大的缺憾，那就是中国的常规体检中完全忽视了有氧能力的检测！（具体的有氧能力的要点请见第五章第五节）

这样一个重要的生命体征和非常容易改善的健康指数却在中国的常规体检中被完全忽视了。库珀博士是美国最早应用跑步机在实验室里测验美国空军和宇航员的心血管机能金标准的最大吸氧量（后来叫平板测验）的运动生理学家之一。而在库珀有氧运动中心，有氧能力的检测是最为重要且必须检测的标准之一，每位医生的诊室都配备了一台平板测试机。

第三大误区是个残酷的事实：错失良机

中国的体检医生接诊人数太多，每天过百，美国医院的接诊人数差不多是30~40个（也很多），所以医生和患者的深入交流基本不存在！也就是说，我们把世界上最有效的"仙丹妙药"给扔掉了！因为医患之间的交流是最好的药物（Communication is the best medicine），这是当代医学界的悲剧！

而在库珀中心，每位医生每天看三到四个病人！我在库珀有氧中心十年，每年最期待的就是和医生互动的那天。从检查到最后谈话，我和我的家庭医生差不多要在一起度过八个小时！而库珀中心的医生一点都不以权威自居，他们会反复强调让我学会"聆听自己的身体"，不要犹豫说出自己的感受。

而我们中国现行的医疗体系基本是等人生病了，然后看病。为了提高效率，接诊下一个，不等你患者说完，医生就开完了处方！白白错过了防患于未然"治未病"的大好时机，尤其是错过在体检这一个重要的关键卡口。遗憾啊，遗憾啊！

第四大误区是再失"良药"——体检结果和生活方式的干预严重脱节

运动是"良药"，非常可喜的是不像抽烟、高血压、高血脂等这些恶习或是顽疾那么难以改变，一个人的有氧能力通过科学的运动2~3个月就可以得到改善！可我们的医生就是开不出运动处方！因为我们的医生自己就很少受到健康生活方式的干预训练，加上时间忙，所以他们是既不会也没时间。而体育系统培训的健康师没有医疗资质，没有医患关系，开出的处方也没人信。"体医融合"和"医体融合"说了这么多年，依然是泾渭分明，井水不犯河水。

我的很多中国企业家朋友每年动辄花几万元体检，找的都是最好的医院和名医。他们之间倒是有了医患交流，医生给出的倒也是正确的建议，比如，建议多运动，少喝酒，不抽烟，少吃肉，多吃蔬菜和水果等。

"可是这谁不知道呀？还需要他说嘛！"一位老总说。"我要的是具体的运动处方，饮食处方和减压处方！我要的是该怎么做，做多久，吃什么，吃多少的具体要求和方法！但是这些完全没有！所以我的"三高"一年比一年高，皮带一年比一年长，寿命一年比一年短（不是说皮带越长，寿命越短吗）！"这位老总抱怨说。

在库珀有氧运动中心体检的结果当天就能出来，医生当天就会根据体检结果和我交谈，提出包括运动处方、饮食处方、减压处方等非常全面的健康干预方式。一周后，一份详细的体检报告就会出来，好像是为健康之旅提供了一份详细的导游图。

然而在中国，其实和美国大多数地方一样，只要你的体检指标是在正常的范围之内（一般每个指标都有一个正常范围），那你就啥也不知道，因为你"正常"呀！但是被忽略掉的往往正是一份重要的持续性的趋势报告！那就是你的体重、胆固醇、血压、血糖、骨密度和人体成分等，它们是在变得更好，还是变得更糟了呢？现在中国的体检报告越出越漂亮，可是消费者的身体却是越来越糟。

其实十年前我刚到库珀有氧运动中心做健康管理的时候，所有指标基本都在正常范围内，但是通过对各项指标的变化趋势的跟踪和对比，库珀博士给了我个性化的调理干预方案，如增加力量训练，补充维生素 B，把全脂牛奶换成脱脂牛奶，少吃牛肉（我的最爱），多吃蔬菜（我的最恨），做冥想减压（我的最不耐烦）等。虽然改变生活习惯是最难的事，但是我知道不改变会带来什么样的后果，那么改变的动机也就由此产生。

年复一年，我在库珀有氧中心的体检报告成为我每年健康之旅的新版 GPS。我的结论是，微调是关键。这和开车旅行用 GPS 没有两样，我们需要不断地微调方向盘去寻找正确的方向。

六、安静心率越低，寿命越长

有人说人体十大重要的"器官"是脑、心、肺、肝、胃、肾、眼、肠、血管和脑下垂体，但最重要的器官是脑还是心，专家们则各持己见。在中国，大家好像都认为心更重要，因为在医院，人的死亡是以心脏停止跳动为依据的。

有意思的是，我们进医院看病，不论是西医测安静心率（Resting Heart Rate；每分钟多少跳）还是中医搭脉，都直指人体最重要的器官——心脏。

因为心率是包括体温、脉搏、呼吸和血压四大生命体征，又被称为生命迹象之一的重要健康指标，简单地说就是人活着的一种客观反映。需要指出的是民间常常把心率和脉搏混为一谈，这其实是误会。脉搏与心率不同：脉搏通常检查手腕部桡动脉每分钟跳动的次数，而心率是用听诊器在胸部听诊时听到的每分钟心脏跳动的次数。但正常人心率和脉搏是一致的，所以被很多人误解，而且有一些病人心率和脉搏可能不一致。

安静心率又名静息心率，顾名思义，就是人在清醒和安静，非运动和非情绪激动情况下心脏每分钟跳动的次数。

那么安静心率的正常范围是多少？虽然我们做体检时心率是必测项目，甚至无论大病小病，只要看医生，医生总是要测测我们的心率。但遗憾的是，医生们很少就心率与健康以及寿命之间的关系向病人做出解释。因为大部分情况下你的心率属于正常范围（成人通常是 60~100 次/分，虽然女性安静心率略高于男性，但差别不大）。但是在这一环节使我们的体检失去了一个重要且简单的科普机会。其实，安静心率不但和健康息息相关，它还直接决定一个人的寿命长短！

几项研究证实，你的静息心率越高，死亡风险就越大。这种风险大部分是由心脏病引起的，但其他死亡原因也会导致这种风险，一项研究表明，静息心率超过每分钟 90 次与更高心脏病死亡率相关（男性翻了 2 倍，女性翻了 3 倍）。

结论很简单：跳得快，不健康！跳得快，寿命短！

心率与寿命之间的反比关系其实早已经在对动物的研究中被证实，老鼠的心率非常快，每分钟 600 次，寿命只有两年；大象的心率很慢，每分钟只有 30 次，平均寿命是 70 年。把老鼠和大象一比，大家马上会发现心跳次数是和体重成反比的，而心率和寿命之间是反比的关系。

另一个有趣的现象是，虽然老鼠和大象的寿命相差巨大，但是这两种动物的总心跳数却差不多，约 1 千万次，而且众多动物一辈子的心跳总数也多在 1 千万次左右。

也就是说大家都有这么多次心跳的机会，跳完就结束了！

至于人类，200 多年前（1800 年）人的平均寿命为 35 岁，一辈子下来心跳总数差不多在 12.88 亿次左右（70 次/分钟×60 分钟/小时×24 小时/天×365 天/年×35 年=1287720000 次）。现代人的寿命增加了（平均寿命 70 岁），一辈子心跳总数翻倍，约为 25.75 亿次。

读者朋友，看到这里，你希望自己的安静心率高还是低呢？

不仅如此，因为满足下面七个标准，安静心率因此被医学界认定是一个反映人的健康和寿命的预测指标。

①与疾病相关的程度（心率是否与疾病相关）；

②渐进性（心率越快，发病可能性越大）；

③时间延续性（可观摩的关系已被多年的跟踪研究所证实）；

④稳定性（众多的研究有一致的发现）；

⑤独立性（是一个不受其他因素很大影响的单独危险因素）；

⑥预测性（可以用心率的变化预测一个人的健康和寿命长短）；

⑦合理性（综合所有的信息，心率还是可以作为一个单独的危险因素）。

遗憾的是这一重要健康知识没有得到有效传递！

虽然在我们成年后年龄不断增长，但安静心率基本不变，我们应该尽量通过运动和健康的生活方式来保持它这一可贵的不变。

记住：安静心率超过每分钟 75 次就该采取干预措施了！

有报道说，英国长跑名将莫·法拉（Mo Farah）的安静心率是每分钟 33 次，而西班牙公路自行车名将米格尔赖瑞雅（Miguel Induráin Larraya）最低的安静心率每分钟只有 29 次。我的弟弟朱为模院士年轻时是篮球运动员，65 岁时的年龄安静心率是每分钟 50 次左右！看到这里，可能有不少朋友会惊呼，哎呀！我怎么差那么多呀！怎么办？有办法能让我已经较高的心率降下来吗？

有！回答是肯定的！虽然现在临床上有药物可以来降心率，但对高心率最佳的和最有效的非药物干预办法其实就是运动！本书之后会有相当的篇幅谈到相关的运动处方。

七、莫让"定时炸弹"大摇大摆过"安检"

大家看了标题可能会被吓一跳。定时炸弹怎么可能过安检？是的，太荒唐！但是"肥胖"这颗随时引爆 6000 万中国人健康的定时炸弹每天都在大摇大摆地通过"安检"（我们的体检）！

库珀博士忠告：体重不能只是称一称，肥胖是病！

2007 年，我第一次在库珀中心体检时听到库珀博士说了这句话："体重不能只是称一称，肥胖是病！"当时我的体重是 77 公斤，对于身高 1.75 米的我来讲，介于肥胖和正常之间。可是当库珀博士知道我的体重在过去的三年呈持续增长趋势时，他很果断地做出了遏制增长趋势和帮助我逐步减肥的决定。14 年前的我体重超

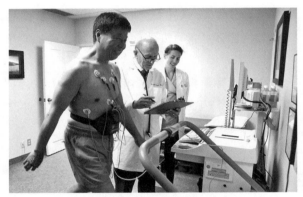

2007 年我的那次"救命体检"

重，小"三高"，是糖尿病前期，我的健康之旅从减肥开始。

平心而论，我当时觉得老先生有点小题大做。别的不良感觉没有，胖点怎么啦？

"千万不要小看了肥胖，肥胖是病！而且是一种杀伤力极大的病，它还是很多

其他疾病的症状和病因，如糖尿病和其他代谢综合征；高血压、高血脂和心脑血管疾病；脂肪肝、肝硬化和胆结石；甚至多种癌症！"库珀博士好像看出了我的不以为然。实际上那次体检报告已经证明我是糖尿病前期和小"三高"，库珀博士是对的。

一转眼，14年过去了，我的体重已经减到了67公斤，进入最佳状态后一些疾病的前期预兆也随着那10公斤赘肉（严格意义说是赘油）的消失无影无踪了。回头看，我心服口服，这总统的私人医生、"有氧运动之父"的确有本事！

遗憾的是，发生在中国大多数体检中心的事最让人痛心：称体重成了像记录被检查者姓名、性别和身高一样的例行公事。体重和身高好像成为同义词，一样的不重要，一样的和健康无关。错！错！错！一个发现和防治多种疾病的大好良机被年复一年的错过。"肥胖不是病，除非你有病！"依然是我们很多医务人员和老百姓的理念。

也正是这种陈腐的理念让我们把减肥推给了社会上形形色色的减肥机构，肥胖症这么严重的疾病和"无情的杀手"被中国最权威的健康机构——医院推在门外！如果大街小巷到处都是治疗心脏病、高血压、糖尿病和癌症的机构，大家一定会觉得很荒唐，对不对？那么肥胖症呢？其实肥胖症不但本身就是病，它还是糖尿病、高脂血症、高血压、脑卒中、冠心病和多种癌症的症状！你说荒唐不荒唐？

库珀博士告诉我，虽然我们的身高在每次体检中不会有太多的变化（包括正在长个子的青少年），我们个子的高矮也和健康没有太密切的关系，体重却大不一样。它是我们身体是否健康的一个重要指标，多余的赘肉尤其是腹部的赘肉好像是绑在我们身上的定时炸弹，随时可能引爆多种并发症，把自己炸得粉身碎骨！

"体检和看医生不一样，体检时你没有不适，但是不表示你正常。你看你的体重就不正常，尤其是变重的趋势极不正常，照这样下去，你很快就会成为200磅重的大胖子！三高、心血管病、脑中风、糖尿病，甚至癌症都会找上门来，你看，你已经是糖尿病前期！"库珀博士越说越激动，那次体检后的谈话持续了一个多小时，让我生平第一次对体检中体重的重要性有了新的认识，也对身上积累的赘肉心惊胆战！

记得有一位来中国库珀有氧中心学习的学员有着同是医生的太太和岳母，母女俩异口同声地警告说："别以为你没病，就你那'将军肚'就可能导致猝死。不要等症状的出现，这症状还不明显吗？很多病的第一症状就是猝死！"这位学员仿佛被唤醒了一般，放下手中忙碌的业务，来到了库珀有氧中心学习。当时听了这个学员的故事后特别感慨，要是每个人都有这样的亲人多好——既关心又专业！

如果读者朋友们还像我当年那样不以为然，那么下面的这些结论应该足以引起大家的重视。

世界卫生组织将肥胖症定义为和 2 型糖尿病、心脏病和癌症相同的非传染性疾病。世界卫生组织还发出警告，身体质量指数升高是罹患非传染性疾病的重大风险因素，如：
· 心血管疾病（主要是心脏病和中风），这是 2012 年的头号死因；
· 糖尿病；
· 肌肉骨骼疾患（特别是骨关节炎）；
· 某些癌症（包括子宫内膜、乳腺、卵巢等）。
儿童期肥胖会使成年期肥胖、早逝和残疾出现的概率更大。2016 年，超过 3.4 亿名 5~19 岁儿童和青少年超重或肥胖；2019 年，3800 万名 5 岁以下儿童超重或肥胖。

肥胖自检：识别肥胖很容易，殊途同归确认它。

还是那次体检，库珀博士教会了我怎样判断自己是否肥胖。医学界一般根据人的体质指数 BMI（Body Mass Index）来进行判断：

$$BMI = \frac{体重（公斤）}{身高^2（米）}$$

按照这个公式，我当时的 BMI 是 25.15。那么怎样的 BMI 是正常，怎样的是超重呢？可以用这样的标准来界定。

①小于 18 就是体重过轻；

②18.5~24.9 就是正常；

③25.0~29.9 就是超重；

④30 以上算肥胖症，数字越大肥胖症越严重。

（请大家注意肥胖后面的这个"症"，一定要把肥胖和病联系起来！）

下面这张表格可以供读者朋友对照自己的 BMI，了解目前的体重是属于正常范畴，还是属于超重或肥胖范畴。

评价结果	WHO标准	亚洲标准	中国标准	相关疾病发病危险性
偏瘦		<18.5		低（但其他疾病危险性增加）
正常	18.5~24.9	18.5~22.9	18.5~23.9	平均水平
超重	≥25	≥23	≥24	开始增加
偏胖	25.0~29.9	23.0~24.9	24.0~27.9	持续增加
肥胖症	30.0~34.9	25.0~29.9	≥28	中度增加
重度肥胖症	35.0~39.9	≥30	——	严重增加
极重度肥胖症		≥40		非常严重增加

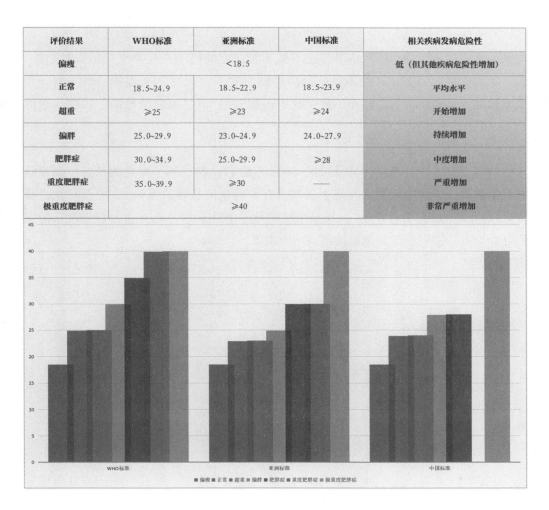

因为是第一次，库珀有氧中心还用 DXA（也有叫 DEXA，代表 Dual Energy Xray Absorptiometry，双能 X 光吸光定仪）为我做了身体成分的检测。这是因为 BMI 有时候也不能很准确地预测人体脂肪含量（如一个肌肉很发达的举重运动员可能被误判为超重或肥胖；相反，一个很"苗条"但富有很多隐形脂肪的女性则可能被误判为正常体重）。用 DXA 检测可以更精确地测出脂肪占体重的比例。

我的 DXA 检测结果是 23%，按照标准也是可接受但是偏高的类别（通常男性正常是 20%，女性是 30%）。

对有需要的客人，库珀有氧会采用多种不同的方法，包括传统的体脂钳来测定身体成分，确保判断的准确。非常遗憾的是，目前这一点是中国体检的一大缺憾。

虽然我的 BMI 和 DXA 结果都还不属于肥胖症的标准，甚至也只是微微超重，但"不约而同"地指出我的体重已经悄悄地溜出了"正常"的范围。回头看，我最佩服的还是库珀博士能够在正常中找不正常（趋势）、欲防微杜渐、忧在未萌的"治未病"的大医生风范！

14 年后的今天，我的 BMI 是 20，体脂率是 17，都达到了完美的状态。而我既没有参加过任何快速减肥班（绝大多数都有害健康而且容易反弹），更没有吃过什么蛋白粉或是减肥"营养餐"。我遵循的就是一个科学的"吃、动、心、睡"的生活方式处方，循序渐进，釜底抽薪，水到渠成。

八、对话朱院士：为什么美国健康总署叫停重大研究？

2015 年 9 月 11 日，美国国立卫生研究院的美国国家心肺及血液研究所（National Heart, Lung, and Blood Institute）宣布叫停自 2010 年开始的收缩压干预研究。该研究有 9361 名 50 岁及以上的男女性参加，原定于 2017 年结束。带着疑问，我采访了朱为模院士。

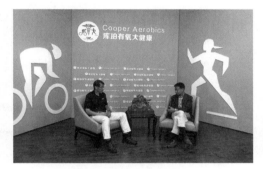

2017 年采访朱院士

朱为众：这么重要的研究为什么要提早叫停？

朱院士：叫停这类研究通常有两种可能。第一种可能是干预组的效果反而不如对照组，或干预组出现明显的干预副作用。数年前被叫停的女性雌激素干预研究就属于这类情况，当时女性雌激素干预研究开始不到数年，科研人员就发现了用雌激素的干预组患乳腺癌的比例明显增高；第二种可能是干预组效果还未到期就已经看到了非常明显的结果。如果研究再继续进行下去，也不会再出现明显不同的结果，而早一点结束研究让公众知晓结果，则可以使更多的人马上受益。

朱为众：那么这次的叫停属于哪一种呢？

朱院士：所幸的是，这一次 SPRINT（Systolic Bolld Presure Intervention Trial Study，收缩压干预研究）被叫停是属于后者。SPRINT 研究的目的是要了解降低收缩压标准（低于 120mmHg）对心脑血管系统、肾脏和大脑的影响。目前美国的高血压标准是收缩压高于 140mmHg 或舒张压高于 90mmHg，如果收缩压介于 120～140mmHg 或舒张压介于 80～89mmHg，则属于"高血压前期"。全世界估计共有 11.3 亿人患有高血压。

朱为众：能不能给我们的读者科普一下什么叫收缩压？

朱院士：简单地说，心脏收缩把血液从心脏泵到血管时产生的压力叫收缩压（Systolic pressure），心脏放松时血液对血管还保持的压力叫舒张压（Diastolic pressure）。如果血管轻微堵塞，血压有点增高，则进入高血压前期；如果血管严重堵塞，则形成高血压。

高血压对身体危害极大，是中风、心脏病、心肾衰竭和失明的主要原因。但说起高血压的标准，尤其是中老年人的标准，并非没有争议。20 世纪 50 年代降压药问世，让大家看到了降血压的好处，但具体要降多少，其实医生心里也没有底。以收缩压为例，很长时间人们认为正常的收缩压计算方式应该是"100+年龄"，这是因为随着年龄增加，血管变硬，血压只有增高才能把足够的血打到头部以保证脑的供血。因此，舒张压一直是确定是否为高血压的主要标准。

朱为众：那么为什么血压的高低对健康如此重要呢？

朱院士：人体的血液循环系统好像是一座城市的交通系统，不断地把氧气和营养运进来，把废物排出去。虽然在流行病的研究中，一般都以收缩压 120mmHg 作为判断高血压的分界线，实践中的标准划分却是众说纷纭。例如，美国心脏协会对 60 岁以上人群收缩压的高血压标准是 140mmHg 或更高，而在 2013 年 12 月，美国国家心肺及血液研究所为这一人群定的标准竟然是 150mmHg，结果标准一出，马上受到抨击，就连标准委员会内部也未能达成一致，12 名制定标准的委员中，竟有 5 人公开反对，认为标准定得太宽松。

朱为众：那么这次的研究是如何做的，叫停前发现了哪些结果呢？

朱院士：也许是受到不同标准争议和困惑的影响，SPRINT 研究旨在确定如果把收缩压标准下降到 120mmHg 的可能影响。研究人员把 9000 多名 50 岁以上的受试者分为两组，一组把血压控制在 140mmHg 以下，另一组则控制在 120mmHg 以下。SPRINT 发现较低的目标（低于 120mmHg）可将心血管事件减少 25%，并将总体死亡风险降低 27%。这太震撼了，它彻底颠覆了传统的看法：正常的收缩压的计算方式应该是"100+年龄"。这也是循证医学的典型案例：让数据说话，以科学为依据。

可以预计，SPRINT 的研究结果将会对高血压的标准制定产生深远的影响——把收缩压降到 120mmHg 以下针对的将是 50 岁以上人群的目标。同样可以预计，新的标准将拯救千千万万人的生命。这就是标准的力量！需要指出的是，SPRINT 研究中所使用的干预完全是药物，有些人竟同时服用 3 种以上的高血压药物。俗话说药有三分毒，最理想的干预（尤其是高血压前期）还应该是生活方式的干预。

朱为众：都知道高血压不好，那么人们是怎样患上这个慢性病的呢？

朱院士：科学研究表明，患高血压的主要因素包括以下三点：排在第一位的是吸烟，而收缩压、舒张压、心跳和抽烟直接有关！排在第二位的是肥胖，越是肥胖，血压越高；排在第三位的是摄入过多食盐。不要小看摄入过多食盐对高血压的影响。美国心脏协会建议，每人每天盐的摄入量应该少于 500 毫克（半克，1 克 = 1000 毫克），而中国人每天平均摄入盐量竟然高达 16~20 克！

"柴米油盐""盐大力粗"——盐与人类进化以及人类社会的发展紧密相关，中国在西汉时期，东台先民就已经开始"煮海生盐"。在没有保鲜条件的过去，盐成了人们保存食品的主要方法。但过多地摄入盐量会导致高血压，这也已经被大量的科学研究所证明，而其中 77% 的过度摄入的盐是加工食品中的"隐形盐"！卫健委发文要求"三减"，其中"一减"就是减盐！

朱为众：人们常说压力大血压高，这两个"压"有关系吗？

朱院士：太有关系了，完全是一个正比例的关系。压力越大，血压越高。

朱为众：中国的高血压形势严峻吗？

朱院士：中国当前的高血压形势十分严峻。而且中国高血压防治还有一个巨大的误区，那就是医生普遍不主张运动降压，这是完全错误的。由美国顶尖体育活动专家于 2018 年更新的《美国人体育活动指南》（*Physical Activity Guidelines for American*）是体育活动建议的权威来源。下表总结了有氧和力量训练的运动量的建议。

①150~300 分钟/周中等强度体力活动，≥2 次/周
②75~150 分钟/周的高强度体育活动，需要涉及所有肌肉
③中等强度和高强度体育活动的等量组合，需要中等强度或更大强度的运动

运动，尤其是有氧运动，对减压的效果已经被大量的科学研究所证明，是名副其实的"降压灵"。中国养生方法中的太极拳和站桩也被证明能够帮助降低血压。

朱为众：看起来新的 120mmHg 收缩压标准将会挽救成千上万条宝贵的生命，因为它让人们尽早警觉。然而我觉得要让新标准真正起到作用，还取决于社会与个人的共同努力。最重要的是从自身做起，而且是今天就做。

朱院士：我和你的观点完全一致，这事刻不容缓！最好马上按研究结果的收缩压标准 120mmHg 来管理自己和患者的血压。

九、对话库珀博士：你在家量血压吗？

2017年10月，我正在美国库珀中心帮助接待好几批国内来的客人。刚刚送走了他们，我急不可待地回到库珀博士的办公室向他展示朋友赠送给我的新型血压计。没想到库珀博士一试用，很喜欢，兴致勃勃地给我来了一堂精彩的关于测量血压的课，这也是13亿中国人都应该补的一堂课。

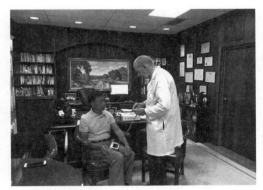

2017年在美国库珀中心，库珀博士教我如何正确地在家里测量血压

"这个血压计非常好，简单好用，还有心率测试。这些都和高血压有密切关系。如果我们每个人都知道检测自己的血压，那不知道要防止多少悲剧的发生！"库珀博士还告诉我：

2017年，高血压导致250万中国人死亡，其中几乎所有的死亡（96%）都是由心血管疾病（CVD）造成的。而未获控制的"沉默杀手"高血压还是冠心病和中风的重大危险因子。

库珀博士说，像这样的小小血压计可以救命，但关键是要经常自测。这个"小体检"的最佳地点是在家里，最好的"医生"是我们自己！

"难道去医院让医生量血压不是更准确，更放心吗？"我趁着库珀博士在做准备的功夫见缝插针地问。

"其实在家量血压更重要，更准确！你有没有听说过'白大褂效应'（white-coat syndrome）？"库珀博士笑嘻嘻地问我。坦率地说，别看我在美国商场干了三十年，无论是写作还是演讲都不打怵，唯独是一进了医院就笨嘴拙舌。至于这个"白大褂效应"我还真是第一次听说。库珀博士告诉我，"白大褂效应"的另一个说法更直接，叫"白大褂高血压"（White-coat Hypertension），而且竟然有20%～60%的人不能幸免！

库珀博士说的"白大褂效应"指的是患者进了医院看到穿白大褂的医护人员就紧张，所以血压就增高。除了"白大褂效应"，我们平常也不会总去医院，而对血压的监控绝不能等到看病的时候，这是一个要经常做的"小体检"，最佳地点是家里，最好的"医生"是我们自己！受环境影响，血压天天有变化，时时有变化，甚至分分钟都有变化。所以每天能在家测试血压是获得真实血压的最佳方式。

"那么测量血压究竟有什么好处呢？"我问。"好处太多了，尤其是对已经知道患有高血压的人群。"库珀博士告诉我。

①掌握真相：首先是找到自己的真实血压。偶然在医院由医生或护士测出的血压只是某个瞬间的血压，不能反映每个人的真实血压。除了"白大褂效应"，也有人在医生办公室里血压正常，回到家又血压升高。这种现象叫"假象血压"（Masked Hypertension）。只有经常在家自测才有可能找到自己的真实血压；

②加强管理：自测让我们对血压的变化了如指掌。无论你是否健康，掌握了这个重要生命体征的变化后就可以有的放矢地进行"吃、动、心、睡"平衡的健康管理。

③监测变化：一旦我们实施了"吃、动、心、睡"的平衡生活方式，血压一定会改善。不断的监测让我们知道如何有效地继续改善和管理自己的血压。是运动更有效还是饮食或压力管理更有效？是早上锻炼好，还是晚上锻炼好？哪些情况下自己的血压变化大？

④互相提醒：患者如果能和自己的医生和朋友分享测量结果，"压友"互相交流经验，互相鼓励，互相提醒、监测"沉默杀手"的一举一动！

⑤少看医生少吃药：多量血压，少看医生，少吃药物，别忘了，看病要花钱，是药三分毒！

"那么，哪些人应该在家经常检测自己的血压呢？"我问。

库珀博士回答说所有人都应进行家庭自测，尤其是高血压患者和糖尿病患者，还有孕妇，肥胖症患者和吸烟者或是有高血压家族史的人。

库珀博士告诉我，很多人没有受过训练，所以并不知道测量血压的正确方法，我来分享一下他作为一个有 60 年临床经验的医生的贴士：

①测试前 30 分钟不喝带咖啡因的饮料，不喝酒，不抽烟；

②静坐 5 分钟，脚要落地，背要有椅背支撑；

③测量时小臂在心脏的位置；

④不要隔着衣服量血压，臂套要直接接触皮肤；

⑤连续测两次，取平均值。如果前后两次结果相差太大，则测第三次，取两个相近数取平均值；

⑥如果读数过高，不要紧张，休息几分钟再次测量；

⑦尽可能每天在同一个时间测量；

⑧刚开始测量时，一般人可以早晚各测一次，连续测一周，找到血压规律和真实血压。以后根据需要每周测一到两次即可。当然病症比较严重的人可以适当增加测试的次数；

⑨做一个自己的血压笔记，便于以后查询。

库珀博士说：掌握了数据，让自己做医生。他让我转告大家，虽然在家量血压并不能治愈高血压，但是它是治疗和控制"沉默杀手"非常重要的一个环节。这对预防中风、心脏病、心衰竭及非正常死亡都有着极为重要的意义。自己做医生并不是取代医生，而是做医生做不了的事。库珀博士给了我下面这张表格，让我和读者朋友们分享。有了这张表，加上我们已经掌握了自己血压的真实数据，就可以知道自己的血压值在一个怎样的位置了。

血压分期	收缩压(Systolic) mmHg(upper#)	舒张压(Diastolic) mmHg(lower#)
正常	<120	<80
高血压前期	120~139	80~89
高血压第一期	140~159	90~99
高血压第二期	160~180	100~110
高血压第三期	>180	>110

让我们一起迈开征服"沉默杀手"的关键一步——在家量血压！

十、为什么癌症查出来总是为时已晚？

不用看媒体的报道，光是看看周边的亲友和同事，多年体检一切"正常"，突然被确诊为"癌症晚期，全身扩散"似乎成了家常便饭！而对晚期癌症的治疗常常是人去财空，亡羊补牢，实为迟也！

癌症的潜伏期因人因病种而变，从几年到十几年。但我们是如何错失发现和治疗的良机的呢？

令人难以置信的是，这些人不少是多年不体检的人。他们美国人也有三大理由不去体检，这与中国百姓不去的理由有惊人的相似性。

①太贵啦！
②太忙啦，没时间！
③太多项目，大多没用！

中国百姓的理由要加个第四条：我的情况太糟啦，我不想知道！（"鸵鸟型"）

可是大多数人不但年年体检，花的钱也不少，体检报告上的各项指标也没有发出任何预警。那我们的体检出了什么问题？在中国库珀有氧大健康工作期间，我注意到学员提供给我们的体检报告显示的都是以下三大项。

①身体基础检查：体重，身高，血压，内外科，耳鼻喉，眼部，口腔等。
②实验室检查：血常规，尿常规，肝功能，肾功能，乙肝五项，血脂血糖等。
③功能检查：心电图，X光，B超（包括肝、胆、胰、脾、肾、甲状腺，前列腺/子宫附件）等影像学检查。

这三大项基础体检，只能让医生和我们自己对身体健康状况和重要器官运行是否正常有一个最基本的了解。它们虽然对一些常见的慢性病比如心脑血管疾病，糖尿病筛选相对有用，对于中、晚期比较严重的癌症已经影响到身体器官的正常运作会增加一个发现的机会。但是这样的体检对于发现早期的癌症，尤其是肠胃消化道的癌症，基本失去体检的作用——因为查不出来！

现在很多的癌症患者都是等到有临床症状的时候才去看医生，我的亲哥哥就是在出现腰痛以后才去看医生。第一次的治疗方案是拔火罐，治疗后感觉好一些；三个月后又痛，治疗方案是针灸，治疗后又感觉好些；直到再次觉得腰痛得不行，医生建议做一个 CT 专项检查，这才发现是肺癌晚期全身转移。在遭受了几个月的治疗痛苦后，他怀着对才三岁的孙子的无限痛爱恋恋不舍地离开人间。我去探望大哥时他的邻床病友是个运动达人，发现癌症的结果居然是因为肩膀痛，最初误以为是玩双杠过了头，根本没当回事，和我哥哥一样，一再误诊后才被 CT 查出是肺癌晚期。

因为潜伏期超长，大多数癌症其实在早期并没有典型的症状，即使有也经常表现为低热，经常疲劳，消化不良，食欲下降，持续体重减轻以及发现肿块，很容易被忽视。如果你没有癌症专项的体检和活检的支持，仅靠普通体检或者上述的轻微症状就让医生去确诊，当然就会一而再、再而三的耽误"早发现，早治疗"的机会。

我曾带着哥哥和他病友的案例请教库珀博士。他告诉我说，有的癌症早期甚至没有任何症状，肺癌就是典型的一种：胸腔给了肺内肿瘤足够的生长空间，早期患者不容易感到异常，吃饭呼吸和正常人一样，直到肿瘤长大压迫到胸腔，侵犯胸膜，才会有胸疼症状，或是转移后因为临床症状（如我哥哥的腰痛和他的病友的肩痛）再去医院，这时往往为时已晚。

而且癌症的早期检查是卤水点豆腐，一物降一物，一定是因人而异、因癌症而异的。比如美国的库珀有氧中心享誉全球的体检就包括多个高发癌症的专项检查。
①肺癌——低剂量螺旋 CT；
②结直肠癌——结肠镜；

③胃癌——胃镜；

④食管癌——食管镜或胃镜；

⑤乳腺癌——乳腺钼靶；

⑥宫颈癌——HPV 检测+TCT；

⑦前列腺癌——PSA 检查。

其实据我所知，这样的检查国内都有。依我的观察没有得到有效实施的原因有以下三个。

一是企业给员工买的体检中不包含，员工自己也不愿意掏钱；

二是体检机构的商业化广告吹得天花乱坠，使得消费者无所适从，过度体检还导致消费者因噎废食，物极必反，谁也不信，啥也不做！

三是体检和家庭医生严重脱节。中国本来就没有可靠的家庭医生体系，所以有病就跑大医院求名医，至于家族病史、个人身体健康史等重要信息和体检严重脱节。其实体检的方案是特别需要个性化定制的。（我在美国库珀有氧中心的体检的第一年就加入了多项癌症的检查，因为库珀博士得知我的父亲因为胰腺癌去世。我虽然没有查出癌症，但我的一位同事也同样因为家族史的原因，在特别被医生要求增加的专项癌症检查中查出了早期癌症，及时治疗后得以躲过一劫！）

库珀博士说，一个好的医生最感兴趣的不仅仅是你的现状，更是你的健康史（身体的变化）和家族史。中国不乏好医生，可是大家都去大医院看名医，我们的名医在每个病人身上只能花上几分钟，哪有时间和你"细聊"！再厉害的医生也很难发现没有症状的"癌症蚁穴"。

如果说每年一度的体检是我们"寻蚁穴、护健康长堤"的最大投资，那么对于潜伏期长，早期没有症状或很少症状的各种癌症"蚁穴"的排查则应该是重中之重。因为这个让人类谈虎色变和家破人亡的"杀手"其实是最容易和最应该被预防的！我们应该承担起"护堤人"的职责。

第四章

食物是良药，吃出平衡和健康

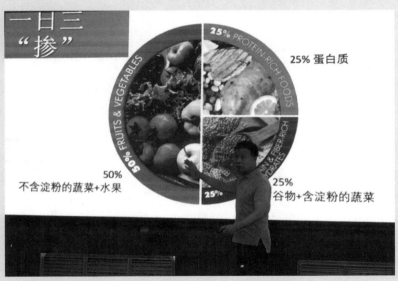

2018年4月，笔者为学员讲授健康饮食

一、 加工食品摧毁人类免疫系统

食物是人类生存必不可少的需求。

第一次世界大战期间有一艘闻名全球，让对手闻风丧胆的"海盗巨无霸"——德国军用辅助舰威廉皇太子号（Kronprinz Wilhelm），它以超大的排水量和速度在战争中让对手闻风丧胆。被它俘虏的船只不计其数，它的方法很简单——追上对方，截住对方。如果是有钱有物，那就统统收缴；如果是敌方，还要带走俘虏，然后沉船海底！那些既没钱没物、也不是德国敌人的船只则可以躲过一劫！

其实在被征用加入战争以前，威廉皇太子号是当时创穿越大西洋速度纪录的民用邮轮。它虽然只有因为触冰山沉没的泰坦尼克号（英国 1912 年沉没的巨型邮轮）的一半大，但是在与冰山正面相撞后奇迹般地生存了下来，并因此声名大噪。以至于后来的学者们提出一个假设：假如泰坦尼亚号也是正面冲撞冰山，结局会不会不同？

正当这个德国的"海盗巨无霸"在海上横冲直撞的时候，船上的船员们被一种神秘的病击倒了。水手和机房里的工作人员一批一批地倒下，八个月后竟然有 500 名船员丧失了工作能力！110 个干脆躺在病床上。他们的普遍症状是心脏变大，贫血，上气不接下气，肢体麻痹，便秘，胸膜炎，关节疼痛，风湿病加肺炎。几乎包括了人间所有的病状。更有意思的是，这时候患者们出现共同的症状：伤口和骨折难以愈合，而且都患有脚气病。

这时候的"海盗巨无霸"面临着缺煤、缺水、缺人的问题，已经是"焦头烂额"。找到附近的中立海港是免被英军俘虏或击沉的唯一选择。这个选择最终是投向美国，这也从此改变了威廉皇太子号的姓名、国籍和命运。

但这怎么可能和营养有关呢？这些趾高气扬的海盗们吃的是腊肉、奶酪、火腿、白面包、浓缩饼干、蛋糕，甚至还有德国人的最爱——啤酒和香槟！蔬菜和水果罐头也是应有尽有！他们也不缺淡水！即使是在 100 多年后的今天这些食谱也让我们垂涎欲滴，对不对？从现代营养学的角度看，碳水化合物、脂肪、蛋白质等主要营养素一样不缺，现代人津津乐道的卡路里摄入量更是富富有余。

可是令人奇怪的是，船长和少数几个可以享受从其他船上抢来的少量新鲜水果、蔬菜和食物权利的高级船员并没有出现上面的症状（无意中的循证医学实验的对比组）！这个无意的实验对比让船上的医生意识到是出现了严重的营养不良症导致的免疫系统失衡。

虽然船上的食物供应丰富，但是不要忘记营养素分为七大类——蛋白质、脂类、碳水化合物、矿物质、维生素、水和膳食纤维。船员们严重缺乏的是在加工食物时严重流失的维生素。维生素虽然微不足道，但它的作用非常重要。

把几百名船员击倒的病是维生素缺乏症（Avitaminosis），它直接导致了免疫系统的失衡——虽然它不如心脏病和癌症吓人，但是它对健康带来的危害是巨大的。不仅如此，维生素还帮助我们的心血管功能、脑功能、神经功能和免疫系统工作得更有效！但是，因为缺乏维生素与饮食习惯有关，维生素缺乏症常常慢发，不易觉察且难以改善。威廉皇太子号用 8 个月的时间和 500 多名船员设计了一个在 100 多年后都很难复制的完美营养学对比实验。而这个实验结果证明了：加工食品摧毁人类免疫系统，新鲜食物是人类生存必不可少的需求。

似乎是为了给这个实验画上一个完美的句号，有趣的是当船在美国的弗吉尼亚靠港后，新鲜食物尤其是生的水果和蔬菜的供应得到了恢复，仅仅过了十天，船员们的病情不但得到了控制，47 名水手还奇迹般地恢复了工作能力！

上面说的这个常见的并且很容易被忽视的维生素缺乏症一定要引起我们的重

视，因为维生素是我们每个人的免疫系统的卫士。人体一旦缺乏维生素，免疫系统就会出现问题，缺乏维生素会让我们的肌体代谢失去平衡，免疫力下降，各种疾病、病毒就会乘虚而入。

遗憾的是，数以亿计的国人都患有严重的维生素缺乏症，尤其是靠可口可乐、麦当劳和其他加工食品度日的青少年和在职场拼搏的"80后""90后"。

需要强调的是，每种维生素"各司其职"，以维生素 B_1 缺乏为例，它是一种水溶性维生素，它的功能主要是帮助我们把食物（碳水化合物）变成产生热能的燃料（葡萄糖）。人体内除肠内细菌可帮助合成一部分外，人体自身并不能合成维生素 B_1。所以这种维生素主要来源于食物，尤其是新鲜食物，常与其他 B 族维生素同存于食物中，在豆类、谷类、坚果、动物内脏、蛋类及酵母中含量丰富。值得注意的是，人类母乳中的维生素含量较少，所以儿童也很容易患此病。咱们要特别注意，虽然谷类含有维生素 B_1，但是多存在于外胚层（糠、麸）中，现在的精粮在加工时易丢失，甚至过度洗米都可损失维生素 B_1！（我想起过去看到无数家庭主妇在一遍又一遍地使劲淘米！）本来就所剩无几的维生素 B_1 又在家庭主妇的精细淘米过程中流失了。所以维生素 B_1 缺乏症在以吃大米尤其是白米为主食的国家更为常见，至于中国人煮粥加碱的习惯也是维生素 B_1 的又一杀手！

既然每种维生素的作用不一样，严重缺乏某种维生素引起的症状也不同，出现症状可以通过检测找到原因，对症补充。

①维生素 A 缺乏症：造成眼干燥症和夜盲症；

②硫胺素（维生素 B_1）缺乏症：造成脚气病；

③烟酸（维生素 B_3）缺乏症：造成糙皮病；

④维生素 B_{12} 缺乏症：造成巨幼红细胞性贫血和脊髓亚急性联合变性；

⑤维生素 C 缺乏症：造成坏血病；

⑥维生素 D 缺乏症：造成佝偻病；

⑦维生素 K 缺乏症：造成凝血障碍。

遗憾的是，和100多年前的船员不同，我们当代人是有意或无意地放弃了选择新鲜食物的权利。出于对营养学的无知和对美食的渴求，我本人就曾长时间因为缺乏维生素导致免疫系统的严重失衡，虽然我的症状远不如那些船员严重（并没有完全断绝新鲜食物，但完全不够），但是它对我健康的损害和生活的折磨惊人的相似。直到 2007 年我接受了库珀有氧的全身心健康理念后才逐步走出这个让身体不健康的怪圈。

那么我们怎么预防和治疗维生素缺乏症呢？别紧张，解铃还须系铃人——补充维生素！虽然我们可以通过多种和单种维生素片补充维生素，但最好的办法还是通过补充新鲜食物来解决！我的第一个建议就是告别"垃圾食物"，尽量少吃工业加工后的食品，吃东西一定是顾此失彼。"垃圾食物"吃多了，新鲜食物一定少吃。太多的年轻人完全靠"垃圾食物"生活，难怪他们总是抱怨没有精力！科研已经证实，很多年轻人甚至由于长期食用"垃圾食物"丧失生育能力！

其实很多新鲜豆类和鱼类都含丰富的维生素。我常常说"食要杂，食要鲜"，其实如果做到了这两条，往往就已经用食物达到了补充维生素及修复免疫系统的目的。本章还有专篇介绍维生素补充片剂是否要服用的文章，请继续读下去，你将会收获更多！

二、 祖孙三代 900 只猫揭示了人类健康杀手——退行性疾病！

罕见的猫实验

我们知道大多数关于人类健康的实验都是先从老鼠开始的，可是 20 世纪 40 年代有一个著名的猫实验，迄今还为科学家们津津乐道。更重要的是对祖孙三代 900 多只猫所做的实验揭示了一个惊人发现：人类不断进化后——熟食的习惯竟然会让我们出现一代不如一代现象的退行性疾病（degenerative disease）！做这个著名的猫实验的是美国加州一个名叫小法兰西斯·鲍亭杰（Francis Pottenger Jr.）的医生，他后来把他的实验过程和结果写在他的名著《鲍亭杰的猫》里，产生了深远的影响。

退行性疾病？这个名字好陌生呀！其实退行性疾病是相对传染病（传染病是致病微生物引起的，如细菌、病毒、寄生虫或真菌。疾病可直接或间接地在人与人之间传播、人畜间传播的疾病，如艾滋病毒/艾滋病、结核病、疟疾和被忽视的热带病及新型冠状病毒）而言、非传染的很多种疾病的统称。它指的是一种受害组织或器官的功能或结构逐步恶化的疾病，可以是因为人体老化，也可以因生活方式的不同选择而产生，如运动或饮食习惯。

如果我们具体给出一些退行性疾病的名称大家就会恍然大悟：癌症、阿尔兹海默症、动脉粥样硬化、2 型糖尿病、炎症性肠病、多发性硬化症、慢性阻塞性肺病、前列腺炎、骨关节炎、骨质疏松症、帕金森综合征等。原来很多退行性疾病就是我们常说的慢性病！

猫实验的核心：对比吃熟食和生食对健康带来的影响

虽然鲍亭杰医生的主攻方向是肺病，如哮喘、气肿、肺炎、肺结核，但是深受以营养学与牙齿健康的理论和研究而出名的加拿大牙医韦斯顿·普赖斯（Weston Price）的影响，他的医疗干预手段主要是营养，而不是传统的吃药、打针和手术。和韦斯顿·普赖斯（Weston Price）医生一样，鲍亭杰医生也是一个研究者，他在治疗病人的同时，决定对他养的实验猫进行肾上腺次全切除术，然后喂给它们吃他为病人准备的药物—肾上腺皮质提取物来试验药物的效用。不幸的是，大多数猫在手术过程中就不幸地死去。

鲍亭杰医生开始把他的猫分成不同的五个组别来食用不同搭配的食物，有一组完全吃的是生的食物，其他的四组则吃生熟搭配的食物。

奇迹出现了：只有吃生牛奶 + 鳕鱼油 + 生肉食物配方的那组猫能够挺过手术并生存下来。

更有意思的是，进一步的跟踪研究和比较发现，只有吃全生食物的猫身体健康，而且是祖孙三代表现一致的健康：很好的骨骼解构，没有寄生物和虫虱的骚扰，很容易怀孕（传宗接代永远是一切物种最重要的生存本能）以及有温柔的态度（好心情）。

令人震撼的是，那些吃了生熟食物不同搭配的猫出现了韦斯顿·普赖斯（Weston Price）医生当年从牙医的角度在人类中观察到的因为营养不足引起的面部畸形（facial deformities）症状。更要命的是它们不单单是有了牙科的疾病，它们还出现了视力的问题，皮肤的疾病，关节炎和过敏，甚至流产！除了生理上的症状，这些猫还出现了行为上的症状，它们的态度凶恶，甚至神经兮兮并伴有暴力倾向（想想我们周边人的变化吧！）最可怕的是到了第三代，这些吃熟食的猫更容易患有过敏症，流产和死产变为常态，至于健康状况更是一代不如一代。

我的结论是，当人类的饮食结构（营养）导致面部畸形时——脸会不断变窄，牙齿因为脸庞的变窄而变得拥挤不堪。如果这样的饮食结构（营养）再持续几代人，那么灭种将是不可避免的！这意味着西方文明所盲目痴迷的精加工的、高糖的、方便的食物及低脂肪的食物，将会给人类的健康带来不可估量的负面影响！

朱院士点评："用进废退""生命在于运动"！

其实今天大多数的疾病都源于"人之初，性本动"的基因和现在"久坐，过度摄入热量"的生活习惯与环境不相匹配所致。虽然今天的人类已经不可能回到完全吃生食的时代，但是尽量地多吃生鲜的食物是保证我们健康的重要手段之一。

至于现代社会的"垃圾食物"，从进化论的角度看都是属于灭绝人种的"毒药"。在美国，越来越多的青少年出现过敏症状（中国青少年已经在重蹈覆辙），前不久，我在洛杉矶偌大的国际机场的贵宾候机厅居然要不到一小盒花生酱，一打听，是因为有些人对花生酱过敏，严重时会致死，机场怕担责任！美国的下一代当然不只是过敏和面部变形（毕竟是少数），他们的身体已经完全变形，生育能力也出现问题，神经兮兮的人也越来越多。这样的生活方式正在风靡中华大地，让我们不能不担忧！退行性疾病其实就是一种生活方式病。我们倡导的健康的十大生活习惯，每一个都可以帮助我们远离退行性疾病！即使致病的原因不直接和食物有关，健康的生活方式也有助于很多退行性疾病的康复。

三、"垃圾食品"是美国最危险的出口

美国的一位名医和节目主持人马克·海曼（Mark Hyman）曾经讲过一句意味深长的话："如果别的国家胆敢把'垃圾食物'像美国大量输出给外国那样输出到美国，那么美国一定会对那个国家宣战的！"

无独有偶，美国名厨、作家和电视节目主持人安东尼·布尔丹（Anthony Bourdain）说过一句同样震撼的话："美国最危险的出口，是我们的快餐连锁店，过去是，现在是，将来也永远是（America's most dangerous export was, is and always will be our fast-food outlets.）。

美国的一个制片人则用自己的身体做实验去证明这"最危险出口"的威力。在吃了一个月的麦当劳后（30 天平均每天 9.26 个巨无霸汉堡），32 岁的他：

- 增重 11.1 公斤；
- 身体脂肪增加 13%；
- 胆固醇升高到 230；
- 情绪不稳定；
- 性功能失调并发现脂肪肝。

遗憾的是，我们对此并没有任何反对，更没有提出抗议。过去的几十年里，我们拥抱了这个西方"垃圾食物"的文化。来自美国数以万计的"垃圾食品"连锁店正在以迅雷不及掩耳之势横扫中华大地，甚至早已成为国内高级写字楼、机场和繁华商圈的标配。

美国人喜欢讲一句话："吃什么，是什么"（You are what you eat）。乍一听会觉得说不通。可是细细一想特有道理。特别是把不健康的食物归纳为"垃圾"的时候，那就成了在吃"垃圾食物"的你也是"垃圾"。这句话有着惊人的警示作用。更可悲的是，有太多的人不但自己吃"垃圾食物"，而且让自己正在长身体的孩子吃"垃圾食物"。那么，总吃"垃圾"的我们的下一代也就只能变成"垃圾"啰。

麦当劳的汽车快餐厅叫"得来速"，我说这个名字取得好：心脏病得来速、糖尿病得来速、高血压得来速、肥胖症得来速、脂肪肝得来速……

再过几代，我们就会像前面提到的那个著名的猫实验一样，健康状况一代不如一代，生理和行为的症状层出不穷。

其实很多迹象已经出现在中国的一、二线城市！因为我们在这些城市里已经有了足足两代人的"实验"。当我们的80后父母正在心安理得地让他们的下一代养成所谓的"西方饮食文化"时，"垃圾食物"的巨头们早已开始了他们对"下沉市场"的渗透战略！它们的目标是俘虏中国青少年———一个都不能少！

四、中餐"三大怪"

2017 年 6 月，我读到了卫健委关于全民健康生活方式"三减三健"专项行动即将开展的消息，不禁为之叫好！所谓"三减"，即减盐、减油、减糖，"三健"包括健康口腔、健康体重、健康骨骼。哈佛大学医学院的营养学家康景轩教授曾一针见血地指出："是不是我们一方面努力地改善着我们的生活，另一方面全民族在用不好的生活方式慢性自杀呢？"所以我对这样的"三减三健"专项活动非常赞同。但改变生活方式的难度真是不小。

从 2016 年开始，我就在国内介绍"健康就是领导力"的理念，"吃出免疫力，吃出健康"是"检、吃、动、心、睡"五大支柱之一。

虽然以美国的营养理念为基础的健康食谱很多，但大多以脱胎于西餐，对于如何做出健康又好吃的中国菜，这些美国理论却好像狗咬刺猬，没处下口！因为咱们的饮食原料不同，烹饪方法不同。当时我创办库珀有氧诊所时需要营养师，都说最好的国际化就是本土化，于是我出访拜师。可是拜访结果的"三大怪"却让我大失所望。

①营养学家们说得头头是道，论营养，谈健康，但是一说到烹调，他们就一头雾水，莫名其妙；

②来应聘的一流大厨们是纷纷献艺，试菜，色香味样样俱全，迷倒试菜宾客，个个赞不绝口，可是一说到营养，是丈二和尚摸不着头脑。

③再看到同胞们的胡吃海喝，这才意识到他们的营养盲区和自己十多年前一样。好友聚餐要挑选餐厅，如果有特别注重养生的朋友在，那么大家首先会定调："咱们吃点好吃的？还是吃点健康的？"这种问话让人不由得出一个结论：好吃的东

西一定是不健康的，而反过来，健康的东西也必定不会好吃。真的是这样吗？

后来幸亏有了朱院士的推荐的何耀宗博士。何博士是伊利诺伊大学香槟分校的运动健康学博士，主攻生活方式体系化干预与慢性病防治。何博士出国前主攻食品质量安全管理系统，获硕士学位，是国家注册营养师。我们的何博士是个另类的营养师，她喜欢烹调，曾经师从瑞士名厨与自然疗法专家 Mr. Ben Hugi（本·胡吉先生，此人很是了得，定居澳大利亚后，曾服务数次到访的英国女王伊丽莎白二世）。

还有一位是马大厨，虽是西厨出身，也烧得一手中国佳肴，对烹饪更是"一往情深"，用他自己的话说就是："做自己喜欢做的事就不想偷懒！"何博士加上马大厨，另外配上两个健康咨询师，我们的营养餐研发团队成立啦！

很有意思的一个现象是，库珀有氧中心的学员在报到后的第一天最大的抱怨就是因为"减盐、减油、减糖"造成的"口味太淡""油水不足"和"不够甜"。可是在仅三天的封闭式培训后，离开园区返回驻地时常常在路上给我们发来短信或打来电话，抱怨外面餐厅里的东西"没法看，没法闻，没法吃！"可见改变饮食习惯虽然不易，但还是完全可以做到的。当然，饮食是一种习惯。无论健康食物做得是如何"色、香、味"一应俱全，要想吃得健康依然需要去主动的尝试，不断坚持。

我自己则在"健康就是领导力"的十四年实践中潜心研究营养餐，吃出了健康，吃回了青春的能量！

五、"美食赛砒霜"

说到青少年的饮食坏习惯，我们马上会想到来源于美国的"垃圾食物"。可是岂不知好多我们自己所谓的"美食"对身体的伤害绝不亚于"垃圾食物"！

为什么说"美食赛砒霜"？因为砒霜你不敢吃！地沟油你不敢吃！有毒奶粉你不敢吃！可是"舌尖上的美食"你大口吃，美酒大口喝，对不对？过年了，更是要大吃大喝对不对？且慢！"美食赛砒霜"，请大家管住嘴！

但是在"管住嘴"中我还要加一个字，那就是"难"！为什么难呢？因为"管住嘴""三减"是和"吃"对抗，"食色，性也"，也就是说我们在和人性做抗争！除了"人性"，我们还要和"文化"做抗争。

那么究竟什么是"文化"？美国著名的人类学家 E. Adamson Hoebel（爱德森·荷贝尔）诠释文化的定义最为精彩：一个交织在一起的，由后天学就的行为模式和体系，它代表社会的某个群体非生理遗传的行为特征。我对文化的定义更简单：文化就是一群人的习惯。

举一个最生动的例子：20 世纪 80 年代末我带一个美国朋友去岳母家吃晚饭，他还行，基本什么都吃得来。可是到了上稀饭和臭豆腐乳的时候，这老兄尝了一口臭豆腐乳，一口就给喷了出来。这正应了英语谚语所说："一个人的美食是另一个人的毒药"（One man's meat is another man's poison）！"舌尖上的中国"就是我们中国人的文化。改文化有多难，大家都知道。

闲话少说，言归正传。还是让我和大家分享自己十四年"库珀化"中最大的挑战和最难的事情——"管住嘴"！我拿我自己"最爱"的恶习说事，读者朋友可以对号入座，举一反三。

恶习一：最爱吃荤菜。穷日子过惯了，盼过年。现在日子好了，吃得天天像过年。主食变成了副食，肉食变成了主食。

恶习二：最爱吃红烧肉。肉食以红肉为主，爱吃猪肉，还喜好肥肉，民间传说吃肉可以"补脑子"。想到最近发生在南京库珀有氧中心的一件趣事：连续的健康饮食让年轻的健康师们扛不住了，纷纷"呼吁"来点干货。我也蠢蠢欲动，于是偷偷下令吃一顿红烧肉。哪知道菜一上来，澳大利亚籍的首席运营官拂袖而去，表示抗议，气得差点辞职！

恶习三：最爱吃大油炒菜。不仅放的油多，用的油还不合适！我国饮食一大特色就是炒菜，英文叫"Stir Fried"，直译的话就是"拨动油炸"（这和炸油条没有区别）。穷日子过惯了，不爱吃蔬菜。好不容易吃点蔬菜，当然要多放点油！最近在一个朋友家吃饭，他太太用汤勺挖了满满一勺猪油放在用花生油炒过的青菜里。"现在炒菜还放猪油？"我有点不敢相信自己的眼睛！"不放猪油怎么吃？"家庭主妇反问我！晕……不过想想，自己过去也这德行。

恶习四：最爱吃油炸食品。"美食是炸出来的！"这是我的一个美国朋友告诉我的秘诀。他的父亲开了一辈子餐馆，结果50多岁时就因心血管堵塞猝死，不过我们的油炸食品也不少，如我的最爱——油条！

恶习五：最不爱吃鱼。鱼不但吃得少，烧得也不科学。我们淡水鱼吃得多，先不说这类鱼含的 Omega-3（是能帮助我们降低血脂的好脂肪）少，光是今天的水源污染就让淡水鱼的安全变得可疑！更不要说伤天害理的饲养者什么都敢喂！况且烧鱼时候更是免不了油和糖！

恶习六：重口味，最爱吃咸鸭蛋黄。我们那个年代没有冰箱也没有大棚，到冬天都是吃自己家腌制的过冬菜，所以口味重！即使是现在，还是觉得不吃咸就浑身难受。从前咱们中国人就常说"盐大力粗"。当然，榨菜的那个美味就更不是能体会的文化喽！有一次在国内某家航空公司头等舱的贵宾厅候机，碰上了久违的咸鸭蛋，一口气吃了六个咸鸭蛋黄，连呼过瘾。至于豆豉酱，更是我的最爱！

恶习七：最爱吃皮蛋和香肠。人们都说腌制的食品不如新鲜食品，有些还有致癌物质。可是文化因素在作怪，这些都是过去年夜饭的美肴，不吃不行！

恶习八：最爱吃甜。月饼、麻团都是我的最爱。美国人把爱吃甜食叫作"有一颗甜牙"（Have a sweet tooth），我可谓是"满嘴甜牙"！有谁不爱吃甜呢？吃甜是人的本性，朱院士说过，那是生存的本能。记得我刚到美国，在餐馆打工的时候，最大的享受就是在一碗白米饭上放上一勺猪油，再加一勺白糖。那个味才叫香！差点把台湾来的餐馆老板看晕过去！至于元宵酒酿，你就算说吃了会立马"牺牲"，我肯定还是选择"英勇就义"！爱它没商量！（太太为绿豆糕打抱不平了："你不是说过甜点中你最爱的是绿豆糕嘛！"）糯米藕是我母亲的拿手好菜，现在又被太太青出于蓝而胜于蓝。哎呀，说到甜点，不敢说哪种最爱，因为我都爱！

恶习九：最爱大米和馒头。我在南京长大，父亲是山西人，母亲是山东人，所以米饭和馒头我都爱！太太告诉我一件趣事，她刚到美国上学的时候，有一次美国老师问国际班学英语的学生最爱的食物是什么。"Rice"（米饭）！同学们异口同声，把那位老师弄晕了！这些其实也是甜食，虽然吃起来不甜，可是它们转糖快，还没有我们最需要的纤维素。

饱享"美食"，却易吃出一身代谢病！我不抽烟，也不酗酒，一辈子受我父亲的影响，一直都"迈开腿"，但就是饿怕了，穷惯了。后来找到工作被派回中国做首席代表，吃住都在酒店，我就开始了"天天过年"的生活。后来在加拿大生活工作两年，那里为华人准备的食物应有尽有，我是"五毒俱全"：油多，糖多，盐多，肉多，饭多，很快我就吃出了一身肉。裤子换了一整批！腰围从 30 英寸猛涨到 34 英寸，都说皮带越长，寿命越短，看着自己在折寿，心里开始发慌！

一直到 2007 年，我开始在库珀有氧中心做健康管理。好家伙，一身肉一身病，都和代谢有关系：超重、2 型糖尿病、高血压、高血脂，还好都不严重，我这才开始了"管住嘴"的历程。十四年"管住嘴",总结起来就是一个字"难"。

不是扫大家的兴,美食其实无罪,是吃法有问题。营养是配出来的,健康是吃出来的。下面的篇幅里我们会介绍吃什么及怎么吃。

六、究竟吃什么和究竟怎么吃

虽然我最初接触健康领域是从有氧运动开始，但是十几年的实践让我深信健康饮食远比运动更为重要。朱为模院士对我的观点不但认同，而且大加赞赏。

雷蒙德·弗朗西斯（Raymond Francis）在他的畅销书《从此不再生病》（*Never Be Sick Again*，国内译为《选择健康》）里明确地指出世界上只有一种疾病，那就是我们身体内的细胞功能失常的病。而我们选择的食物会直接影响我们的细胞。当我们吃的是"垃圾食物"，细胞也只有靠"垃圾营养"来维护细胞功能，若细胞功能无法正常运行，则导致健康状况失去平衡，免疫能力衰退，体内炎症长期不断，就像好车加了地沟油，抛锚只是早晚的事。

究竟吃什么

健康饮食其实很简单，但是因为没有被说清楚，所以特别混乱。健康是吃出来的，健康来自健康食品。

曾有人问我："'垃圾食物'里难道没有营养吗?"我的回答是"垃圾桶里偶然也能捡到真的美钞，可那不是寻钱的地方!"食要杂，因为营养是配出来的。忘掉你见过的所有让你一头雾水的食物金字塔!记住下面这个"2-1-1"健康盘子，一日三餐，轻松搞定。

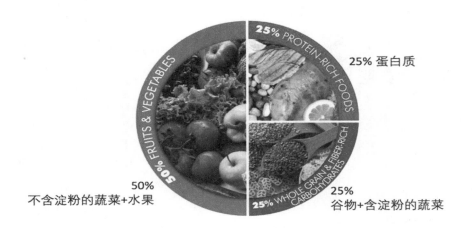

25% PROTEIN-RICH FOODS

25% 蛋白质

50% FRUITS & VEGETABLES

25% WHOLE GRAIN & FIBER-RICH CARBOHYDRATES

50%
不含淀粉的蔬菜+水果

25%
谷物+含淀粉的蔬菜

"2"指两份蔬菜和水果，虽然都有热量，但食物和食物不一样，多吃蔬菜、水果，它们营养丰富，堆数大（占地方，容易饱），热量少。

"1"指一份蛋白质，吃的肉量别超过盘子的1/4，没有腿的（鱼）比两条腿的（家禽）好，两条腿的（家禽）比四条腿的（家畜）强。

"1"指一份粮食，注意黑色的比白色的好，粗粮比精细粮好。

究竟怎么吃

①饭前饭中喝点汤、喝点水会帮助减少饥饿感；

②过去说的三餐之间不吃零食的习惯也是错的，三餐之间吃点健康小点，如水果、果仁和酸奶，不但可以保持身体对热量的均衡需求，而且可以防止下一餐因为饥饿感太强而多吃；

③过去说的细嚼慢咽的好习惯是千真万确的，吃饭至少要20分钟，这个时候我们身体中的一种激素（饱腹感）就会告诉我们："嗯，咱吃得差不多了，该停了！"如果吃得太快，那你的感觉是"我还没吃饱，我还要吃！"千万不能凭着感觉不停吃！饥饿感有时是错觉。

④过去说的"须知盘中餐，粒粒皆辛苦"的古训依然成立。不过记住：须知盘中餐，粒粒卡路里，所以往盘子里夹食物的时候要"手下留情"，尤其是去吃自助餐时，"不吃白不吃"的心理吃坏了太多人的健康。

诸位不妨试一试，坚持一周就能觉得自己不再那么疲劳，活力开始得到恢复。坚持数月你就会像我一样，不再走不健康的老路了。

七、营养素和没营养的营养素

如果你随便在哪个群体会议上出一道考题：营养素有几大类？它们分别是什么？我敢保证，全部答对的一个都没有（本人给无数的培训班出过这道题，迄今无一例外）。其实这不奇怪，你考考医生看，他们的答案也好不到哪里去，除非他们来自营养科。《别让不懂营养学的医生害了你！》的作者雷·D.斯全德在他的畅销书里说："你有没有意识到只有不到6%的医生接受过正规的营养学培训？（只是一门选修科）"美国如此，中国亦如此。而现在很多健康问题都与营养有关，可见其重要性，那到底什么是营养素呢？

营养素（nutrient）指的是食物中可给人体提供能量的成分，指构成机体和组织修复及具有生理调节功能的其他化学成分，所以，凡是能维持人体健康及提供生长、发育和劳动所需要的各种物质都称为营养素。人体所必需的营养素有七种：蛋白质、脂肪、碳水化合物（糖类）、维生素、矿物质（无机盐）、水和纤维素（膳食纤维）。根据我自己学习和实践的体会，这里要特别说一说纤维素。纤维素虽然和脂肪、碳水化合物还有蛋白质一样都是营养素的一种，但它是完全没有营养的营养素，但也是绝对不能没有的！一想到营养，我们就会想到脂肪、蛋白质、糖和维生素这些维持人们生命和健康不可缺少的营养物质。但营养素怎么会没有营养呢？

很多老百姓误以为营养素就是提供能量的食物，总是和我们常吃的食物联系起来，所以营养素和食物这两个词常被当作同义词来使用，"多加点营养"的意思常常是"多吃点营养丰富的食物"。不过并不是所有的营养素都能供应能量，比如纤维素，虽然也是一种碳水化合物，但是它并不能被人体吸收，所以也不能给人体提供能量。大家还需要记住，我们印象中营养丰富的食物如肉、蛋中完全没有纤维素！

不过，这么多年我们都被告知要吃有营养的东西，为什么纤维素这种没有营养的营养素居然是人体所必需的呢？

首先，它是肠道"清道夫"和"抗癌功勋"。纤维素虽然不能被消化也不能提供能量，但是它能润滑肠道、改善排便，对排毒也起着重要的作用，而这可以大大减少我们患肠道癌症的风险。我想起过去一个朋友长期患有便秘，他曾很有感慨地说过"便通赛神仙！"，饱尝便秘之苦多年，之后死于直肠癌。我常常想，我若是能早早地知道这个道理或许能救他一命。

纤维素分可溶性和非可溶性两种，前者帮助保留水分在体内（所以排便好一定要多喝水），而后者则增加了粪便的数量，这两者都是帮助排便、排毒和抗癌的。所以纤维素简直就是肠道"清道夫"和"抗癌功勋"！仅仅这一个好处就足以让我们坚持注意多摄取纤维素啦！

其次，管住饥饿感，对减肥有奇效。纤维素的好处和功劳远不只是利便、排毒和抗癌。我们都知道肥胖症不仅本身是一种慢性病，它还是许多慢性病的症状和原因。市面上的减肥药和减肥机构五花八门，可是很多人都不知道，纤维素不但可以有效帮助减肥，而且有可持续的效果！为什么大多数减肥都失败呢？因为我们感到"饿"对不对？很多减肥都围绕在少吃上，可是越少吃就越饿，不少吃了就会立马反弹。这也是为什么高达95%的减肥计划最终以失败告终！纤维并不提供热能，所以富含纤维素的食品就算吃得多，但热量少，所以不长胖。就这么简单！几年前一个朋友花了几千元参加了一个减肥班，刚开始她告诉我有奇效，细究下来，教练让学员每天三顿吃黄瓜，每顿只吃三小节。我当时就笑她，这样的减肥还要收费吗？我们都知道吃不饱会瘦下来的！可是减完了该怎么保持？果然，我那个朋友没几个月后体重不但反弹，还又长上去十几斤！敢情是饿怕啦！

现在这类减肥故事太多，事实是绝大多数的减肥都败在了"饿"字上。是啊，孟子说"食色，性也"。如果我们选择与人性抗争，那难度该有多大啊。所以借用纤维素管住饥饿感实在是个好办法。

再次是可以改善胆固醇，护心又护脑。2007年根据我的体检报告，库珀博士在为我改善胆固醇时给出的方案就包括补充营养素。当时我的"好胆固醇"（高密度脂蛋白或HDL）越来越好，但是我的"坏胆固醇"（低密度脂蛋白或LDL）改善不多。

不要小看这个"坏胆固醇"，冠心病、糖尿病、脑卒中，还有高血压是受"坏胆固醇"升高威胁最大的四种慢性病，而且它们还存在着互相促进发展的关系。比如高血压可以加速动脉粥样硬化，而动脉粥样硬化也可以升高本来就高的血压。研究证明，"坏胆固醇"水平是预测未来心脑血管健康的最佳预测指标。增加运动量，也降低"坏胆固醇"，再配上纤维素则效果更明显，我服用的是用洋车前草皮制成的纤维素，它已经被证明有显著的降低"坏胆固醇"的作用。我的个案也证明纤维素含量高的食物有助于改善胆固醇，帮助降低血压，还帮助降低血脂。加上一年多的生活方式的干预，我的"坏胆固醇"终于降了下来。

最后是控制"糖尿病"的糖。纤维素还能帮助我们控制血糖。纤维素也是碳水化合物，所以属于糖类，但这种糖不但不会增加人体血液内的糖分，反倒会降低人体内的糖分。因为纤维素有延缓和阻止葡萄糖进入血液的功效，保持血糖的平衡。即使没有糖尿病，纤维素也可以降低患糖尿病的风险。对于已经患有糖尿病的人来说，纤维素更是起到了协调和管理过量葡萄糖的作用。我向大家推荐我服用的洋车前草皮制成的纤维素，它是可溶性纤维，不仅起到了帮助增加大便数量的作用，更是在肠道中形成了像胶质的液体，延缓了血糖进入血管的速度。它是不甜的"好糖"，是预防以及控制糖尿病的"好糖"。

我国老百姓的主食有"两白"，南有白米，北有白面。本来谷类食物中含有丰富的纤维素，可是人们生活水平改善了，食物越加工越精细，米面越做越白，失去了我们人体最需要的纤维素。要想一下子改变老百姓的饮食习惯，让大家去吃糙米、黑面也不现实，但是记住要补充纤维素。补充纤维素有两大渠道：一是多吃富含纤维素的食物（如蔬菜、水果、坚果）；二是像我一样补充一些纤维素的添补剂。不要小看这个没有营养的营养素，它是保持我们健康不可少的营养素；不要小看这个不甜的糖，它可是遏制"坏糖"的"好糖"！

八、好脂肪、坏脂肪和必需脂肪

很多读者一定像我一样，曾经被"油""脂类""脂肪酸"等名词弄得不知所措。从科普的角度来讲，尤其是对大众健康来说，我主张就用"脂肪"这个词来讨论。

先说必需脂肪：Omega-3 和 Omega-6。既然是必需的，当然就不能说它们谁好谁不好。可是和任何其他营养素一样，物极必反，我们普遍缺水，可是过量饮水同样有害健康。脂肪也是如此，"水能载舟，亦能覆舟"，在吃多少这个问题上是放之四海的真理。适合我们身体健康的 Omega-3 和 Omega-6 的搭配比例大约是 1 : 4，但是我们现代人膳食结构中的这个比例由于饮食结构习惯等的改变严重失衡，导致了众多的慢性病和炎症的发生，非常严重地影响了我们的身体健康。

造成这种失衡的原因很多，有饲养、耕种和加工的原因，有饮食结构习惯的改变等，当然最重要的是大众对营养学的不了解。其实一旦懂得必须和失衡，那么就很容易找回失去的平衡：补充 Omega-3 和减少 Omega-6，就这么简单！

记住必需脂肪不但是我们能量的主要来源之一，更是构成我们细胞和为细胞提供能量的重要源泉。但是必需脂肪在我们身体内不能自动合成，所以找回失去的脂肪平衡的关键就是"会吃"。

国家卫健委在 2017 年推广的"三减三健"全民健康生活方式里，三减之一就是减油（其他两减为减盐和减糖）。我很喜欢这个口号选用了"油"这个字，而不是"脂肪酸"这样的化学用语，很接地气。但是读到这里，大家可能会看出来这个减法没有考虑到失衡。其实我们绝大多数人都不但需要"减油",同时都还需要"加油",要加的就是Omega-3!

Omega-3来自三文鱼（油）、其他鱼虾、橄榄油、亚麻籽油和胡桃仁这类食物。而其他我们应该减少摄入的动物脂肪和植物油中则含有大量的Omega-6。补充Omega-3是找回失去的脂肪平衡最佳和最简捷的途径，所以深海鱼油一度风靡中国。现在一"减"，加上铺天盖地的"维生素"打假，广大消费者也被弄得无所适从了。我的一个企业家朋友摸着大大的"将军肚"说："哎呀，吃了几年鱼油，这'将军肚'越来越大，最近医生要我减体重，我就把它停啦！"这其实是一个绝对的错误，他是敌友不分一刀切，其实该减的是过量的Omega-6（这老兄超爱红烧肉和烧烤牛、羊肉串），至于Omega-3，我看他应该是"加油"才对。

所以在Omega-3和Omega-6之间，我们选择的不是好坏，而是"增3减6保平衡"，即增加Omega-3摄入和减少Omega-6摄入。

那么有没有"坏脂肪"呢？还真是有！它就是"反动派"——反式脂肪。"反动派"既有天然的，也有人工制造的。所幸的是天然反式脂肪（存在于牛羊肉和牛羊奶中）在我们的膳食结构中含量不高；人工制造的反式脂肪又分两类，包括有意生产（"故意杀人犯"）出来的以及无意中生产出来的（"过失杀人犯"）。

"故意杀人犯"的反式脂肪开始于1910年，利欲熏心的食品工业厂家利用氢化技术控制产品的软硬度，让液体的大豆油可以变成猪油或黄油的硬度，甚至是石头的硬度。这些产品还可以与其他配料调配在一起，做成口味迷人的食品原料，如焙烤业离不开的起酥油和在各种冲调粉末产品中大行其道的奶精等，说它们利欲熏心是因为这样的产品利于保存和运输，可以让食物的味道更好。

反式脂肪是在油脂的加工或烹调过程中产生的。只要是液态的油脂，都富含各种"不饱和脂肪酸"。用180℃以上的温度长时间加热，如油炸、油煎等过程当中都会产生反式脂肪。加热的时间越长，产生的反式脂肪就越多。遗憾的是，"舌尖上的中国"的烹调方法会产生太多的"过失杀人犯"。

另外，我们中国人烹调最常用的方式就是炒。过去吃不饱的年代，食油凭票供应，是豆油，菜籽油还是花生油，咱们消费者说了不算。至于好坏，在那个商品奇缺的年代更是没有人去研究的。现在走进超市可就如同刘姥姥进了大观园，包装琳琅满目，价格高低不齐，标签含糊其词。但是读完了这篇文章，选择食用油就变得很简单啦，记住：

①最贵的不一定是我们需要的；

②最香的不一定是最健康的；

③包装最漂亮的不一定是最好的。

我们需要加的是含有丰富 Omega-3 的食用油。请不要购买花生油和棉籽油，因为它们的 Omega-3 含量微乎其微，所以连"参赛资格"都没有。食用油中所含 Omega-3 和 Omega-6 比例结果如下表所示。

排名	油类	比例
1	菜籽油	1：2
2	大豆油	1：8
3	玉米油	1：57
4	葵花子油	1：71

到此为止，你对脂肪的了解就足够用了。快拿起你的手机，给亲朋好友"扫盲"吧！

九、Omega-3 脂肪酸的一大好处和六个"副作用"

"我该不该补 Omega-3？这几年，我经常遇到这样的问题。答案是肯定的。

Omega-3 脂肪酸的一大好处是可以防治心血管疾病。哈佛大学医学院的教授康景轩把它称为"降脂之宝"。可是 Omega-3 是脂肪，难道吃油还可以降油吗？答案也是肯定的。

关键是油有好坏之分。而 Omega-3 脂肪酸恰恰就是这种好油，大量研究表明，Omega-3 补剂可降低甘油三酯水平，而甘油三酯过高易患心脏病。众所周知，心血管疾病是当今世界的"头号杀手"。最糟糕的是，很多心脏病是以突然死亡这种令人猝不及防的形式被发现的！而 Omega-3 脂肪酸对心血管可以产生很好的保护作用，这是一大好处。Omega-3 是一种普遍缺乏的营养成分，库珀博士多年来一直提倡通过营养补充剂和食物（三文鱼和其他富含油脂的冷水鱼）来获取充足的 Omega-3 脂肪酸。我也是在库珀有氧中心才开始补充这种好油的。

不过 Omega-3 除了有降血脂的"护心"作用以外，经常补充 Omega-3 还有大家鲜知的"缓、减、保、防、抗、增"六个积极的"副作用"。

①缓解类风湿性关节炎。研究表明，Omega-3 补剂可显著缓解关节僵硬和疼痛。Omega-3 补剂也可以促进药物的抗炎效应，减少药物用量；

②减轻抑郁症。一些研究者发现，食用大量富含 Omega-3 脂肪酸的海鲜（三文鱼、沙丁鱼和凤尾鱼等鱼类），可减轻患者的抑郁程度；

③保护女性产前和产后的健康。女性在怀孕期间摄入足够的 Omega-3 脂肪酸对孩子有很多好处，如会拥有更高的智力，更好的沟通和社交技能，更好的行为问

题，降低发育迟缓的风险，减少多动症、自闭症和脑瘫的风险；

④防治哮喘。研究证明，含有高 Omega-3 脂肪酸的膳食可以降低炎症，而炎症正是构成哮喘的要素；

⑤抗衰老、降低痴呆风险。DHA 是人类大脑中含量最高的一种 Omega-3 脂肪酸。有研究表明，如果人体含有高水平的 DHA，可以降低患痴呆的风险。此外，长期服用鱼类或 Omega-3 营养补剂，可有效延缓因衰老导致的脑功能退化；

⑥增进眼健康。研究表明，摄入足够的 Omega-3 可以降低黄斑变性的风险，黄斑变性是永久性眼睛损伤和失明的主要原因之一。

综上所述，为了您的身体健康，为了永葆青春，延缓衰老，请天天服用 Omega-3 脂肪酸。

十、对话库珀博士：三文鱼头和 Omega-3

2016 年的体检后，库珀博士很惊讶地对我说："为众，你今年的 Omega-3 指数大幅度提高，可是你补充的鱼油量并没有增加啊？"库珀博士抬起头，冷不防地问我。这位"治未病"的西医大师最厉害的就是在体检报告中捕捉细微变化，开出健康处方。我知道这两年我的 Omega-3 指数一直徘徊在 8% 左右，所以这个结果我也没有想到，一时语塞。

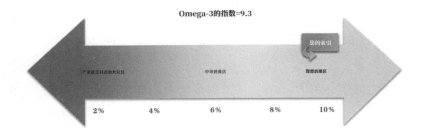

Omega-3的指数=9.3

您的索引

严重缺乏状态的大红区   中等的黄区   理想的绿区

2%   4%   6%   8%   10%

大家可以看一看上面这张表，我的 Omega-3 的指数在 2016 年 9 月 20 日体检报告中显示的是 9.3%，相对 2015 年的 8.1%，不但有量的变化，更是质的变化——从中等的黄区（intermediate）跨入了理想的绿区（desirable）。要知道 2007 年我刚认识库珀博士的时候这个指数是 3.4%，而 4% 以下属于严重匮乏状态的大红区（undesirable）。

中国虽然掀起过一阵吃鱼油（含丰富的 Omega-3）的热潮，但是知道 Omega-3 指数的人少之又少。

"库珀博士，好长时间了，您能不能帮我复习一下 Omega-3 是什么？"库珀博士告诉我，大量的科学研究已经证明，Omega-3 的缺乏是很多慢性病的根源，包括心脑血管病、老年痴呆症、抑郁症、癌症和糖尿病等。"缺乏 Omega-3 本身也是美国可预防死亡中排行第 8 的重大死因，而它又恰恰是人们膳食中最缺乏的营养成分，美国人的平均指数是 3%~5%！日本居然是 8%~10%！这或许解释了为什么压力巨大，人口密度高的日本却是世界上最长寿的国家，在那里因心血管病猝死的病例也极低！"库珀博士告诫说。

（笔者提醒中国同胞，因为地域和文化，人们尤其缺乏 Omega-3。）

"但是，一直困惑人们的是究竟多少是适当的摄入量。这时 Omega-3 指数应运而生，它是一种新的生物健康指数，它可以帮助我们了解自己 Omega-3 的状况，补充适量的 Omega-3，可以预防慢性病，大大促进健康！"库珀博士意犹未尽地补充说。

"听起来这 Omega-3 还真是被科学证明的仙丹妙药和救心丸呢，而这个指数成了使用指南！"我不禁感叹起来。"是啊，现在都说循证医学，迄今为止科学家研究最广泛，证据最充分的营养素当属 Omega-3。这是循证营养学的一个典范！"库珀博士赞同地说。

"可是我记得每次入住库珀酒店，房间里每天配放在床头上的不是其他酒店常见的巧克力，而是两粒深海鱼油胶囊和一粒复合维生素。在没有知道客人的指数以前，为什么要让他们补充 Omega-3 和复合维生素呢？"我问。

"这个问题问得好。这是因为我们知道绝大多数人都缺 Omega-3，并且平常的食物中往往不能提供我们需要的全部维生素，而且 Omega-3 和复合维生素因为过量引起的健康风险相对是比较小的（除非特别大剂量），所以我们主张大家都少量地补充一些。这也是循证营养学给我们的理论依据吧！等体检报告出来了，当然要对症下药。"库珀博士补充说。

"你还没有告诉我你的生活方式发生了哪些变化呢？"库珀博士问。

"啊，我想起来了。要说从旧金山搬到洛杉矶这一年里唯一的变化，那就是在洛杉矶找不到我和太太在旧金山一直喜欢吃的新鲜石斑鱼，不得不改吃我们一直不喜欢吃的三文鱼。不过我们找到的这个农贸市场有一家专门卖深海野生产品的摊位，特别新鲜，我们勉强屈就（三文鱼无法卖活的），但还是非常怀念旧金山能买到的活石斑鱼呢！"我摸摸脑袋总算找出了一个理由。

"哎呀！"库珀博士高兴地几乎跳了起来。"鱼和鱼不一样！（Not all fish are created equal！）我知道你们中国人爱买活鱼，爱吃石斑鱼，可是你看看这两种鱼的O-mega-3含量那可是天地之差呢！"（库珀博士随手在白板上画了一张表。）

鱼的名称	EPA 含量（mg）	DHA 含量（mg）	Omega-3 总含量（mg）
人工饲养的三文鱼	587	1238	1825
石斑鱼	30	181	211

"这是同3盎司（85克）重量但不同鱼肉的Omega-3含量，你看你们喜欢吃的石斑鱼和美国人爱吃的三文鱼根本就不是一个级别的鱼呢！"在我们人类急需补充的Omega-3含量上，三文鱼（左）Omega-3的含量可是石斑鱼（右）的近10倍呢！

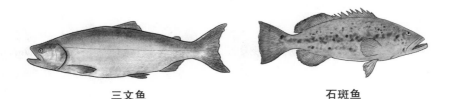

三文鱼   石斑鱼

"库珀博士，不过我和太太还是不喜欢吃三文鱼。太太不吃生鱼，我只喜欢生吃三文鱼片，可是也担心鱼肉被污染，吃了会拉肚子，也不敢常吃。三文鱼一烧熟就像豆腐渣似的，实在是难以下咽。我们的解决方案是吃美国人根本就不吃的三文鱼头（肉嫩，多胶质和软骨）。"我坦诚相告。

"吃鱼头？哎呀，难怪你和你太太都在一年里大幅度提高了Omega-3指数！要知道鱼头和鱼眼里可是含Omega-3最多的部位呢！人的大脑和眼睛也是最需要Omega-3的，这也是孕妇尤其要多补充Omega-3的原因。"他说，"别忘了，我画的这张表上列举的三文鱼是饲养的三文鱼，你吃的是深海野生三文鱼，而且是含O-mega-3最丰富的鱼头、鱼眼部分，难怪出现奇效！"库珀博士不无遗憾地说。

我告诉库珀博士，我们中国人素来就有"吃什么补什么"的说法。"这个我可不敢苟同，吃三文鱼头或许符合'吃啥补啥'的说法，但是'吃肝补肝，吃腰子补腰子'不但缺乏科学验证，还要提防这些内脏器官因为具有排毒功能而常常带毒的情况。"库珀博士在谈论科学的时候一向是心直口快，他希望表述得越明白无误越好。

"鱼头贵吗？"经历丰富，熟悉世界各地文化的库珀博士不但没有被我"吃鱼头"吓到，还饶有兴趣地追问我三文鱼头的价格。我告诉库珀博士，因为美国人不吃鱼头，所以三文鱼头常常都是在被分割后扔掉，只有卖中国食品的超市会看到有三文鱼头出售。我的中美贸易朋友们，写到这里想到一个商机！我们真的应该组织从美国进口三文鱼头改善同胞们的健康呢！

我们在这家海产品摊位"拿"的鱼头都是免费的，当然我们每次去都要买一些其他海鲜，但在去以前都会特地电话通知老板，为我们留几只鱼头！不过最近和太太去买鱼，居然发现鱼摊老板也开始明码标价卖鱼头了——10美元2只！

英语谚语说：一个人（民族）的美食是另一个人（民族）的毒药（One man's meat is another man's poison），这样的中国美食我最熟悉的是臭豆腐（乳）和鸡爪，现在又加上了三文鱼头。

"那么你拿到三文鱼头怎么烧呢？"库珀博士意犹未尽地问。

"很简单，你知道我太太是烹调高手。她的三步秘诀是先将三文鱼头洗净，再焯一下水，以达到去腥的目的，接着兑入新鲜的开水，放入葱、姜、料酒和少许盐（中国特色的烹调度量衡），再煮半小时（半个鱼头，若量大适当延长时间）。这不，鲜美的三文鱼头汤就大功告成啦（汤不多，意在吃肉）！要不下次我让她来达拉斯的时候为您做一次？"我想试探一下库珀博士的饮食文化承受底线。

"No，No，No！"老先生的头摇得像拨浪鼓似的，他还真的摇掉了眼镜！把我引得噗嗤一声笑出声来。看来当西方遇到东方，吃的文化隔阂还是很大呀！不过恰巧是这个文化隔阂让我和太太在短短一年里轻松便宜进补最重要的营养素——Omega-3！正是：

三文鱼头营养好，鱼油丰富补眼脑。
老美不吃我独享，防止慢病抗衰老。

库珀博士听完我的打油诗翻译，开怀大笑，寄语中国朋友：

While the salmon head is an excellent choice，it is not always easy to buy when you want to. But no worries，my Chinese friends，Deep Sea Fish Oil Omega-3 will be just as good for your health.

遵库珀博士嘱，也翻译成打油诗如下：

三文鱼头固然好，有钱未必能买到。
中国朋友莫着急，深海鱼油是高招。

十一、 你的骨头在"亮红灯"！

我们往往误认为牛奶是孩子们长身体所需要的营养，而自己却不喝、少喝。这完全是错误的。科研表明，奶制品是补钙的很好选择，不但小孩子要补充，其他年龄组的人在不过敏的前提下，都要长期摄入含钙丰富的食物！

而中国 2019 年人均消费生鲜乳只有大约 35.8 公斤！与其他国家的人均耗奶量相比，这个数字足以引起我们的重视。

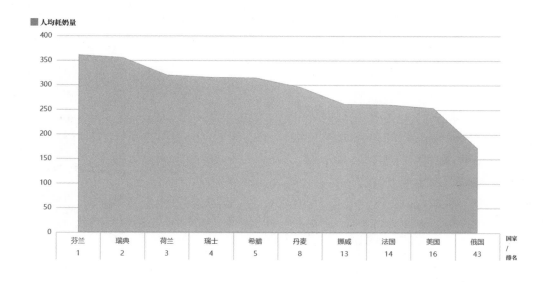

缺奶就缺钙，那么缺钙有什么害处呢？比如小孩子缺钙会影响发育，就像盖房子的地基没有打好，以后要补都难！而孕妇和哺乳期的妇女缺钙不但会影响自己的健康和产后康复，更会让自己的孩子先天就健康不足，毛病多多。不仅如此，钙对于我们的"健康长城"——免疫系统有着极为重要的作用，**它让免疫体系处于一个非常协调高效的状态，随时对入侵的病毒进行拦截但避免误伤"自己人"。**

更容易被忽视的是中青年人的缺钙问题，中青年阶段本应该是人体骨头含钙量最高的时候，但事实上，大部分中青年人都缺钙！缺钙给身体带来的伤害数不胜数，这也是抗衰老容易被忽略的一大问题。随着岁月流逝，我们从中青年时期开始，就将失去越来越多的钙，而且失钙的速度随年龄的增加不断加快，导致骨密度降低。如果等到老年时再补钙，那个时候喝再多的奶也只能减缓失钙的速度。所以从抗衰老的角度出发，坚持喝牛奶不但重要而且十分必要。

老年人缺钙则会严重影响生活品质。中国古话说"寿则多辱"，驼背可以说是因为年龄大而带来的"辱"。严重缺钙的人很多都驼背。中国很多年轻女孩非常热衷于到韩国做整容，其中一个理由就是提升美，找到自信。其实缺钙导致的驼背才是最让人丧失美感的！当然现代人的生活条件好了，已经极少见到驼背老人了，但缺钙带来的潜在的健康威胁非常大。我们一定要注意，要多喝牛奶，补充钙质，以便有效对抗衰老！下面和大家分享几个补钙的小故事。

肋骨不如麻花硬

我在美国的一位 80 多岁的亲戚，学会了一套用双手拍胸部的健身法。拍了几天以后，老太太突然觉得胸部剧疼不止，家人赶忙将她送去急诊室看医生，医生一检查发现她老人家的胸骨居然断了好几根！医生以为发生了家暴，细问究竟，才知道原是老太太自己拍的。她的肋骨为什么如此脆弱呢？原来，老太太有一个坚持了一辈子的饮食习惯——滴奶不沾，所以严重缺钙，自己拍胸部的初衷是为了强健身体，结果却把自己骨头拍断了！

当老太太听说她的病因是自己拍胸健身而拍断了肋骨时，她说："哎呀！我的骨头怎么还不如天津十八街的麻花结实呀？"众人大惑不解。原来就在老太太拍断自己肋骨的前一周，有朋友捎来一根天津十八街的大麻花，老人家怎么掰，怎么拍，就是不能弄碎它。最后老太太想出了一个聪明的办法，把它装进一只塑料袋里拿榔头砸，才得以解馋！那麻花当然比老太太的肋骨结实得多呢。老太太的肋骨那么容易折断就是缺钙的典型症状，也是人们常说的骨质疏松症。

一头奶羊强壮了一个家庭

我的父亲生前是南京农业大学的畜牧兽医系教授，还兼任过南京著名的卫岗牛奶厂厂长。父亲深知奶制品对我们兄弟四人健康成长的重要性，即便是在最困难的时期，他也坚持让我们每人每天至少能喝半瓶牛奶。后来他干脆自己在家里养了一头奶羊，以保证孩子们能够喝上奶。我们弟兄四个因为个个身体健壮，小名"大胖""二胖""三胖"和"四胖"，被大家叫了几十年。甚至我和大哥后来"上山下乡"插队当知青时，我父亲还从南京骑自行车送来了一头强壮的大奶羊，供我们喝奶。成年以后，我们家哥四个中我的个子算是最矮的，身高一米七五。最高的是朱院士，一米八五！几十年后回头看，在那个吃饭凭粮票，吃肉凭肉票的年代，我们弟兄四个的健康成长全靠家里的奶羊。不是吹牛，现在你给我牵来一头奶羊，我还能熟练地挤羊奶呢！（前几年我露过一手，把陪我参观工厂的老外们看得目瞪口呆，边鼓掌边吹起口哨。）

一袋奶强壮了一个民族

日本政府在二战以后，在满目疮痍的情况下，为保证钙质补充，学校坚持每天为日本小学生提供一袋牛奶，对日本国民的身体健康起到了至关重要的作用。我们都知道日本人的平均身高已经超过了中国人，因此咱已经没有资格再叫人家"小日本"啦。我记得在一次国内举办的论坛上，当我发表"喝牛奶强国民体质"的观点而谈到日本的例子时，一位现场听众直言不讳地反驳我说："日本还是'小日本'！我们中国的 GDP 已经超过他们了，是仅次于美国的世界第二大经济体！"我们比他们大！是啊，我们的经济体是比日本大。可是一个不健康的民族能够保持自己的可持续增长吗？我当时感慨万分。

上面四兄弟的健康和日本民族的强壮绝非偶然。经常饮用牛奶还有诸多好处：防治中风、高血压、心脏病，阻止人体吸收有毒物质，如铅、镉，提高大脑的工作效率，美容，提高睡眠质量；脱脂奶和酸奶能增强人体免疫力等。从这些作用来说，奶牛（包括奶羊）虽吃下去的是草，但挤出来的是"人类的健康"。

其实用喝牛奶作为国策的远不止日本，在泰国，国王和王室成员带头喝牛奶。

甚至连美国也不遗余力地宣传喝牛奶的好处。中国人普遍喜欢服用钙片或液体钙来解决缺钙问题，我却不主张通过大剂量的补钙来改善缺钙症状。防是关键，而食品是最好的营养来源，牛奶是食品中的"钙王"，也是最容易每天进食的高钙食品。豆制品中如豆腐和豆浆含钙也很高，遗憾的是不是所有的人都喜欢吃豆制品。当然，大部分人缺钙，并不表示每个人都缺钙，所以盲目补钙（尤其是通过服用钙片或液体钙）同样有害身体，摄入过量甚至会危及生命，如钙沉积会引起猝死。

所以体检永远是健康的第一步，体检可以准确无误地告诉你是否缺钙，缺的是否严重。

十二、多种维生素，我们吃还是不吃？

在美国 20 岁以上的成年人中，大约有 50% 的人每天服用一种或多种维生素。最显著的变化是补钙，60 岁以上的妇女中，有 2/3（66.6%）的人服用钙片或其他补钙品，而这个数字在 20 世纪 90 年代仅为 28%。可以毫不夸张地说，补充维生素已经成为一种现代健康生活的时尚。然而是否需要补维生素的质疑和辩论从来就没有停止过，但因为人们追求健康，对减少疾病有强烈的渴望，多种维生素工业始终在辩论声中茁壮成长，日益壮大。据不完全统计，仅在美国就有 1300 多家从事多种维生素的企业，从业者近三万人，年销售额达 180 亿美元。更重要的是随着美国社会的老龄化，这一行业正在以 7%～10% 的增速可持续增长，增速大大超过了GDP，是个名副其实的朝阳工业。辩论的阵营也发生了分裂，医学界各抒己见，媒体、消费者和监管部门也参与了这场大辩论。

国外五花八门的健康时尚和朝阳工业迅速蔓延到经济富裕起来、生活讲究起来和老龄化的中国，维生素的功效靠口碑传播得极快，甚至出现了拿高级维生素作礼品相赠亲友、孝敬父母的中国式特色消费。

有一次我在美国陪两位中国来的老总开会到晚上 8 点多，会议结束后，两位早已饥肠辘辘的老兄却谢绝了晚餐邀请，要我驾车送他们去几十英里外的店里买多种维生素片，说是要带回国内送亲友和同事。两个小时以后，当我们把塞得满当当的两大旅行箱的维生素放进我的车的后备厢时，我终于耐不住了，问："两位老兄，这维生素怎么能当礼品送人呢？你怎么知道对方是缺维生素 C 还是缺维生素 E，或者是维生素 D 呢？"两位仁兄哑口无言，面面相觑了好一会儿。

"反正大家都是这么做的，送健康，这在中国是最时尚的礼品呢！"A 兄说。"我真不知道，这是太太开的采购单，我是负责完成任务的采购员。别人送我家的礼物也常有多种维生素，都是进口的。肯定是要还礼的，中国人嘛！礼尚往来，你懂的。"B 兄既为自己解嘲，又为 A 兄作补充。听到这些话，我只有无奈地笑笑，然后带他们去用晚餐。

我和库珀博士分享了这个小故事后，"我的上帝呀！"库珀博士的助手在一旁听到后忍不住大笑起来，好像自己收到一大包多种维生素的礼物一样觉得非常不可思议。"维生素怎么可以当礼物呢？"她诧异地问。

库珀博士则表现得很幽默，他说这就是我们的责任，把科学的健康理念用科普的方式传播到中国。"我向来支持摄入多种维生素，并且力主'用适合你的维生素'来达到最佳健康状态。事实上，补充多种维生素恰好是'库珀化'八个健康生活指南要点之一，但关键还是在于要选用合适你的维生素。"

其实在库珀中心的年度体检中，有几个重要的维生素含量是必须检测的。多年来我遵循下面这几个库珀博士倡导的原则，在摄入维生素方面取得了非常好的效果。

①水果、蔬菜、全谷类及健康的脂肪和蛋白质是我们人体主要营养和多种维生素的来源，摄取多种维生素的目的是补充，而不是取代。既然是补充，原则是缺才补，不缺就不需要补充。即使发现了缺什么，未必一定需要通过服用维生素来弥补不足。如缺钙，完全可以通过多喝牛奶，多吃豆腐等豆制品来实现自然补充；

②但是必须承认，我们几乎不可能在食物中摄入 100% 我们身体所需要的多种维生素，尤其是某些微量元素和矿物质。那么就选用适合你的维生素。维生素虽然不是药，但一定要"对症下药"。所以我们应该通过体检来掌握自己的身体状况，看自己缺什么；

③记住把你所吃的多种维生素的剂量和名字写下来，每次看医生时，征求他（她）的意见，尤其当你正在服用处方药时；

④避免空腹时服用多种维生素，因为有可能会导致恶心和不适；

⑤如果你是素食主义者，则应该考虑到因为不食肉类所缺乏的维生素 B_{12} 和铁元素。素食者还有可能缺钙和维生素 D，建议可以通过多喝豆浆来补充；

⑥缺乏维生素 D、镁和 Omega-3 的人常常会有抑郁症的症状。当抑郁症的状况出现时，建议遵医嘱补充这三种维生素；

⑦亚麻籽油有助于降低体内的炎症，增强身体防御疾病的能力。研究证明，它还有益于关节、心脏和脑健康。可以在征得医生同意的情况下适量补充；

⑧库珀博士警告，如果你摄入大剂量的多种维生素有可能是危险的（Taking a multivitamin can get dangerous if you start taking large doses）！多种维生素虽然不是药，但我们还是建议根据体检报告的结果遵医嘱，尤其不要擅自服用超大剂量的多种维生素。即使是盐、糖，甚至是水，超大剂量的摄入也会对健康造成危害。

十三、免疫卫士维生素 C——知多少，吃多少？

说到世界上最有争议的健康产品，恐怕要属维生素 C 了。它为什么令人争论不休，始终难以定论？究其原因，我们不能不提到一位科学界的怪才——美国著名化学家莱纳斯·卡尔·鲍林（Linus Carl Pauling，1901 年 2 月 28 日—1994 年 8 月 19 日），量子化学和结构生物学的先驱者之一。鲍林在 1954 年和 1962 年分别获得诺贝尔化学奖和诺贝尔和平奖，被英国《新科学家》周刊评为人类有史以来 20 位最杰出的科学家之一，他对化学科学的贡献，与牛顿、居里夫人及爱因斯坦齐名，很可惜莱纳斯·卡尔·鲍林在中国的知名度却不及后三者那样如雷贯耳。

1994 年，当化学家鲍林以 93 岁的高龄逝世时，路透社曾评价他为"20 世纪最受尊敬和最受嘲弄的科学家之一"。最受尊敬不难理解，莱纳斯·卡尔·鲍林所撰写的《化学键的本质》被认为是化学史上最重要的著作之一，他所提出的许多概念：电负度、共振理论、价键理论、杂化轨道理论、蛋白质二级结构等概念和理论，已经成为化学领域最基础和最广泛使用的观念。

但就是这样一位科学巨匠却被冠以"最受嘲弄的科学家之一"。原因说来也并不奇怪，因为由鲍林引发的一场关于大剂量服用维生素 C 是否能够防治感冒和治疗癌症的全球医学界的大辩论进行了 20 多年。

鲍林是"服用大剂量维生素 C 有利于健康"的倡导者和鼓吹者，而医学权威对此则持相反和怀疑的态度。鲍林根据自己多年的研究在 1970 年出版了《维生素 C 与普通感冒》一书，提出了一个震惊医学界的观点：每天服用 1000 毫克（1 克等于 1000 毫克）或更多的维生素 C，可以预防感冒，维生素 C 可以抗病毒。当时这本书受到了读者们的赞誉，被评为当年的美国最佳科普图书。

但是鲍林的观点遭到了医学权威们的强烈反对，只有个别医学家及几百位普通病人用自身的体验支持鲍林。攻击鲍林的人说他不是医生，根本没资格来谈论维生素C能否防治感冒的问题。还有人干脆把鲍林讥讽为"江湖医生"，说他用维生素C防治感冒是"江湖医生"的胡言乱语。尊敬鲍林的人则痛惜他晚年"不够安分"，功成名就的鲍林本可以安享毕生积累的荣耀，可他非要闯入医学领域。

可是一切非议并没有干扰到桀骜不驯的鲍林，他愈战愈勇，更在1979年和卡梅伦博士合作出版了《癌症和维生素C》一书，建议每一位癌症患者每天服用10克或更多的维生素C，并建议癌症患者"尽可能早地开始服用大剂量的维生素C，以此作为常规治疗的辅助手段"。书中说："我们相信这种简单的方法将十分显著地改善癌症治疗的结果。"

鲍林再一次受到医学权威们的"围剿"。1985年，莱纳斯·卡尔·鲍林又出版了一本有关健康长寿的书，向世人介绍"一种提高健康水平的摄生法"，再次提倡"每天服用维生素C 6~18克，或者更多。一天也不要间断。这种摄生法的主要特点就是增补维生素"。他的超大剂量服用维生素C可以长寿的观点自然又一次被医学界否定。虽然莱纳斯·卡尔·鲍林已经去世了21年，但迄今为止，他的观点仍然受到质疑。

其实有争议的是剂量，科学界对维生素C有益健康的观点是一致的：维生素C对健康的好处多多，尤其是对于提高免疫力有重要的作用，因为它具有抗氧化、抗自由基的功效，可以帮助维持免疫系统的正常运转，是我们免疫系统忠实的卫士。同时人体内很多重要的生物合成过程也需要维生素C帮忙，比如促进抗体形成，促进铁的吸收，缓解重金属对身体的毒害。科研表明，维生素C还可以帮助预防癌症。

维生素C的食物来源也非常丰富，蔬菜中有西红柿、菜花、柿子椒、苦瓜及深色叶菜，水果中有柑橘、柚子、苹果、葡萄、猕猴桃、鲜枣等。如果膳食中可以摄入丰富的维生素C，那么另外补充维生素C并无必要。有了健康常识后注意选择和摄取含维生素C丰富的食品会帮助我们避免缺乏这个重要的维生素。

当然现代的生活方式很难保证在一年四季中都能从食物中摄取足够的维生素C，那么可以另外补充适量的维生素 C 既是库珀博士的建议也是我多年来的实践经验。

可是补多少合适呢？值得鲍林医生欣慰的是，美国的医学研究结果正在逐步提高建议服用的维生素 C 摄入量。2000 年，美国药物研究所食品和营养委员会的评估认为：成人每天服用不超过 2000 毫克的维生素 C 是安全的，而不是传统所认为的 60 毫克。所以在这个范围内根据膳食结构适当地补充维生素 C 是有益无害的。

这本书的目的是科普和实用，让我们在对像鲍林医生这样的科学巨匠表示由衷的敬意的同时，选择安全和适中的剂量补充包括维生素 C 在内的所有维生素才是一个明智的选择。

十四、"如果你不吃坚果，你就是坚果（傻瓜）！"

"如果你不吃坚果，你就是坚果（傻瓜）！"是我从英语谚语"You're Nuts If You're Not Eating Nuts！"翻译而来。"You are nuts"意思是"你太笨了，笨到不可理喻的程度"，nuts 在这里其实是形容词，原意是"不可理喻的"和"疯狂的"，和吃不吃坚果（nuts 在这里是名词）连在一起，就成了"如果你不吃坚果，那你就是坚果（傻瓜）！"

坚果其实是没有水的"水果"。没有水的"水果"？大家可能从来没有把这些干巴巴、硬邦邦的坚果和水果联系起来。是的，信不信由你，坚果虽然含水分不多，严格意义上说，它们都是水果！虽然从植物学的角度讲，很多我们通常从饮食和营养学角度认为的坚果并非属于坚果。不过我们今天谈的是饮食和健康，所以不需要那么严谨，凡是我们常说的坚果都包括在内，如核桃、榛子、松子、腰果、板栗、巴西坚果甚至花生都是坚果（花生壳其实一点都不坚），都是水果。

那么，为什么不吃坚果就是傻瓜呢？大量的研究发现，地中海饮食习惯是健康长寿的秘诀，而在地中海饮食习惯中，常吃坚果就是一个重要的因素。因为坚果不但含有丰富营养价值，而且味道好，烹制的方法多样，吃起来很方便，所以应该大力推广和普及。但很遗憾的是在我国的饮食文化里，坚果一向被视为正餐之外可吃可不吃的零食，所以老百姓们没有很好地利用坚果的丰富营养。

我们先说营养，每盎司（约 28 克，半两多）的混合坚果含有：

- 卡路里：173 卡；
- 蛋白质：5 克；
- 脂肪：16 克，包括 9 克的单不饱和脂肪（健康脂肪）；

- 碳水化合物：6 克；
- 纤维：3 克；
- 维生素 E：每日所需的 12%；
- 镁：每日所需的 16%；
- 磷：每日所需的 13%；
- 铜：每日所需的 23%；
- 锰：每日所需的 26%；
- 硒：每日所需的 56%。

上面我们说的是混合在一起的多种坚果的营养比例，其实每一种坚果含的各种营养成分并不那么一致。以巴西坚果（又名巴西栗）为例，仅仅一粒巴西坚果所含的硒就足以满足我们普通人一天的所需量。硒（selenium）并不是一个经常听说的营养元素。不过可别小看了这个名不见经传的微量元素，人体如果缺了它，麻烦还不小！可是只要多吃几粒巴西坚果就能轻松搞定。

下面是六个可能缺硒元素的症状，供大家参考。

①掉头发或指甲变色；

②免疫能力降低；

③经常性的疲劳和无力；

④脑雾（精神模糊）；

⑤生育功能降低（如女性流产和男子的精子质量低下）；

⑥甲状腺功能减退症。

大量的研究表明坚果还是抗氧化的"斗士"。抗氧化是抗氧化自由基的简称（英文 Anti-Oxidant）。人体因为与外界的持续接触，包括呼吸、外界污染、摄入放射线照射的食物等因素不断地在体内产生自由基。大量的科学研究表明，癌症、衰老或其他疾病大都和过量自由基的产生有关联。抗氧化可以有效地克服其带来的危害。研究还证明，人体的抗氧化系统是一个可以和免疫系统相比拟的、具有完善和复杂功能的系统，我们机体抗氧化的能力越强就越健康，生命也越长。人体的抗氧化物质有自身合成的，也有由食物供给的。

虽然运动有益于健康，但是大运动量的锻炼会增加我们体内的自由基，吃坚果可以增强抗氧化能力，有利于运动机体减少自由基的产生或加速其清除，以对抗自由基的副作用，延缓运动性疲劳的发生，加快体能的恢复，对健康极为有益。

坚果还能帮你减肥！"不减口福，还能减肥？"读者朋友或许有疑问。在一个很有意思的对比研究中，研究者发现，吃坚果的研究对象比吃橄榄油的研究对象减肥的成效更为显著！

常吃坚果的好处还远不止我们说的这些，常吃坚果还能够帮助我们降低胆固醇和三酸甘油酯，预防和治疗 2 型糖尿病、代谢综合征，缓解炎症，并且还能降低心血管疾病和中风的风险！

这下大家应该理解这句谚语的含义啦："如果你不吃坚果，那你就是坚果（傻瓜）！"（You're nuts if you're not eating nuts！）

当然，一切都是平衡。不要忘了坚果含有大量的卡路里。半两多（28 克）的坚果（173 千卡）居然胜过一大瓶（500 毫升）青岛啤酒（160 千卡）的卡路里量！你如果以健康的名义大把大把地吃坚果，那一定会物极必反！

十五、对话库珀博士：莫让青春和健康在脱水中凋零！

2016 年 8 月，我做完体检就按惯例去见库珀博士。"库珀博士，我在遵照您的十年实践中，身体不但没有随着年龄的增长走下坡路，反而越来越健壮，精力越来越充沛，越活越年轻。我今年已经 64 岁了，事业上不但完全没有退休的想法，反倒越干越上瘾，越干越欢！怎样保持青春活力和抗衰老是现阶段我的重要目标，这也是库珀品牌在中国成功的重要因素，所以我想请您'鸡蛋里挑骨头'，为我这个没有病的健康人做一个诊断，看看还有哪些方面可以做得更好？"我很恳切地提出自己的请求，同时窃窃自喜，想要看看我们的"有氧运动之父"，著名的"治未病"大师究竟是怎么帮助没病的人"治未病"的。

库珀博士仔细翻阅了我这几年的体检报告，问了十几个问题，最后在我回答了"每天喝多少水？"这个问题以后，好像一个翻弄了花盆半天一无所获，突然在角落处不起眼的花盆下面发现了一只久觅不见、威风凛凛的大蟋蟀似的大男孩，笑得很是开心！"年轻人（他总是叫我年轻人），你的水喝得太少了！"库珀博士很肯定地说。

不会吧？这个问题我从没想过，因为我一直都觉得自己不缺水。你看，我早上一起床，肯定是要先喝上半杯水，然后才去锻炼。早餐的热奶咖啡是我每天的最爱，必不可少。上班到了公司，肯定是紧跟一两杯台湾产的高山乌龙茶。午饭后，我还会再喝一杯乌龙茶（给茶杯续水，但不再添加新茶叶）。晚饭时，我常常会来一瓶啤酒佐餐（哇，写到这里满口生津，真爽啊）。在晚餐之后散步回来，我会再喝上半杯水。我把我每天喝水的规律和习惯一一细述给库珀博士听。

"我百分之百地告诉你，年轻人，你的身体缺水！而且缺的还不少！这是因为你犯了几个错误，当然也是我的错，因为我没有在'库珀化'八个指南意见里面去特别强调饮水的重要性。我以为你是知道的，所以没有特别提醒过你。"库珀博士略带歉意地说。

第一大错：我不渴。"可我真的没有感觉到口渴呀？"我说。很多年以前，我曾经体会过那种因为太口渴，咽喉像是遭遇大旱，火烧火燎的痛楚感。但后面就没有再遭受过严重口渴的折磨，尤其是当我知道了饮水对于人体的益处后，我自感一直做得挺不错呀！我错在了哪里？

虽然已经年过八旬，思维仍旧十分敏捷的库珀博士早就从我略带不服气的眼神中读出了我的疑惑。他直言不讳地说："没有感觉口渴，不等于你的身体不缺水，口不干，也不代表你不缺水，这是第一大错！有人一天到晚不喝水，也不觉得口渴，那是因为他（她）的口腔已经习惯了长期脱水的状态，而且年龄越大的人，越容易养成这样不良的习惯，久而久之，这些人就不觉得口渴，但这和你的身体需不需要补充水分其实没有直接的关系，因为感觉麻木了。可是，你身体的新陈代谢却不能没有足够的水！"

第二大错：把咖啡、茶、啤酒当水喝。"你的第二大错就错在你把咖啡、茶、啤酒当水喝。先说咖啡和茶，这些含有咖啡因和茶碱的饮料喝下去以后，都有利尿的作用，所以每喝一杯咖啡或是茶，我们应该多补充一杯水，以避免你的身体因为喝咖啡和茶而引起脱水！所以含水分很高的咖啡和茶其实是脱水饮料（dehydrating drinks）。"库珀博士接着说。

"而且啤酒本身也属于脱水饮料（听到这里我暗自承认，每次喝了啤酒以后总是会想去洗手间）。更要命的是啤酒含有酒精，所以用喝啤酒代替喝水，势必会多摄入酒精。还有一点你要注意，一小瓶啤酒的热量有100多卡路里，啤酒喝多了，不但会导致酒后失态和酒精中毒，更会增肥长胖！"

第三大错：牛奶当水喝。听到这里，我开始意识到，水，我恐怕真是喝少了！库珀博士继续说："这第三大错，错在你把牛奶当成水喝。牛奶与其他饮料相比，更需要我们的肠胃系统对它进行更长时间的消化，所以在你的饮食习惯上，牛奶只能辅助补充水分，却并不能给你带来足够多的水！在我的分类表上，牛奶属于食物而不是饮料。"我想起了我钟爱了多年的香气氤氲的咖啡加热奶，哑口无言。

"当然，你的情况还不是最糟的！我知道你不喝软饮料。调查表明，虽然大多数的美国人知道喝软饮料对身体的坏处，但在美国有48%的人每天都要喝苏打水，而且平均每天的摄入量是2.6杯！"库珀博士好像是为了安慰我，补充说。

"那么水喝少了，究竟会给身体带来哪些害处呢？"我问。

"害处太多了！首先我们要知道，人是水做的。我们的身体有70%是水，其中很多最关键器官和组织，它们的水分含量还远高于70%。比如：①眼睛的95%是水分；②大脑的83%是水分；③血液的94%是水分；④肾脏的83%是水分；⑤肌肉也有75%是水分。

所以身体脱水后的害处可想而知。人没有食物可以活三周，但如果没有水，通常只能活三天。可以说水就是人的生命。水越少，生命力越低，水喝得越少，人就越容易衰老，越容易生病！"库珀博士耐心地说。（美国哈佛大学医学院的营养权威康景轩教授则告诉我们，"喝足够的水能够减少肾结石的发病率，预防和缓解便秘。另外有研究证实，喝足够的水能够减少患上癌症的风险。"）

真是太震撼了！听到这里我已经完全弄明白了，并且心服口服。此刻，我思想开了个小差，我在想，怎么样才能多喝水呢？究竟喝多少水才算达标呢？

库珀博士并没有注意到我开了小差。他接着说："比如消化系统的疼痛，像风湿性关节炎的疼痛，哮喘和过敏性疾病，高血压和高胆固醇现象，乃至肥胖症和忧郁症等都常常与身体脱水有关。比如，你偶尔会犯的偏头痛就是典型的脱水后的症状！不信你可以拿自己的身体做一个小实验，在一周的时间内，你把你现在的饮水量减少个2/3，十有八九，你的偏头痛要复发。但如果你把现在的饮水量增加两倍，几乎可以肯定，你会永远告别偏头痛！"

"天哪！如果能永远告别偏头痛，我愿意把长江和黄河的水都喝完！"我心想，虽然我的偏头痛毛病并不常犯，但每每发作，都让我有一种痛不欲生的感觉。

"年轻人，听我的没错。其实我们身体上的很多不适都是因为脱水引起的。大量的科学研究已经证明，脱水会直接影响我们的精力和能力，而多喝水，却会使我们精力充沛，充满活力。多喝水的人容易留住青春，延迟衰老。喝水少的人，更容易像缺少浇灌的花朵一样，青春容易凋零，衰老过早降临！"

"那您赶快告诉我，每天应该喝多少水吧？"我有点急不可待了。

库珀博士掏出了处方笺，提笔在上面疾书，写下了喝水的健康处方。
①人是水做的，水是生命的源泉；
②不口渴不代表不缺水，口渴是身体严重脱水的症状；
③慢性脱水本身就是"病"，更会带来百病缠身；
④正常情况下，每天喝 8~10 杯水（每杯 8 盎司）；
⑤天热或者是激烈运动后，要适度增加饮水量；
⑥不要用牛奶、啤酒、咖啡、茶和软饮料代替饮水；
⑦要养成喝水的好习惯，保住青春的活力，与衰老抗争。

十六、说完吃喝说拉撒——排便篇

很多人谈到"拉"都觉得有点不登大雅之堂，但是在我们花了这么多篇幅谈营养和"吃、喝"以后，不谈"拉、撒"实在是健康科普的一大缺憾。而我自己本人又恰恰在这方面有比较丰富的"管理经验"。

第一，我们说说排便的重要性。粪便在体内的时间越短对健康越好，粪便留在体内的时间越长越容易引起便秘，造成恶性循环，引起体内器官的内伤和发炎。致病因子藏在粪便中的时间越长越可能让我们致病，包括癌症，尤其是直肠癌和老年痴呆症。所以排便如排毒。很多美国人都便秘，长期便秘者高达4200万人，很多人长期习惯于2~3天才排便一次；而中国的便秘人数已经直逼近亿人。

不过如果大家按照本书前面介绍的"2-1-1"的食物搭配比例去吃，又按照我们倡导的饮水习惯多喝水，而且补充纤维素和适当运动，那么我们应该已经为"打造"健康的粪便打好了基础，但是这还远不能保证我们顺利排便。

第二，我们谈谈"便意"。"便意"也就是要想解大便的意愿。很有意思的是"满腹便便"（注意这里"便"的读音是［biàn］，和"大腹便便"的读音［pián］是不同的）未必有便意（几乎我们每个人都有过这个经历），同时，肚子里没有大便时却可以便意频频（较少，须看医生）。

我们这里重点讲前者。从医学的角度来讲，便意感是我们的身体通过神经系统发出的一种信号："有啦！准备排便！"然后由我们身体各部位传递和执行这一指令，这时候我们就会产生想要大便的感觉了，这是正常生理感觉。但是有这么几种情况会让我们"满腹便便"却毫无便意。

①忙碌的工作和生活让我们无暇顾及，所以便意被忽视或是扼杀了。

解决方案：抽点时间想想它，便意是完全可以培养的。当你关注它的时候，它会悄然来到。便意要酝酿！

②久坐：我发现再也没有比久坐更能抑制便意的了。而现代人的生活常常久坐。我的判断是，屁股被椅面紧紧抵住有点像我们因为找不到厕所时人为抑制便意时产生的效果。

解决方案：常常站起走动，做做深呼吸。打电话是我的走动项目。

③生活没有规律。我本人或是熟悉的亲友都有过旅行便秘的经验，因为旅行打破了我们平常的生活规律。当然，很多人就算不出差生活也没有规律，他们唯一的规律就是没有规律。

解决方案：旅行不可避免，但是尽量不要忘记找时间做这件事。如果真的没办法解决，必须要在晚上上床入睡前千方百计搞定它。确保不带毒吸毒（肠子会吸毒）过夜。

④排便时间没有规律，完全跟着感觉走。

解决方案：能定时尽量定时。我父亲早上的第一件事就是排便，可惜我耳濡目染但没学会。这个定时排便本身就会让你的身体产生自然而然的生物钟便意。而且也不用担心白天在外找公厕却找不到的尴尬。

⑤运动帮助排便，但是过于激烈的运动反倒抑制便意。

解决方案：如果用运动的方式来帮助找到便意，散步似乎是最佳的方式。这个时候人放松了，肠子在身体内也在随着散步有所波动，促进肠胃蠕动和便意的形成，加上地球吸引力的帮助，便意很容易形成。

第三，我们再说说排便。

①排便前最好确认找对了厕所。我还真遇到一个女士在机场闯入男厕，在我的邻间一阵狂轰滥炸。我一听她惬意呻吟的声音和隔间离地空间露出的高跟鞋，我提醒她："这是男厕啊，隔壁的女士。""真的啊？对不起，对不起！今天拉肚子来不及啦！马上就好，马上就好。"我倒是没啥，不过那天要是我走错了厕所，恐怕就要被扭送派出所啦。所以切记不要走错了厕所。

②除了找对厕所，还要确认厕所有手纸，没有的话赶快看看包里有没有带手巾纸啥的可以替代的纸类用品。

③这个时候开始解裤带，不能大意，防止裤带因为打了死结解不开。

④一切都万无一失了，坐在马桶上啦！这个时候可以"欲纵故擒"，稍稍抑制一下已经很强的便意，这个时候的抑制反倒可以加强便意，目的是缩短排便的时间，让便排得干净彻底。原则上是解大便的时间不超过解小便的时间。那才叫爽。

第四，我们说说检查排出的大便。

据我所知，很多人即使去体检也不愿意做粪便检查。这是一个很大的失误。其实大便的常规检查会让医生有机会查出很多潜在的疾病，所以切不要错失良机。

不过我这里说的检查是每天的自查，很多人大便一排完，屁股没离开马桶就迫不及待地按动了水箱把手，结果把一个极佳的自检机会白白地冲跑了！

一是观其色。虽然大部分的资料都说大便的正常颜色是黄色或黄褐色，其实我是比较倾向于黄绿色，否则意味着绿叶蔬菜摄取量不够。有些食物（山芋）特别帮助排便，量不是问题。我记得在农村插队时农民们常说："一斤山芋两斤屎，回头望望还不止"。但是这样的排便并不能说明饮食是健康的。

二是察其形。圆柱形应该没错，因为咱们的肠子是圆柱形，好比用肠衣做得香肠，出来的粪便应该是圆柱形。但是表面太精致、光滑和标准的圆柱形说明排便稍迟，也不那么爽；表面稍稍不那么细致的圆柱形最佳，此时的大便水分充分，还没有在肠里待得过久，往往排的时候也最爽，时间也最快，常常是小便未完，大便已结束；如果是"羊屎豆"，即呈颗粒状，那么已经是"过期已久"，接近或是已经便秘。

三是闻其味，正常的大便在落入抽水马桶后应该是闻不到什么很强的臭味的。尤其是生的蔬菜和水果吃的多时，味道更像是农家院里猪圈的粪臭味，带点发酵的酸臭味，这是最佳味道；如果感觉像是到了动物园的老虎和狐狸等食肉动物区闻到的恶臭，往往说明吃的肉太多，而且排便恐怕也太迟（因为蔬菜和水果吃得少导致便秘或是排便不畅）。在肚子里待的时间越久的大便越臭。

总之，粪便是人体新陈代谢过程的自然废物，我们要以同样自然的态度去对待它，不要放过这个管理自己健康的非常重要的机会。市面上各种各样的关于便秘的偏方，包括多喝水，多吃酸奶，多运动，多补充纤维素，或多或少都有点用，但都不能单独有效地防治便秘。健康排便的唯一保障来自本书介绍的全面、健康的生活方式。

十七、对话朱院士：为什么我在德国没便秘？

"爽"！

便秘的担心在德国神奇般地消失！2018年8月上旬，我离开库珀有氧南京老山中心在弗兰克福特和家人相聚，开始盼望已久的度假，可是一到酒店打开行李发现没有带膳食纤维，大呼倒霉。自2007年开始，在美国库珀中心接受健康管理，每天补充库珀推荐的膳食纤维已经成为习惯，而曾经困惑我多年的便秘也早就治愈。但是偶然旅行忘了带膳食纤维，这个顽疾总是伺机袭击，百战百胜。原因很简单，旅行的生活更是比平常缺少新鲜果蔬，还容易缺水，缺纤维，哪能不犯病？于是旅行还没开始，我已经忧心忡忡。

可是几天下来，奇迹发生了。不但没有便秘，那玩意儿的"色、味、形、量"一天比一天好，大大超过了我平时的状况。一个字总结感受，那个"爽"呀！这让我想起插队落户时一个患有便秘的知青说过的一句话："痛快地拉泡屎对我来说，比吃一顿年夜饭还要爽呀！"在那个吃不饱饭的年头，当时我完全不能理解他的这个比喻，五十年后却突然对他的"爽"字有了理解。

所以我干脆放弃了要去买膳食纤维的想法，尽情地和家人享受度假时光。不过心里的疑惑却挥之不去，德国的什么食物有如此奇效？于是我拨通了朱为模院士的电话。朱院士听完我的叙述，用他科学家特有的严谨态度和逻辑思维和我开始了一段科普对话。

朱院士：嗯，很有意思，值得研究。因为便秘是个几乎困惑有人的问题，只是程度不同而已。到了便秘成病的程度，居然也有高达 20%~30% 的人群受折磨，而且是非常折磨人。让我们从变数开始，你回忆一下除了忘了带纤维素，我们先来看看你在德国吃了哪些你在美国或是中国平时不吃的东西？

朱为众：那当然是德国啤酒！你知道我在南京老山的库珀中心是滴酒不沾。但是你知道我好酒。到了德国度假总不能不过啤酒瘾吧？所以我是不但在中午喝，而且晚上也喝，一天两顿，从没间断。不过啤酒总不至于对帮助消化和排便有什么帮助吧？这玩意儿，一泡尿就没了！

朱院士：哈，逮到一个大变数。啤酒由于它的特殊酿造方法，具有增加胆汁分泌，刺激消化系统的功能。还有一个很多人都不知道的小秘密，那就是啤酒含有丰富的可溶性纤维素，所以你忘了带的膳食纤维被啤酒胜任有余地顶替啦！而且你喝得又比较多，满足了防治便秘需要多饮水的要求。当然我们并不提倡过量饮啤酒来解决便秘的困扰。你再想想看还有哪些变数？

朱为众：再就是希腊酸奶，我的最爱。不过我在库珀中心也是每天都吃我们自己手工做的酸奶。这也有什么不同吗？当然因为喜爱，所以吃的比平常多些。

朱院士：哈，又找到一个变数（电话中不难听出朱院士作为科学家解密的喜悦）！酸奶一般说都含有丰富的益生菌（probiotics），而益生菌帮助消化是众所周知的。因为喜欢，你吃的量比平常多，加上啤酒的作用，那就是"强强联手"啦！顺便说一句，希腊酸奶含更多的蛋白质，更少的糖分，所以对健康更好！还有什么变数吗？

朱为众：我想想。应该是平时基本不吃而这次度假吃得较多的黑面包吧？平时太太做面包总是白面偏多，我喜欢享誉全球又黑又有嚼劲的德国面包。这次度假，大家在酒店餐厅里各取所需，所以我是只吃黑面包，很过瘾。

朱院士：不用我说你也肯定知道黑面包含有丰富的纤维素，纤维素能够帮助消化、增加那玩意儿的"量"，量多就爽！还有别的变数吗？

朱为众：嗯嗯，还有就是享誉全球的德国酸黄瓜！虽然全世界都会做酸黄瓜，但是唯有德国施普雷瓦尔德（Spreewald）的酸黄瓜得到全世界的公认第一！据说柏林墙倒了以后，唯有柏林东南部这个被称为乡村威尼斯小镇的有100多年历史的酸黄瓜生存了下来，而且成了德国出口的一大特色产品！我们全家还特地去参观了这个小镇。气候加制作，甜酸咸脆的完美融合，确实不一般。平时旅行喜欢带两包榨菜解馋，这次直接就用酸黄瓜替代了。而且它不像榨菜和美国的酸黄瓜那么咸，我们一家人常常一顿就吃掉一两瓶！

朱院士：哈，又是益生菌在作怪！和酸奶一样，酸黄瓜含有丰富的益生菌，德国的酸黄瓜又不那么咸，你们吃的比平时多得多，当然它在肠胃里和啤酒、酸奶、黑面包一起推波助澜帮助消化，出色地制造出你说的"色、味、形、量"俱佳的那玩意儿啦！

朱为众：谢谢，谢谢！我说肯定是有什么原因嘛！其实这样看，补充纤维素，多吃含有益生菌的食物，多喝水（如果不是大量饮啤酒的话），不但会解决便秘的困扰，还能找到"爽"的感觉。

朱院士：总结得不错，另外不要忘了细嚼慢咽，度假和家人吃饭容易做到细嚼慢咽；减压，比如你的度假其实就是最好的减压方法之一；运动，如你告诉我的森林漫步其实都是帮助消化，减少压力，增加排便，消除便秘的好办法。不过你这次偶然的发现还是很有意思的，你过去也无数次和家人度过假，但并没有这种"爽"的感觉。看来最大的变数就是**啤酒+希腊酸奶+黑面包+酸黄瓜**。我有机会也试试这个偶然得来的秘方！这段对话值得记下来写篇文章。光是不便秘还远不够，我们要加强消化系统的功能，多管齐下，创造"爽"的感觉。这种感觉是健康的标志，不过请转告我们的读者，千万不要用这个理由过量饮酒哦（我这个弟弟总是三句话离不开他作为首席科学家的责任）！

十八、说完吃喝说拉撒——排尿篇

请根据下图色卡判断自己的喝水量

①尿液无色，你真的喝了很多水，但是做到这一点的人少之又少。

②灰草色，正常饮水量。

③透明浅黄，尚属正常，注意观察。

④深黄且不透明，需要补水。

⑤浅琥珀色或是浅蜂蜜色，你的身体缺水，立即补水。

⑥深糖浆色或是深麦芽啤酒色，你的身体严重缺水，放下本书，现在就喝一杯水！

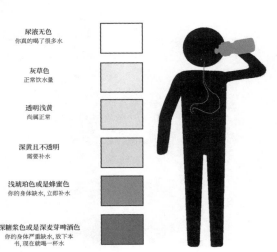

尿液无色
你真的喝了很多水

灰草色
正常饮水量

透明浅黄
尚属正常

深黄且不透明
需要补水

浅琥珀色或是蜂蜜色
你的身体缺水，立即补水

深糖紫色或是深麦芽啤酒色
你的身体严重缺水，放下本书，现在就喝一杯水

上面的检查应该是每天数次的自查，我把它称作"方便自检"，因为它是在我们方便（解小便）的时候不要仪器、不要协助就能完成的自检，一天数次，非常方便，非常有效。需要做的就是我们对它的颜色"瞥一眼"。

再谈谈尿常规检查的重要性和注意事项

很多人在体检的时候都逃避这一项检查，总觉得不方便而且没必要。这实在是一个很大的失误。那么为什么尿常规的检查如此重要呢？因为：①尿常规的检查可以帮助我们提早发现慢性肾脏病。中国的慢性肾脏病患者数以亿计！②或许我们老百姓更熟悉的是"尿毒症"。其实引发尿毒症的第一病种就是慢性肾脏病，紧追其后的是糖尿病！③慢性肾脏病和糖尿病的共性是"慢"，所以尿常规的检查是完全可以让我们提早发现和预防这些疾病的发展的；④女性常犯的错误是在经期内检查，导致阴道分泌物混入尿样，影响检验结果。所以注意要避开经期；⑤再就是注意不要在排尿开始和结束的时候取样，中间样最佳（大部分人都是取得第一时间排尿样本）；⑥几乎本书里所倡导的所有健康习惯都有利于我们的肾健康，需要强调的除了多饮水，不憋尿也同样重要！其他我就不再一一赘述。

CHAPTER 5

运动是良药，动出平衡和健康

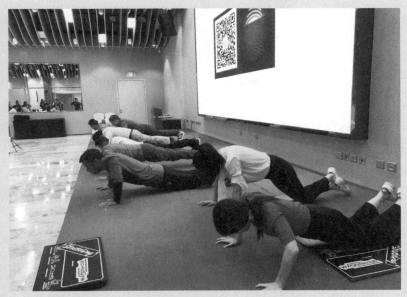

2018年9月，笔者在生命湖论坛上和年轻人比做俯卧撑

一、运动是"良药"，量小不见效

第一次体检后，库珀博士详细地询问了我的运动习惯。听完之后他告诉我，包括我在内的大部分人进行的有氧运动都是不合格的，因为大家没有把有氧运动和有氧能力这一重要的临床生命体征联系起来。

我承认，虽然我自小受到我父亲的影响（我父亲酷爱运动，六十岁时还在挑战10米高台跳水，八十多岁时还在频频参加多种游泳比赛，而且屡屡凯旋），非常喜爱运动，但是我在2007年接触库珀有氧运动中心之前，却从来没听说过有氧能力，不但完全不知道什么叫有氧能力，甚至连最大心率和运动目标心率也是第一次听说。

库珀博士说，这种靠兴趣而进行的运动虽然比坐在沙发上不动好，但是因为没有目标，难以改进和提高自己的健康水平。库珀博士告诉我，虽然我每天都在做有氧运动，但是因为没有达到一定的目标运动心率，也就是说强度不够，所以我的心脏仍在衰老。

我心服口服！因为知道自己以前运动时往往浅尝辄止，刚刚感到有点强度就知难而退。我把它归咎于人的惰性。至于中国中老年男性们的所谓动动身子，动动脑子，如遛遛鸟和下下棋，则都与有氧能力无关。虽然有益于健康，却听任心脏衰老！

库珀博士告诉我，运动量不光是指运动时间，科学的运动强度尤其重要，加大科学运动强度可以达到事半功倍的效果。我们有一个简单的计算最大心率的公式：

220-年龄＝最大心率。

在计算出自己的最大心率以后，下一步就是科学地设立自己的运动目标心率（Exercise Target Heart Rate，俗称"靶心率"）。运动目标心率很容易计算，一般是自己最大心率的65%～80%，现在也有各种各样的测试心率的穿戴设备，但是大家一定要找到自己身体的感觉。因为这个公式说的是在某个年龄某人应该有的最大心率，但是请不要忘记：大部人都是人未老，心先衰！

一个更为简便的判断方法是：如果运动时人还能唱歌，则运动量太轻；如果唱不了歌了，但是能够维持断断续续的谈话，则运动量适中；如果运动中已经无法开口说话了，并且心力交瘁，那么就说明你的运动过量啦！我坦陈迄今没有戴过任何穿戴设备，但是"有氧运动之父"的几招让我十四年安全有氧健身，找回了那颗曾经失去的具有年轻活力的心脏！

那么我们应该怎样加大运动量呢？我自己的秘密武器是模仿平板测试。虽然我不是每天上跑步机，但是只要上跑步机，我就模仿平板测试的方法爬坡：先是逐步调速，待速度达到快走的状态时就保持匀速，只调坡度，逐渐加高，直至自己达到目标运动心率。

这个办法有很多好处：第一，跑步机是被动驱动的运动，一旦高度和速度增加，你不加速都不行，所以对我这个懒人来说，情愿让跑步机逼着我跑；而自行车则完全不一样，是主动驱动的运动，加速和加强度要靠自己去努力，这对我来说比较困难，所以我就用它来做爬坡前的热身和爬坡后的放松运动；

第二，不断调整坡度使得我们用的力量和肌肉的部位都不一样，减少局部损伤和疲劳的同时还增加了平衡锻炼；

第三，因为有坡度，所以我只走不跑，同样达到了增加强度的目的，但大大减少了跑步对膝盖的磨损和伤害。几年下来，我过去因为跑步引起的膝盖和胯骨的疼痛居然神奇般地消失了。我的跑步机因此被我戏称为"爬坡机"；

第四，加大强度以后，不但达到了提高有氧能力的目的，还缩短了锻炼的时间，要知道我们绝大多数人不锻炼的理由都是"没时间"。

如果没有条件上跑步机"爬坡"，我就爬楼梯。其实有时候我嫌一些酒店的健身房环境不好，也会舍并跑步机而选择爬楼梯。在公园里走步的时候，一旦遇到上坡，不要忘记这是最好的提高心率的方式，请加速冲上去！

再就是不要忘了交叉训练（多种运动交叉训练）。在库珀博士的指导下，十四年我基本上都坚持了多种运动交叉进行和因地制宜两个原则。比如我喜欢游泳，那么我出差在外住的酒店有游泳池时，我就尽量游泳，这样也能够让我平时爬坡的膝盖休息休息；周末我比较喜欢进行户外运动，晒晒太阳，看看风景，观察观察人，欣赏鸟语花香，常常是将有氧运动和减压同时进行！平时要上班的话我就会在早晨一边爬跑步机，一边看当天的新闻。这样的交叉训练大大提高了我的兴趣，减少了对某些肌肉和关节的过度使用，让坚持不懈变得不再是一件苦不堪言的事！

记住，运动是"良药"，量小不见效。提高药效的最好办法就是在运动时让心跳快起来，能够达到"靶心率"。

二、运动是"良药"，是药三分毒

由于运动对预防和治疗心脏病和其他许多慢性疾病的积极作用，美国运动医学协会在 2007 年携手美国医学会共同推出"运动是良药"（Exercise is medicine）的口号和公益活动，鼓励医生把运动作为康复的药用处方的形式提供给病人，帮助他们恢复健康。这是一个跨组织、跨国界的公益活动，对于因为生活方式问题引起并在全球蔓延的慢性病无疑是釜底抽薪的最佳和最经济的解决方案。现在"运动是良药"已经家喻户晓，妇孺皆知。

可是容易被人们忽视的是，既然运动是药，而我们老话常说"是药三分毒"，所以运动绝不是多多益善。我们也曾在媒体上多次看到国内著名运动员因为"心脏不适"退出比赛的消息，而过度训练很可能是造成他们"心脏不适"的症结所在。

朱院士告诉我，西班牙 Thorax 研究院（2011 年）对一组"上百马拉松"俱乐部会员（所有的会员都已经跑过 100 场马拉松）的心脏研究发现，50% 的会员都有心脏被撕裂的症状，训练越多的运动员，症状越明显。卡塔尔体疗和运动康复医院 Benito 博士的团队（2011 年）对动物的研究也支持了上述的发现。在对一组健康的大白鼠进行马拉松模拟训练 10 年后，所有动物的心肌都不同程度地受到了损伤。

显而易见，大强度长时间的耐力训练对心脏是有害的。其实只要是熟悉马拉松历史的人都知道，这项运动是用第一个完成这个长距离跑的战士的生命来创造的：公元前 490 年 9 月 12 日，波斯人和雅典人在离雅典不远的马拉松海边发生希波战争，雅典人最终赢取了胜利。为了让人民尽快得到胜利的喜讯，雅典统帅派遣了一名叫菲迪皮茨的"飞毛腿"士兵跑回去报信，菲迪皮茨一个劲儿地飞快奔跑，当他终于跑完 42.193 公里到达雅典时，已经上气不接下气，他激动地喊道，"欢……乐吧，雅典人，我们……胜利了！"刚说完，菲迪皮茨就倒在地上死了。为了纪念这一事件，在 1896 年举行的第一届现代奥林匹克运动会上设立了马拉松这一项目，把当年"飞毛腿"菲迪皮茨送信跑的里程——42.193 公里作为运动员赛跑的距离。

当然运动员的训练不是为了健康，所以他们的运动本身并不是良药。但是他们的"不适"是我们的警钟，为了健康，尤其是以健康和康复为目的的运动切忌过量。

大家可能会问，既然运动量过大会伤害健康，为什么我们要倡导"运动是良药"这一理念呢？

朱院士说，回答这个问题还要从心脏的功能及它和运动之间的关系说起。人之初，性本动。在漫长的进化中，人必须通过运动（获取食物或者逃生）来生存，运动时心跳加快，久而久之人体就练就了一个强健的心血管系统，其表现为安静时仍有慢而强健的心跳。我们的心脏从第一跳开始，就进入了永不休息的工作状态。形象一点说，心脏就好比发动机和水泵，是维持人体新陈代谢最重要的动力器官。通过心脏收缩所产生的动力，血液得以循环，把氧和营养物质输送到肌肉和器官的其他组织，把代谢的废物（二氧化碳、尿酸等）带出体外，以保证细胞维持正常的代谢和功能。另外，激素调节、体温维持相对恒定等身体的许多功能也都是通过血液循环完成的。

可是在现代社会，人的日常运动量（尤其是与工作有关的运动量）急剧下降，加上常摄入大量高脂、高能量的垃圾食品，体内脂肪累积，低密度胆固醇升高，高密度胆固醇下降，脂肪开始堵塞供应心脏血液的冠状动脉，就像"发动机"缺乏燃料，所以马上就会出现问题，也就是大家熟悉的冠心病等多种慢性病。而预防和治疗这些慢性病的一个有效方法就是把运动作为"良药"。

过量有毒，不够有害，那么运动这味"良药"的剂量应该如何把握呢？其实，研究运动量和健康作用之间的关系早已成为了一个新的课题，并且颇有成果。

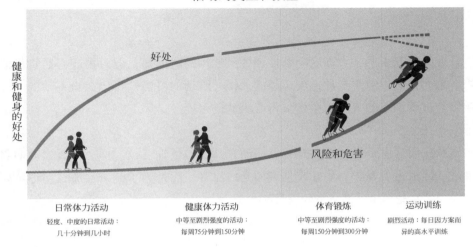

活动的类型和数量

健康和健身的好处

好处

风险和危害

| 日常体力活动 | 健康体力活动 | 体育锻炼 | 运动训练 |
| 轻度、中度的日常活动：几十分钟到几小时 | 中等至剧烈强度的活动：每周75分钟到150分钟 | 中等至剧烈强度的活动：每周150分钟到300分钟 | 剧烈活动：每日因方案而异的高水平训练 |

图中上面的线代表运动带来的益处，下面的线代表的是因为过度训练所带来的伤害危险 。当运动量太大时，运动带来的益处增加很小甚至下降，同时因过度训练带来的伤害危险大大增加。这也是为什么上图中用日常体力活动（Active living）、健康体力活动（Activity for health）、体育锻炼（Exercise for fitness） 和运动训练（Training for sport）来分别描述不同类型的运动。显而易见，运动若是"良药"，那必和其他的药一样，剂量太多会产生副作用。上图也解答了为什么运动员会因过度训练而伤害健康。

本书的读者应该都是属于第二类——为健康而运动的群体。那么，什么是对健康最有益的运动剂量呢？虽然这个问题还需要更多的科学研究来证明，而且正确的答案一定是因人而异的。但科学界一般的共识是：①非特殊人群每周至少要有 150 分钟中等强度运动（每天 30 分钟，每周五次为佳），或每周 75 分钟大强度运动；②能增加到每周 300 分钟中等强度或 150 分钟大强度运动最佳。

美国南卡罗来纳大学 Lee 博士及其团队在 2014 年利用对库珀研究院 3413 人 15 年的长期跟踪研究后发现：

①每天慢跑 5～10 分钟就可以使死亡率下降 30%，患心脏病的风险可能下降 45%。

每周跑（快慢没有差别）50 分钟可预防过早死亡。

②相反，不跑步与死亡的关联性要超过与肥胖，高胆固醇，或者家族心脏病史的关联！

最近的研究表明，大强度间歇性训练虽然用的时间短，但对提高心血管机能更有效。总而言之，经常参加适度运动的人得心脏病的可能性要比久坐不动的人减少3~4倍。过度训练的人反而会增加得心脏病的可能。

虽然我们这里举例的大多是有氧运动，其实力量训练也一样。只要运动的目的不再是单纯地为了娱乐、爱好或是参加竞技比赛，而是为了健康，那么切记不要过量。因为运动是"良药"，是药三分毒。

三、运动是"良药"，搭配很重要

在中国的健身房里进行肌肉和力量训练的都是年轻人，这是健美训练，虽然好，但其实在我们年轻时更需要的是有氧运动；中老年人则相反，原本随着年龄的增长，更应该增加力量训练和肌肉训练。因为大量研究证明，随着年龄的增长，我们的肌肉张力和力量与年龄成反比，在慢慢走下坡路，这时候仅仅靠有氧运动进行身体锻炼是不够的。可是大家都认为那是年轻人赶时髦的事，觉得自己只要散散步、放放风筝、跳跳广场舞就够了。这是不对的，我们把运动类别与年龄的比例给弄反啦！

另外，足够的力量对防止意外受伤很有帮助。腰背肌肉力量训练对腰背病的防治，大腿肌肉力量训练对膝盖受伤的预防，腿部力量训练对防止老年人摔倒等持续的测试与研究，都已经证明了有效的力量训练对于我们健康生活的积极作用。库珀博士说："力量和我们的生活品质息息相关，力量＝幸福。"

生于 1936 年的中国最帅"老鲜肉"、影视演员王德顺大器晚成，古稀之年的他身材修长，白发苍苍却肌肉健硕，堪称"活雕塑"。王德顺每天健身 2 小时，每周进行一次速滑，因一身"冻龄"肌肉在 79 岁高龄时登上中国国际时装周的 T 台走秀，一举成为全场最大亮点和不老"男神"。王德顺的例子足见只要坚持科学的锻炼，就能找回青春的肌肉、力量，甚至是魅力！

运动是"良药"，搭配很重要。请大家记住下面这张图，就是它带我走出了锻炼几十年、比例却弄反了的健身误区。就是这张图，带我在十四年中找回了青春的力量和肌肉（现在 70 岁的我有着 20 岁的力量和肌肉）！

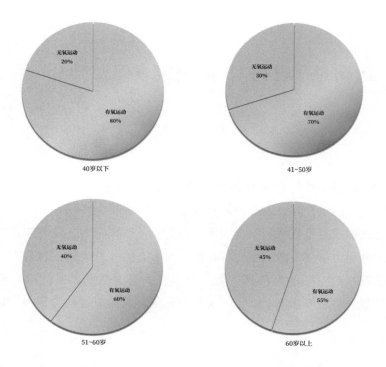

无氧运动
20%

有氧运动
80%

40岁以下

无氧运动
30%

有氧运动
70%

41~50岁

无氧运动
40%

有氧运动
60%

51~60岁

无氧运动
45%

有氧运动
55%

60岁以上

　　运动是"良药"，和投资一样，合理的搭配才是得到最丰厚的回报和防范风险最佳的选择。

四、两个八十两重天

2017 年 3 月的一天，我在库珀有氧中心的小湖边散步，巧遇了刚来的实习生谢峥嵘（下面昵称苗族妹子）。小家伙是个来自大山深处的苗族姑娘，大大咧咧，嘻嘻哈哈，和城里长大的孩子甚是不同。她显然还没有被城市生活完全磨去大自然所赋予的淳朴和禀赋。

"你叫什么名字？告诉我一点你的情况。"看到在我旁边蹦蹦跳跳的这个苗族妹子，我想她一定是在库珀有氧中心这个山好水好，如诗如梦的世外桃源里找到了自己对家乡的回忆。

谢峥嵘告诉我，她是一位在大山深处土生土长的苗族妹子，高考被北京体育大学运动康复专业录取，于是走出山林，来到了大都市。毕业后，峥嵘在医院康复科实习，曾经在国家跆拳道队和原南京军区悦达篮球俱乐部篮球队担任过队医的工作。说起家乡，小家伙挺得意，马上掏出手机晒给我看："朱老师你看，我的家乡可不比这儿逊色！不但山清水秀，空气清新，而且人还勤劳健康！"

哇！这哪里是一幅寻常的照片，用美轮美奂、诗情画意来形容可一点也算不上夸张。难怪人们在比喻真实的美时总喜欢用"美如画"来形容，这难道不是一幅绝美的山水画吗？我不由暗想，人们为什么要离开这样的仙境来到城市呢？

山清水秀名不虚传，不过人家都喜欢用"勤劳勇敢"来形容一方百姓，而这位苗家妹子却说了个"勤劳健康"！我还是第一次听人这么说。是她无意中的口误？还是这位学运动医学的女硕士话里有话呢？

"勤劳和健康有因果关系吗?"我问。这让我突然想到了"有氧运动之父"库珀博士的名言——运动是良药。这一问,苗族妹子更得意了,她又晒了一张苗族乡亲"勤劳健康"的照片给我看。

"看,这是我八十多岁的外婆,现在还能背起 60 多斤的柴,毫不夸张。我每次回去陪她上山砍柴,都完全追不上她的脚步。至于我八十五岁的舅婆,每天都会爬上十几里的山路去山顶种菜,浇水,再摘上几大把极嫩的菜叶回家。我跟她跑过几次,一回家就瘫在凳子上累得起不了身,而舅婆还能去河里挑水,洗菜,生火做饭,再把已经睡了几个小时的我叫起来吃饭!"苗家妹子解释说。

"你听说过库珀博士的名言'运动是良药'吗"?我问。

"当然啦!可是在我们那里,运动不仅是良药,而且几乎是唯一的药。我们苗寨的老人们住在偏远的深山里,远离现代生活的一切便利条件,没有医疗保障(很多老人一辈子都没进医院看过病)。因为生活贫困,肉都不能经常吃(半个月赶集一次,要走很远的山路才能去集市买一次肉),每天吃得最多的就是自制的酸菜汤泡饭,还要上山砍柴,种菜,喂牛。很多老人一辈子都不知道营养品和体检是些什么。在物质条件如此匮乏的情况下,为什么高寿的老人却这么多呢?勤劳是最重要的原因。朱为模教授经常说'人之初,性本动',真是太精辟了!恰恰是由于老人们的生活方式顺应了人的本性,才可以在极其艰苦的条件下保持健康。尤其重要的是他们的生命质量非常高,不会因为疾病影响了自理能力,每天都在过着城里人的度假生活!"这位苗族妹子显然对回答这个问题胸有成竹。

苗族妹子又晒了一张一位苗族老汉扛着一捆木柴的照片,我心里掂量,估计我这个比他年轻至少 20 岁的所谓健康专家也只能甘拜下风啦!

"我在北京和南京生活了八年多,会常常把接触到的现代城市的一切和我们深山里的苗寨做对比,但最让我感到震撼的既不是大都市的繁华,也不是城市的先进,而是我们'人'的不同和我们对'老'的认识和定义的天壤之别。记得到北京的第一个星期,同学间聊天说'我外婆昨天又去医院啦,唉,60 多岁上了年纪就是病痛多。'我在一边暗暗吃惊,60 岁就叫上年纪?在我们那儿可正值壮年!我们寨子里 70 多岁的婆婆公公可都是背着六七十斤的柴,赶着牛儿上山下河地蹦跶呢!,在城里,人们违背了'性本动'的本性,所以爱生病。"苗族妹子好像在为我做苗寨导游一样，继续热情洋溢地说道。

"在之后的工作中，我接触到越来越多的病人，惊觉慢性疾病在发达都市人群中的高发性，如'三高'、糖尿病等，特别是老年人的生活质量因为各种病痛和后遗症而大打折扣，比如卧病在床的老人离不开家里人的照顾，三天两头往医院跑，餐餐都要捧着药罐子；或者就是体质特别差，全身肌力弱，提不动重物，容易滑倒摔伤等这些。以前我在家乡时完全没觉出异样，以为全世界的老人们都应该这么生活。直到我来到外面的世界，发现差异竟然这么大！细细思考背后的原因，其实城市老人所拥有的一切物质、福利和医疗保障，我们苗寨里的老人们都没有，而我们苗寨老人有一样是他们没有的，那就是大量的体力活动——每天持续的有氧运动混合力量训练（无氧运动）！我们的山路陡峭蜿蜒，老人们背着或挑着大捆的木柴，上上下下，每天相当于负重做了一两个小时的有氧运动，心肺功能大大提高；在山间寻找干柴、砍竹子、种菜浇水，蹲下起身间，不就相当于深蹲等无氧运动吗！肌力也练得棒棒的！而且不容易摔倒。"

苗寨的女人们当然也不会去请保姆，做家务又何尝不是"小劳"呢？其功效恐怕不亚于城里人热衷雇用保姆干家务，自己空出时间去做的瑜伽吧？苗家妹子告诉我，她利用回乡探亲之际做苗族人的生活习惯调查时发现：苗寨多分散在深山中，围水而居。每个村寨户数不多，各个山寨间相距直线其实并不远，但因深山环绕，所以各村寨之间的路程绕山而行，蜿蜒崎岖，相邻的村寨开车需要 20~60 分钟。她在采访中还了解到，每个村寨至少有约 20 个 70 岁以上的老人。而在当地人的观念中，70 岁还是"劳力壮年"。

人生有两种 80 岁：一种 80 岁，是在病床上或在药罐子间流连纠缠十几年，被家人各种照顾；另一种 80 岁，是想去哪儿就健步如飞，想做什么就干脆利落，不要别人端茶送水、擦身搀扶。前者是苟延残存，痛不欲生。一个人如果丧失掉了自理能力，请的护工或许比自己的工资还高，多年的储蓄好像打开了的自来水哗哗溜走，全家三代人的生活被彻底颠覆，围着一个丧失自理能力的人团团转；后者是安享晚年，潇洒自如。哪种 80 岁是我们所需要的呢？为了这第二种 80 岁，我们又应该从现在起注意些什么呢？我的答案是"吃药"！这"吃"是一个动词，动词就是要动起来！这"药"不是一般的药，这"药"就是运动。运动才是"良药"！

五、对话朱院士：有氧能力——新生命体征！

朱为众：朱院士，先给大家科普一下，什么是生命体征？

朱院士：生命体征（Vital Signs）有时也被翻译为"生命特征"或"生命迹象"，是用以判断病人的病情程度的指征，主要有心率、脉搏、血压、呼吸、瞳孔和角膜反射的改变等。医学上最常用的四大生命体征的指标是：呼吸、体温、脉搏和血压。测量体温、心率和血压相信大家都已经非常熟悉了，当你生病进医院看病，医生在询问病情的时候，往往会先测量这三项。

朱为众：那么什么是有氧能力呢？

朱院士：美国心脏协会于 2016 年 12 月 6 日在著名的《循环》杂志上发表了其专家团队在做了大量的文献综述以后对"有氧能力"所作出的科学声明，该声明的要点阐述如下。

①大量的科学研究证明，低下的有氧能力会导致人患心血管疾病概率增大，引起各种死亡的可能，以及增加各种疾病发病的风险；

②大量流行病研究的结果表明，人的有氧能力不但要比抽烟、高血压、高血脂和 2 型糖尿病能更加准确地预测因疾病而导致的死亡，它还能帮助这些传统的健康风险指标对健康进行预测和评估；

③有氧能力这一指标能够帮助医务人员对病人的健康风险作出更准确的划分，帮助病人通过生活方式的干预，对其疾病进行科学管理，更大程度地降低他们患心血管疾病及其他慢性疾病的可能。

因此有氧能力因此应当划为临床生命体征！

朱为众：竟然那么重要！可是这有氧能力和我们常说的有氧运动是不是一回事呢？

朱院士：有关系，但不是一回事。随着近些年来国人健康意识和运动意识的不断提高，以游泳、跑步、快走、骑自行车、登山和滑雪等以及中国老百姓最熟悉的广场舞、太极拳等为代表的有氧运动已经被大众所熟知，但是"有氧能力"除了专业人员以外，普通老百姓很少有人知道。

朱为众：那么，被美国医学界如此重视并正式列为"临床生命体征"的这个"有氧能力"，它到底指的是什么？究竟什么是有氧能力呢？

朱院士：美国心脏协会的科学声明对"有氧能力"是这样定义的："……是人在做体力工作时把大气中的氧气输送到（细胞中的）线粒体的综合能力（因为整个过程涉及肺和心血管调控中心）……有氧能力因此代表着人的整体健康水平。"

朱为众：再科普一下，啥叫线粒体？

朱院士：线粒体是一种存在于大多数细胞中的由两层膜包裹的细胞器，它是细胞中制造能量的结构，是细胞进行有氧呼吸的主要场所，被称为"细胞的发电厂"。线粒体拥有自身的遗传物质和遗传体系。除了为细胞供能外，线粒体还参与诸如细胞分化、细胞信息传递和细胞凋亡等过程，并拥有调控细胞生长和细胞周期的能力。

朱为众：细胞发电厂，听起来既重要也挺复杂呢！

朱院士：对，第一是重要：人可以三周没有食物，三天没有水，但如果3分钟没有氧气就会生命垂危！第二是复杂：把氧气从空气中输送到细胞内的线粒体，实际上是比送人到月球上去还要复杂的一个系统工程！可以肯定的是，"有氧能力"被美国医学界正式纳入"临床生命体征"一定会对我们体育和医学界如何用运动促进大众健康、预防和治疗疾病产生跨时代的影响和引领作用。

朱为众：既然是生命体征，它有像脉搏和血压那样的标准吗？

朱院士：有氧能力最精确的测定标准是最大吸氧量（VO_2max），也就是人在极限负荷运动情况下每公斤体重每分钟所能吸收的氧气量（毫升/公斤体重/分钟）。美国心脏协会的科学声明是用"有氧梅脱值"来表达一个人的有氧能力的。

朱为众：科普一下，什么是梅脱？

朱院士：梅脱的英文是 MET（Metabolic Equivalent of Energy）代表一个人安静时的基础代谢率。成年人的平均梅脱值为 3.5 毫升/公斤体重/分钟。如果一个人的最大吸氧量为 35 毫升/公斤体重/分钟，那么他的有氧梅脱值就是 10（35/3.5）。成年人的平均基础代谢率为 3.5 毫升/公斤体重/分钟，但个体差异还是挺大的，减肥的人最好做直接测定。

朱为众：可不可以说增加有氧能力对人的健康有好处呢？

朱院士：完全正确。美国心脏协会的科学声明指出，增加有氧能力对人的健康作用很大，每增加一个有氧梅脱值，能增加人 8%～35% 的生存概率（Survival Benefit）！因此有氧能力对健康的预测完全可以和抽烟、高血压、高血脂和糖尿病等传统的健康危险因素相媲美。

朱为众：反过来说就是有氧能力越低，人的健康就越差？

朱院士：这个结论成立！成年人的有氧梅脱值低于 5 时，死亡率明显增加；相反，有氧梅脱值高于 8 时，生存率明显增加。

①有氧能力高的人群，比有氧能力低的人群患肺癌、乳腺癌和消化系统癌症的可能性要低 20%～30%；

②有氧能力高的老人比有氧能力低的老人患老年痴呆等老年疾病的可能性要低 36%！

③特别有意义的是，从有氧能力提高中受益最大的人群（50% 以上受益）不是有氧能力非常高的马拉松选手，反而是有氧能力低下（有氧梅脱值低于 5）和较低（有氧梅脱值在 5~7）的人群；

④稍稍提高有氧能力（提高 1~2 个有氧梅脱值）就可以降低 10%~30% 患心血管疾病的可能性！

朱为众：提高和改善有氧能力可以做到立竿见影的效果吗？

朱院士：可喜的是还真的可以！不像抽烟、高血压和高血脂等这些恶习或是顽疾那么难以改变，一个人的有氧梅脱值通过科学的运动，2~3 个月后就可以得到改善！

朱为众：那我们应该从哪里着手检测和提高自己的有氧能力呢？

朱院士：运动，有氧运动是检测和提高有氧能力最好的办法。说到有氧能力，熟悉它的人一定会马上联想到在 20 世纪 60 年代的美国，创建"有氧运动"这一概念并把它引入全球健康领域的传奇人物——"有氧运动之父"库珀博士。青年时代的库珀曾经梦想成为一名杰出的美国宇航员，理想并未实现以后，他在美国国家航空航天局（NASA）担任军医，专门负责宇航员被发射前的体能训练和测试。库珀博士本人也是美国最早创建和应用跑步机在实验室里测验美国空军和宇航员们的心血管机能金标准（最大吸氧量，后来叫"平板测验"）的运动生理学家之一。在库珀中心，除了对病人进行常规检查以外，库珀博士还对每一位病人做平板跑台测验，以评价他们的有氧能力。这个传统一直延续到今天。就连美国总统的年度体检中也有这一测验！

朱为众：在中国体育界家喻户晓的"12 分钟有氧跑"据说也是库珀博士发明的？

朱院士：对，当时因为 NASA 人多仪器少，库珀博士就因地制宜发明了著名的"12 分钟有氧跑"来预测空军和宇航员的最大吸氧量，然后按照每个人的最大吸氧量水平来制定相应的训练计划，这项发明在美国获得了巨大的成功。

朱为众：有氧运动应运而生？

朱院士：对，1968 年肯尼斯·库珀博士根据自己在 NASA 的研究出版了第一本畅销书《有氧运动》(*Aerobics*)，出版当年就一跃成为美国最畅销的书籍之一，被美国《新闻周刊》誉为"保健圣经"，后来被翻译成 41 种文字，在全球发行量大约接近 3000 万册。库珀博士发明的"有氧运动"(Aerobics) 一词也被正式载入《牛津英语词典》。从此，肯尼斯·库珀博士创立的"有氧运动法"及其运动处方席卷世界，掀起了全球范围内的有氧运动革命，有氧运动由此成为被全世界最多人认可和践行的运动健身方法。

朱为众：也就是说库珀博士早在几十年前就意识到有氧能力与健康的关系？

朱院士：对，有意思的是，库珀博士在《有氧运动》一书中对有氧能力及它和健康关系的描述与美国心脏学会 2016 年的科学声明有着惊人的相似。他在 20 世纪 60 年代一夜成名后，为了实现自己"用运动治未病"的理想，库珀博士于 1970 年从当时待遇和实验条件都非常优厚的美国休士顿宇航中心退役，在得克萨斯州的达拉斯创建了库珀有氧运动中心。

六、有氧能力越高，免疫力越强

　　闻名世界的美国库珀有氧运动中心之所以享誉全球，其中一个重要原因是它拥有一个庞大而丰富的有氧健康科学数据库和持续进行了 50 年的追踪研究。这个颠覆世界健康理念的研究叫 Cooper Center Longitudinal Study（CCLS），是迄今健康追踪研究中样本量最大的研究，直到今天仍在进行中。

　　CCLS 研究报告发现：①有氧能力越高，死亡率越低；②"有氧能力低下"是"头号杀手"！高血压第二！抽烟第三；③胖子只要坚持锻炼，提高有氧能力，照样可以长寿！

　　我们也可以把上述的发现归纳为一个重要的结论：加强运动，提高有氧能力可以直接改善我们的免疫系统，有氧能力越高，免疫系统越平衡有效，免疫能力越强，我们不但更长寿，而且活得更健康，更有质量。反之，有氧能力越低导致免疫力越低，不但折寿，而且多病。

　　CCLS 以后的大量科研都反复从不同角度证明了这个结论。

　　这个结论的权威性如何呢？我们不妨先说说究竟什么是追踪研究。追踪研究又称纵向研究或是纵向追踪研究，顾名思义，追踪研究是研究机构对它所研究的群体进行相对固定的和时间跨度长（可长达几十年）的一种观察和研究，且不断重复。追踪研究还有一个特点就是观察，和很多其他研究不同的是，它不像别的研究那样对被研究者进行很多干预来比较结果。正是因为群体的固定性和时间上的长期持续观察，所以它的可靠性和权威性很高。因为不干预，客观性也更高。但追踪研究的优势是有代价的，那就是进行这样的研究很耗时、费资，数十年如一日长期坚持下去非常不容易，可谓"冰冻三尺非一日之寒'"。

时至今日，CCLS 已经形成了一个拥有接近 25 万案例的数据库。它代表着库珀有氧中心对 10 万余人长期跟踪的一个非常巨大而复杂的研究样本，拥有 3000 多个指标，有氧能力当然也包括其中。无论是样本，还是信息量，CCLS 研究已经远远超过美国同类长期跟踪研究（迄今为止，根据库珀追踪研究所发表的文章也是全世界关于体能和健康的研究中被引用最多的）。

CCLS 如此权威，"有氧能力"如此重要，但这和我们普通老百姓对健康的认识似乎相去甚远！"有氧能力"对大多数人来讲还是一个陌生的概念，就是美国人能把它说清楚的恐怕也没几个。因为国内的有氧能力检测多用于专业体育训练，因此中国老百姓知道这个概念的可能更是寥寥无几。这正是我们科学研究者失职的地方，我们把原本很简单的科学知识过于复杂化了，当大众不能掌握这些基本的健康知识时，人们就和科学的益处失之交臂啦！

其实有氧能力就是指当人在运动时的最大氧气摄入量，又称 VO_2max（更准确的表达应该是"VO_2max"）。其实 VO_2max 就是最大强度运动过程中身体使用氧气的最大速率，它直接关系到心脏输送血液至肌肉的最大能力。实践中我们通常用最大氧气摄入量（ml/kg/min；毫升/公斤/分钟），即每分钟每公斤体重所耗用的氧气（毫升），来评价一个人的心血管功能。

直接或预测有氧能力（VO_2max）的方法很多，如平板测试、次极量运动平板或功率自行车测试、12 分钟跑，20 米往返渐进耐力跑等。虽然其准确程度因方法不同而存在差异，但是基本没有太大的出入，所以说测试一个人的有氧能力已经不是问题。

根据库珀博士的研究，影响最大吸氧量的有以下这几个因素：
①肺部的最大吸氧能力；
②心血管将氧气输送到体内和肌肉的能力；
③运动肌肉的耗氧能力；
④性别，即男性的最大吸氧量通常大于女性的最大吸氧量；

⑤年龄，即正常情况下，年龄越大，最大有氧量越小。

如一个20~24岁男性的最大吸氧量的范围是32~37毫升/公斤/分钟，那么这名男子的最大有氧能力被认为是低；对于一个20~24岁的女性来说，最大吸氧量的范围是32~37毫升/公斤/分钟却被认为是良好；对于一个60~65岁的男性来说，这个指标则被认为是良好的。从抗衰老的角度看，一个人完全可以通过改善自己的最大有氧能力让自己更年轻。

需要指出的是，体重和最大有氧能力有很大的关系。虽然两个人的绝对吸氧量相同，但是体重越重，则导致相对较低的最大吸氧能力；反之，体重越轻的人，则表现出更高的最大吸氧能力。这也说明了为什么优秀的耐力运动员都保持了较理想的体重。一些著名运动员的最大有氧能力竟然高达70~100毫升/公斤/分钟。

有很多朋友在经过检测以后发现自己的有氧能力很低，便非常沮丧，其实大可不必！根据我自己十四年的体会，有氧能力完全可以逆龄改善。今年69岁的我现在的有氧能力不仅在同龄组里"高高在上"，更是可以在四十岁的年龄组中荣居榜首。好消息是，通过运动，有氧能力往往会在过去缺乏锻炼的人群中得到更立竿见影的改善！

健康之旅和任何旅途一样，知道你要到哪里去以后，先要找到自己在哪里。所以第一步是检测自己的有氧能力；第二步呢？穿上你的运动鞋！

七、我的有氧能力"出洋相"

2007 年，我第一次在美国库珀有氧中心做运动心电图（平板测试）时，它曾带给我很大的震撼。

顾名思义，运动心电图就是在运动状况下做心电图。检测中跑步机的速度保持在恒速，但是坡度不断提高，直至被测试人完全竭尽全力不能继续为止。医生根据被测者运动的时间（分钟）来判断其有氧能力，即心肺功能的健康状况。

下面这张表显示了我过去 10 年所在男性年龄组的测试标准（笔者 1952 年出生，2007 年时 55 岁，今年 69 岁）。简单地说，就是在跑步机上跑得时间越长，有氧能力越强。如 2007 年的我 55 岁，如果能坚持到 16 分 10 秒到 19 分 59 秒，那么有氧能力为良好（good）。

测试结果	男性55岁~59岁年龄组	男性60岁~64岁年龄组	男性65岁~69岁年龄组
很差/Very Poor	< 9:59	< 8:51	< 6:59
差/Poor	10:00~12:59	8:52~11:29	7:00~10:04
一般/Fair	13:00~16:09	11:30~14:59	10:05~13:59
良好/Good	16:10~19:59	15:00~18:59	14:00~16:59
优秀/Excellent	20:00~23:14	19:00~21:59	17:00~20:39
超级/Superior	23:15	22:00	20:40

注：平板测试有多种不同方式，库珀中心使用的是 Balke 模式。

记得当时我做平板测试时信心满满，甚至在上跑步机两分钟后我还挺得意地幻想："就这速度和坡度？小菜一碟，我要打破整个库珀中心所有男性的历史纪录！"

下面是被贴在墙壁上供被测人对号入座的一张图表。

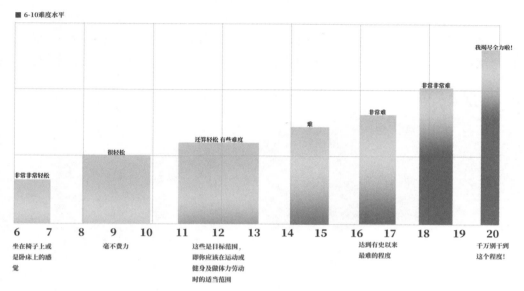

■ 6-10难度水平

								我竭尽全力啦！
							非常非常难	
					非常难			
				难				
		还算轻松 有些难度						
	很轻松							
非常非常轻松								

6 7	8 9 10	11 12 13	14 15	16 17	18 19 20
坐在椅子上或是卧床上的感觉	毫不费力	这些是目标范围，即你应该在运动或健身及做体力劳动时的适当范围		达到有史以来最难的程度	千万别干到这个程度！

注：此图非常有用，这么多年我都是用这张图表来指导自己健身，请大家务必保留并立即开始使用！即使不做有氧能力测试，它也可以帮助你科学地提高自己的有氧能力，而且大大降低过量运动或过劳所导致的猝死风险！

测量的难度从6（非常非常轻松）开始，即坐在椅子上不动的休闲状态，到"20"（竭尽全力）为极限。没想到检测结果让我这个"懒人"现原形，刚达到墙上标识的"14"（难），我已经上气不接下气、坚持不了啦！虽然又挣扎了一会儿，坚持到20分钟，勉强混进了优秀的行列（20min00s～23min14s）。我的有氧能力测试结果，完全没有达到我自以为的特别优秀（Superior）标准，你可以想象我当年的尴尬和沮丧（需要告诉大家的是自那以后，我的有氧能力不断提高，2011—2016年的连续六年里，我的有氧能力测试结果年年保持在特别优秀的水平！同龄组中仅有3%的人比我做得更好，包括运动员在内）。

"其实改善最大有氧能力并不难，简单地说就是科学运动，贵在坚持！有很多朋友在经过检测以后发现自己的有氧能力很低而非常沮丧，其实大可不必！有一个好消息，通过运动，有氧能力往往会在过去缺乏锻炼的人群中得到更加显著的改善，一旦他们愿意改变不运动的生活方式，开始常规性的有氧运动，有氧能力自然就提高啦！上帝在任何时候都垂青那些不自暴自弃的人！"当时的库珀博士看我沮丧又失望，幽默地说。今天我把他的忠告和读者朋友们分享。

平板测试虽然不包含在一般企业为员工买单的体检项目中，却是一个非常重要的检测项目。各大医院都具备检测能力，价钱也合理，所以建议大家都能试一试。

八、有氧运动和无氧运动的区别

我在国内做"健康就是领导力"的演讲时，曾多次询问现场听众是否知道什么是有氧运动。但非常遗憾的是，通常仅有 4%~5% 的听众举手表示知道，而这表示知道的极少数人一旦被请起来向大家解释什么是有氧运动时，大概只有更少的人能够说清楚。

这个问题非常重要，因为只有知道什么是有氧运动，才能充分享受它给我们带来的好处，这些好处直接影响我们的健康、财富和幸福程度。20 世纪 60 年代，库珀博士刚刚提出"有氧运动"这个概念的时候，美国人也面临同样的困惑。科普不是科研，做科研要深入，做科普则要浅出。我们来试试，5 分钟内就可以让你毕业！

回答这个问题的最好方法就是把有氧运动和无氧运动在一起做个比较。

运动需要能量，而人体的能量是通过身体内的糖、蛋白质和脂肪分解代谢得来的。从能量的角度两种运动的不同在于：有氧运动是有氧代谢，无氧运动是无氧代谢。通俗地说就是，有氧运动需要耐力，有氧运动是指人体在氧气充分供应的情况下进行的体育锻炼。即在运动过程中，人体吸入的氧气与需求相等，达到生理上的平衡状态，可以提供足够的能量。有氧运动的强度并没有很高，且富韵律，在整个运动过程中能够顺畅地完成呼吸过程，但有缓慢与急促之分，所以运动时间可持续较长时间。有氧运动是动用了全身大部分肌肉的运动。

常见的有氧运动有：快走、慢跑、长跑、游泳、跳绳、健身操、单车、登山等。

无氧运动大部分是负荷强度高、瞬间性强的运动，所以很难长时间持续。无氧运动需要爆发力，无氧运动是相对有氧运动而言的，严格意义上说不是无氧运动而是"缺氧"运动。在无氧运动过程中，身体的新陈代谢是加速的，加速的代谢需要消耗更多的能量，所以机体在瞬间需要大量的能量，而有氧代谢不能满足身体此时的需求，于是进入无氧代谢状态，以便迅速产生大量能量。这种状态下的运动就是无氧运动。常见的无氧运动有：俯卧撑、投掷、举重、百米冲刺、摔跤等。

　　最容易帮助我们理解的就是比较同样是跑步的项目：慢跑和长跑是有氧运动，而百米冲刺却是无氧运动。

　　看到这里，大家或许会恍然大悟：那么篮球是不是有氧运动和无氧运动的结合呢？太对了！现在的很多运动项目其实都是有氧中有无氧，无氧中有有氧。如现在颇为流行的高强度间歇训练（High-Intensity Interval Training，HIIT），就是运动者在极限的运动强度下全力持续数十秒无氧运动，然后换成数十秒的有氧运动，如此反复数次的训练方法。这是一种典型无氧和有氧运动相结合的锻炼方式，可以达到事半功倍的健身效果。

　　我们这种为健康而运动的人，常常用有氧运动和力量训练来区分这两大类运动，其实，力量训练虽是无氧运动，但只是无氧运动的一部分。对于我们的健康来说，在有了有氧运动后，更重要的是不要忽略了力量训练（如俯卧撑、举重等），至于摔跤、百米冲刺或是潜水那样的无氧运动项目则不是我们要强调的重点和推荐的项目。

九、有氧运动与免疫力和健康

如果说免疫系统是我们"健康卫士"，那么有氧运动更像是让我们"卫士"精神抖擞的力量源泉，它使得我们的免疫系统在正常运行状态，随时准备阻截入侵之敌，如流感病毒和新型冠状病毒等。有氧运动虽然不能让你完全免疫，但是可以大大增强免疫力。中国老话说：饭后走百步，不会上药铺，虽然有些道理，但现代健康科学更主张：日行万步，不上药铺。

有氧运动还给我们带来下列诸多健康益处。

第一是长寿。大量研究证明，长期参加有氧运动的人群明显比不参加有氧运动的人群要活得长。其实不光是活得长，更重要的是活得健康、有生活品质。仅此一条就可以让所有人都有动力参加有氧运动。

第二是抗衰老。这也是一个生活品质的问题。长期参加有氧运动的人，在年老时能够保持较好的生活自理能力，也因此能够得到更多的自由。研究还表明，有氧运动不仅让人身体敏捷，而且思路更加敏锐，身心皆受益。衰老不可避免，而抗衰老最有效的方法就是长期坚持有氧运动。

第三是让你放松心态，保持个好心情，从而减轻抑郁症状和倾向，降低因为工作和生活变故带来的种种压力。

第四是让你有一颗强健的心脏。大家都知道心脏的重要性，强健的心脏能够有力地把血液输送到身体的各个部位，且胜任有余，不必担心心动过速、过度劳累和受损。

第五是增进你的耐力。无论我们做任何有氧运动，做到一定程度之后都会感到疲劳，这很正常。但是只要坚持不懈地进行有氧运动，我们的抗疲劳能力和耐力都会得到很大的提升。不仅如此，我们还注意到很多锻炼者的毅力都得到了提高。

第六是改善胆固醇。大量的研究证明有氧运动会让你增加"好胆固醇"（HDL）量，减低"坏胆固醇"（LDL）量。当身体内的胆固醇含量得到改善以后，你的血管就变得畅通无阻。虽然当代科技让我们可以用搭桥技术来疏通被堵塞的血管，但那仅仅是治病。运动是预防，预防更健康，更经济。

第七是减缓和改善慢性病的症状。虽然我们强调有氧运动的预防作用，但即便是已经患有慢性病如患高血压、高血糖和高血脂的人，适度的有氧运动仍然可以起到康复和改善的作用。这和中国传统的"养"病观点不一样，生命在于运动，即使在生病时也不例外。在美国流传一句话：运动是良药（Exercise is medicine），言简意赅，一语中的。

第八是可以减肥。大家都知道肥胖症的坏处，它和多种现代生活方式病息息相关。而有氧运动加上科学的饮食习惯是保持健康体重和减肥的最佳方式。

第九是全面降低健康风险。坚持有氧运动能大大降低心血管病、高血压、中风、肥胖症、糖尿病、代谢综合征、忧郁症、骨质疏松和一些癌症的患病率。人们热衷于买健康保险，岂不知，健康保险买到的是患病后需要支付的医疗费，健康是买不来的，但是有氧运动却是最好的，名副其实的健康保险。

朱院士说说如何通过氧运动提高有氧能力：

①几乎所有的有氧运动如跑步、快走、游泳、骑自行车等都是可以改善有氧能力的运动。选择适合自己的有氧运动，从今天开始！

②增加运动量。如果你的有氧能力低下，基本可以断定你的运动量不够，所以需要增加运动量。

③运动量不光是指运动时间，运动强度尤其重要，加大运动强度可以达到事半功倍的效果，而且要有张有弛，也就是说要在短时间内进行大强度的运动以后，用小强度的放松性运动恢复和调整（又称间歇性训练）。比如，60 秒高强度运动和 60 秒低强度运动的恢复和放松交替进行，也可以是 3 分钟的高强度训练配 1 分钟的恢复和放松交替训练。

④减掉一些体重。如果你的有氧能力低下，几乎可以肯定你有多余的赘肉需要减去。光靠运动减体重并不科学，有时候甚至是没有效果的，还得要控制饮食。体重一减下来，你会发现"浑身轻松"，有氧能力就可以这样轻松地得到提高。

十、目标心率和运动时间

现在有很多关于最佳运动心率的说法，各种测试心率的穿戴产品更是如雨后春笋。可究竟什么是最大心率，什么是最佳心率呢？我们在运动时应该怎样把握自己的心率和运动时间及强度呢？

这虽然是一个非常简单和基本的问题，却非常的重要。大量的科学证明我们的心脏年龄和生理年龄是不同步的，很多的人是"人未老，心先衰"！还有比这更可怕的现象吗？虽然现在大家都知道体育锻炼有益于心脏健康，但是对怎样进行体育锻炼却存在很多的误解。真正对心率产生正确认知后可以让我们在最大限度上享受运动带给我们的益处。反之，不但有可能伤害我们的健康，甚至会危及我们的生命。

其实这些年来，名人健身不当以致丧命的消息时有耳闻，而在马拉松热潮中运动员猝死的事件更是频繁发生，这和大家普遍缺乏对心率的了解或对其认知存在误区有关。

我们不妨从最大心率说起。顾名思义，最大心率指的是进行最大运动强度时心率所能达到的最高水平。通常我们都用以下公式进行计算：220−年龄＝最大心率。大家从公式上可以看出最大心率和年龄有着密切的关系。比如，我的年龄是70岁，那么我的最大心率是152（220−70＝150）。但大家一定要记住，这只是计算最大心率的一个基本估算方法。和数学公式不一样，这个得数不是一成不变的，仅可作参考。因为每个人的健康程度和运动史都不一样，所以最大心率在个体上的表现差异是非常大的。最好的办法是通过科学的测试知道自己的最大心率。

测量出自己的最大心率以后，下一步就是科学地设立自己的运动目标心率，运动目标心率很容易计算，一般是自己最大心率的65%～80%，所以我的运动目标心率是98（150×0.65）～120（150×0.8）。

运动中大家要注意把握好这样几个原则。

第一是循序渐进，安全第一。如果你从来都不运动，现在开始运动时可以先把你的运动心率控制在自己最大心率的65%，或者更低。中国人爱说"一口吃不成个胖子"，锻炼身体特别忌讳急于求成，往往会欲速则不达。

第二是因人而异，运动目标心率并不是越高越好。不要去和同年龄组的朋友或同事的运动目标心率进行比较，他们可能会比你拥有更长的运动史和花更多的时间在健身锻炼上面，甚至有时他们的认知是错的，而你是对的。

第三是懂得"聆听"自己的身体，如果感到力不从心或有任何不适，千万不要勉强自己。一般来讲，我们可以使用一个非常简便的方法来测试自己的运动强度是否合适：如果你在运动中已经无法唱歌了，但还能够和其他人持续谈话，这样的强度就算基本合适（请注意，如果还能唱歌说明强度不够，不能谈话说明强度过大）。

第四是运动时间越少，运动强度则需越大，运动目标心率也需要越高。

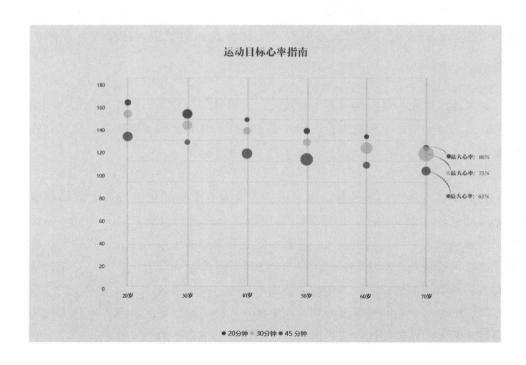

①运动目标心率不但因人而异，也因年龄而异，请注意，每个人在不同的锻炼阶段也要因时而异；

②运动强度可以先弱后强，一开始选择较多的时间和较小的运动目标心率来达到同样的健身目标，如运动处方 C；

③要循序渐进，先易后难，等身体适应，体力更强壮以后，可以选择运动处方 B，最后再选用运动处方 A，也就是随着自己心脏变得越来越年轻而逐步减少运动时间的同时增加最大心率和最大心率百分比。

十一、对话朱院士：晨跑还是空腹好！

朱为众：最近有国内的朋友问我对颇有争议的话题"空腹跑步是否更容易减肥"和"空腹晨跑是否可以提升耐力"的看法。我虽然常年坚持空腹晨跑，可是回答这样的问题还是说不出所以然来。您是否可以为我们科普一下？

朱院士：有意思的是，有的打着"运动需要科学"旗号的小编，居然把"空腹跑步更容易减肥"划为了谣言！其实和小编的"辟谣"相反，空腹跑步更容易减肥是有科学依据的。从能量供应角度而言，当身体处于空腹（注：和体检一样，这里的"空腹"是指除了喝水，10～14小时没有进食）状态时，多种备用机制可确保人的肌肉和大脑获取必要的糖来补充能量。在运动过程中，人体的糖分存储耗尽后，身体会消耗存储的脂肪并将其转变为糖，或者将肌肉中的蛋白质转变为糖（注意：这是我们应该避免的）。这也说明了最初的科学假设：在身体已经"糖不足"的情况下进行锻炼会导致脂肪燃烧得更快。

朱为众：这毕竟是假设嘛！科研证明了这一假设吗？

朱院士：通过过去几十年的研究，我们对运动时的代谢已经有了很深入的了解。结果发现，空腹10～14小时后以中等强度跑步一小时，要比空腹10～14小时后先吃早餐再运动要多燃烧近20%的脂肪！

朱为众：太精彩了！我个人感觉除了帮助减肥，晨练还有其他众多的好处。

朱院士：对！晨练还可以帮助提高一天的精力和精神状态、改善睡眠、降血压和血糖、减压等。2019年一项研究对数据做了统计分析后发现：对照组的体适能和胰岛素敏感性都没有发生任何变化，而两个运动组都提高了他们的体适能，腰围变小，但只有少数人减了体重。最重要的发现是空腹运动组在每次踏车锻炼时燃烧的脂肪大约是食后运动组的两倍！两个运动组在运动中所燃烧的卡路里数量大致相同，但如果空腹运动，所用卡路里主要来自脂肪。另外空腹运动组的胰岛素敏感性改善更明显，肌肉中某些蛋白质的含量更高，从而影响肌肉细胞对胰岛素的反应和使用血糖的水平。

朱为众：但是我的一个朋友总是改不掉晨练前吃点东西的习惯。她担心空着肚子锻炼会力不从心。

朱院士：更有意思的是，上面说的对比研究根据每个人对运动强度的主观评价发现，空腹运动组并不觉得自己的锻炼比另一组更费劲了。这些发现表明，你的朋友完全可以通过在早餐前的空腹锻炼获得更多好处，且无须增加锻炼强度或持续时间，也不会力不从心。

而且据我了解，中国绝大多数晨练的人都是空腹进行的。不光是中国，空腹晨练其实普遍是东方养生运动的一个原则。2012年的一项对人在穆斯林斋月期间的运动研究也做了类似的对比。结果发现斋月结束后进食组虽然也减轻了体重，但空腹组除了比进食组减掉了更多的体重，还同时减少了体内的脂肪。根据这些研究，研究人员提出了"空腹有氧训练"（Aerobic Training in a Fasted State）的概念。

朱为众：你自己是什么时候开始晨练的呢？

朱院士：我自己最早接触空腹晨跑还是在20世纪70年代效力南京青少年篮球队的时候。那时候我们早晨起来出操第一件事就是在体校外的街道上长跑一圈，然后才是篮球有关的训练。早饭自然是在出操以后。这么多年过去了，我到现在还保持着早起空腹有氧晨练的好习惯，这也应该是我的体重能几十年保持没变的一个原因吧（这几年系统地增加了力量训练也很有帮助）。至于专业运动员空腹晨跑则是他们的"必修课"。

朱为众：什么情况下晨练前可以或是必须吃东西呢？

朱院士：上述研究中的有氧运动都是中等强度，时间在一小时左右。如果运动强度很大（如高强度间隙训练）、时间很长或混有力量训练，锻炼半小时前吃点健康小点（如苹果、香蕉等，但不要喝牛奶因为容易反胃）以保证有充足的能量也是可以的。

朱为众：有糖尿病的人也可以空腹锻炼吗？

朱院士：糖尿病患者空腹锻炼可以随身带点能量棒或运动饮料，以便在血糖太低时做点补充，如果没带，也可以在运动快结束的时候加个短时间的高强度训练，这可以带来血糖的短时增高。研究发现，在 20 分钟中等强度骑行的最后 10 秒冲刺就可以升高血糖！

朱为众：空腹晨跑能帮助燃脂，但会不会像有人说的对提高耐力（有氧能力）不利呢？

朱院士：恰恰相反。2020 年的一项新研究结果发现：
①长期高血糖的状态会影响有氧训练的效果，所以空腹晨跑更有利于有氧耐力提高。
②血糖的控制应该更着重避免含高糖的加工食品和高脂肪的食品。
③欲提高有氧能力和健康，饮食和运动必须同时考虑。因为它们不但相互影响，而且影响的程度超出我们的预期（注：我们经常看到一些业余马拉松跑手认为自己已经在做大运动量的有氧训练因此不必忌口，乱吃乱喝，以致他们的心脏并不健康）。《跑步大全》的作者詹姆斯·菲克斯（James Fixx）就是个只注意跑、不忌口（经常吃垃圾食品）的人，结果死于冠状动脉阻塞。
上面这些研究都证明：晨跑有氧锻炼还是空腹好！

朱为众：太好了，我马上向朋友们传达这个信息，晨练还是空腹好！

十二、库珀博士教你如何跑步

2016 年 4 月 23 日，为期两天的"领跑中国 魅力江苏，中国银行 2016 穿越老山·南京国际跑步节"拉开帷幕。作为该跑步节活动的头台大戏，主题为"跑步浪潮与有氧三项运动"的 2016RW 国际跑步高峰论坛，以国际顶尖的专业性和实践性，为中国跑步产业注入了先进的理念和实践指导。

我受邀作为论坛四位嘉宾（全球最著名的专业跑步杂志 *Runner's World* 总编辑戴维，英国生物学博士、世界著名精英越野跑运动员、国际顶尖赛道设计师帕沙，台湾超级马拉松跑者协会主席、国际超级马拉松总会技术委员郭丰州为另外三位嘉宾）之一参加了这次 2016RW 国际跑步高峰论坛，并作主题发言。

从美国飞抵中国参加这次跑步高峰论坛之前，我拨通了"有氧运动之父"库珀博士的电话。多年深交，我非常清楚，我的这位在全球享有极高声誉的老朋友与跑步结下的深厚渊源。

毫不夸张地说，如果没有当年的跑步，就没有库珀博士后来的杰出成就；如果没有 20 世纪 60 年代的库珀博士，就没有今天风靡世界的跑步运动。所以，请"有氧运动之父"库珀博士谈谈我们该如何科学地、正确地跑步，一定会对当前中国一浪高过一浪的跑步热潮有着极为特别的指导意义。

"祝贺南京老山！祝贺'2016 RW 国际跑步高峰论坛'的召开！"他老人家一听我的来电意图，马上就来了精神。他说："跑步是我一辈子的热情所在。自从 1968 年我的《有氧运动》出版以后，跑步作为一种主要的有氧运动逐渐形成风尚，改善了当时很多美国人的健康水平，也影响了整个世界（《有氧运动》被译为 41 种语言，全球发行量约 3000 万册）。"

我知道自从库珀博士的畅销书《有氧运动》在 1968 年以后，美国的跑步者在短短的 10 年就从 10 万人猛增到了 1000 万人！其势头之猛烈，颇有点像今天中国的跑步浪潮。目前美国有 4000 多万跑步者，有人说，美国人是因为跑步才没有被"垃圾食品""亡了国"，这话品味起来一点没错！

"库珀博士，现在中国的跑步潮流热浪袭人，作为过来人和'有氧运动之父'，您能给中国的跑者什么建议吗？"我问。

"跑步不忘健康初衷！"库珀博士说。"你知道，我自己就是一个跑者，也参加过波士顿的马拉松比赛。不过我和别人不同的是，我自始至终都以健康为目的，名次对我来说不重要，成就感对我来说也不重要。跑步最重要的是跑出自信，跑出健康，只有跑出健康才是最大的成就！我听说中国有一些马拉松赛事出现了运动员猝死的情况，伤者更是不计其数，这实在令人惋惜和悲哀，也违背了跑步的初衷！"我没想到远在美国的库珀博士如此了解中国的情况，其实国外也有跑马拉松猝死的情况发生。

"那么，怎样跑步才能避免死亡和伤害呢？"我趁机追问，这也是我在临行前打电话给库珀博士的动机。

"其实很简单，无论是马拉松还是其他的跑步运动，原则都是循序渐进，我们很多人都高估了自己的体能和最大有氧量。很多跑者的记忆还停留在自己读高中和上大学时期的辉煌时刻，岂知多少年不锻炼，身体早就不再是自己记忆中的那个身体了。这个时候突然跑步，尤其是参加马拉松赛事，就会存在巨大的风险。好像一辆年久失修的车突然开上高速公路疾驰，不出事才怪！最科学的方法就是先体检，然后做一个体能测试。好比在商场里购物，得先看导购图，掌握自己身在何处，然后才能事半功倍准确地到达目的地。"库珀博士说。

"体检在中国已经很普及了，可是体能测试还没有得到普及，标准也不统一，作为一个跑者，在中国现有条件下怎样才能做到安全地跑步呢？"因为常到国内出差的缘故，我知道中国的现状，干脆"打破砂锅"将这个问题追问到底。

库珀博士不慌不忙地说："体检是必要的，但只是体检并不能保证我们跑步的安全性，尤其是参加马拉松赛事的安全。我们在中国的库珀有氧大健康不是正在研究这个课题吗？一定要加快速度拿出方案来！这是利国利民的大事，既要快，还要科学与严谨。当然！跑者不会停下来等我们，所以，至少我们现在可以建议中国的跑者，在体检报告没有异常的情况下，可以从慢到快，从短到长，逐步地增加自己的训练量。这里我要告诉大家一个秘诀就是'聆听自己的身体'。如果感觉很轻松，那就是量还没到；如果感到有些累了，就是恰到好处；如果觉得心力交瘁，就是过量了。所以请记住，无论是教练、医生或是亲友们，没有一个人可以替代你自己的感觉！"

"还有就是注意要让自己参加不同的运动，即便是准备参加马拉松赛事的跑者，也要用不同的运动来调节和锻炼，即交叉训练（cross-training）。很多人会以为跑得越多越好，其实那是一种误解，单一的跑步运动很容易造成某些部位的肌肉和组织磨损过度，而其他一些部位的肌肉却没有得到适度的锻炼。另外，大家一定要让自己的身体有机会恢复，所谓有张有弛的道理在这里非常适用。"

"特别需要注意的是，马拉松的训练和我们平时的跑步运动不一样，因为运动量更大，所以更容易受伤，需要有长期和科学的训练来支撑。切忌仅凭年轻力壮就临阵磨枪，仓促上场。"库珀博士不放心，又再三叮咛。

"库珀博士，我有一位朋友说自己已经下了好几次决心，也买了一台跑步机，可是试了又试都坚持不下来，觉得在跑步机上跑步实在难熬，想请教您有什么解决问题的办法。"我趁博士谈兴正浓，继续深挖这一话题。

"哈哈哈！"库珀博士爽朗地大笑起来。他说："你应该知道，在历史上，跑步机原本就是用来折磨人的，不过不是折磨普通百姓，而是为了折磨犯人，不过那已经是两个世纪前的事情啦！这样的折磨后来被评为不人道，跑步机也差点因此'寿终正寝呢'！"

跑步机的历史我当然知道，恰恰是因为肯尼斯·库珀博士的畅销书《有氧运动》掀起了美国的跑步热，让跑步机走进了千家万户。不过，它折磨人的基因未变，凡使用过跑步机的人多数都会有这种体会，我想这恐怕也是很多中国家庭难以坚持下去，让跑步机最后变成了"晾衣架"的原因吧！

库珀博士显然觉察到了我的期盼，他说："其实现在有很多办法可以改变或是减少跑步带来的枯燥感。有的人是在用跑步机时看电视，有的人是听书或者听音乐，有的人则是约伴同跑。我知道你也是个跑者，你自己坚持了这么多年，你的经验是什么呢？"博士反问我。

我说："我的经验是在跑步的时候做冥想，既不听书，也不看电视。我选择在这个时候让自己的思维天马行空，得到彻底的放松。我觉得这是一个彻底放松身心的好时候，所以选择了冥想，坚持了几年后觉得效果很好！尤其是户外跑步，上有蓝天白云，下有鸟语花香，那不但不是折磨，而且是一流的享受！"我胸有成竹地回答。

"好，好，好！"他老人家一连说了三个好，让我很是受用。

库珀博士接着说："其实在跑步机上跑步的同时听书，看电视未尝不可，但是我很喜欢你这个让身心同时放松的方法！尤其是在工作了一整天之后，我自己也常常是这样做的！"

十三、对话朱院士：无须"药神"，我有"神药"！

朱为众：朱院士，我正在利丰集团通过"健康就是领导力"的活动在员工和行业内倡导健康的生活方式。而身边的同事和同行们患癌症的消息仍不断传来，听说《癌症生存者话运动康复——我和郭林新气功的故事》在今年的全民健身日（8月8日）由人民体育出版社隆重推出了，您作为作者之一，能不能请您介绍一下这本书呢？

朱院士：这是一本由 100 多位癌症生存者用生命写成的，用中国传统运动抗癌的故事，向世人宣布癌症≠死亡！而这个专门用来对付癌症的中国运动就是癌友们熟悉的"郭林新气功"。我在书中有一章节，对国内外运动抗癌的历史和现状做了介绍。

朱为众：郭林？她是谁？

朱院士：郭林生前是中国画院的画家，她自幼学传统吐纳导引养生法和五禽戏等。20 世纪 50 年代她因患子宫癌做了全切除手术，后来癌向膀胱转移，又做了膀胱部分切除手术。十几年间饱受疾病折磨，萌生了练功治病之念。她阅读了大量中西医学著作，学习了生理、病理、针灸和经络等知识，结合自身练功实践不断的探索研究，终于创立出一套主兼齐治、动静相兼、易学效高、自成体系的功法。1971年久病成医的郭林走出家门，在北京各大公园传授气功。1980 年，中央电视台为郭林新气功（加了个"新"字旨在区别传统功法）健身法拍摄专题节目公开播放后，郭林新气功便在全国迅速传播开来。从时间上计算，郭林是全世界运动抗癌的第一人！

朱为众：可是您是研究人体科学的，属于西方的循证科学，郭林气功属于东方的经验主义。您是如何与郭林气功结缘的呢？

朱院士：1982—1985年我在上海体育学院念硕士研究生时与郭林新气功结的缘。刚进校的第二年，我们生理教研室负责生化教学才40多岁的孙晓红老师被诊断为胃癌三期，手术把她的胃全部切除，只做了一次术后化疗，因为白细胞下降的太低而被迫停止，生命危在旦夕。孙老师的丈夫听说郭林新气功可能有帮助，就让孙老师试一试。据后来孙老师回忆，受现代科学教育的她一开始不相信郭林新气功可以抗癌。但病急乱投医，就跟着练了起来。三天以后，她就感受到了郭林新气功的威力，胃口变好，人变得有精神了，看到了希望后她就开始一天也不漏地练功。我当时每天早起去校园里大声练习英语口语，总是远远看到她在专注地练功，尤其在她练三步点步功时放松的身影深深地刻在我的脑海里。

朱为众：一个身边活生生的案例打动了您？

朱院士：对，20多年后的2005年，我在美国组织了一个关于"步行与健康"的国际会议。想到这可能是个介绍中国气功的好机会，我就托人到上海体育学院打听孙老师是否还健在，惊讶地得知她不但战胜了癌症，而且活得非常健康。我把她邀请到美国，在"步行与健康"会议上做了郭林新气功的展示，还开了个短期班传授郭林新气功。一晃又是15年过去了，已经是81岁的孙老师还在每天坚持练功，血压不高，血糖正常，红光满面，生活得非常滋润！

朱为众：很多的重大科学发现都源于某个机缘巧合，显然孙老师的经历就属于这一类？

朱院士：是的，这件事让我对郭林新气功的科学机理产生了浓厚的兴趣，并让我有机会结识了郭林新气功的达人，上海癌症康复学校和上海市癌症康复俱乐部的创始人袁正平先生。2007年，我所在美国大学的实验室与上海癌症康复学校（袁正平）、上海体育学院（王人卫和虞定海）、上海气功研究所（李小青和华卫国）一起合作，成功地申请到了一个美国最高水平的研究基金针对郭林新气功的能量代谢特点和长期进行郭林新气功锻炼对各种生活质量指标及身体机能等各方面的影响做了研究。

朱为众：这个研究的结果论证了什么呢？

朱院士：结果发现：①除了热身和收功，大多数郭林新气功的功法的梅脱值接近或超过 3，表示郭林气功属于中等强度的有氧运动；②除了强度风呼吸法快步功外，大多数郭林新气功的功法的行走速度很慢，远低于正常的走路速度；虽然走路速度很慢，但通过"吸吸呼"的特殊调息方式，照样可以达到中等强度运动的吸氧效果，体现了中国养生方法中所强调的"调身""调息"和"调心"在健身中的重要性，也非常适合正在接受或刚刚完成癌症治疗的病人；③因为绝对吸氧量并不高，所以说郭林新气功大量吸氧并不准确，说它"相对较多吸氧"（相对于较慢的行走速度和运动时不算高的心率）更为准确；④我们还发现，和不练气功组比（12/40＝30%），郭林新气功练功组（4/40＝10%）的癌症复发率降低 20%。

除了运动本身的作用，社会团体（上海癌症康复学校）在很大程度上起到了社会支持（Social Support）的积极作用。因此可以说，中国的以运动抗癌为核心的抗癌团体的社会支持是世界第一。

朱为众：哇！在我来看，这件事的重大意义远超出郭林气功和癌症本身。如果应用到中医方面，用西方循证医学的手段验证具有悠久历史的中医和具有中国文化特色的健身方式（气功），这可是对世界的贡献呀！

朱院士：是的，这方面还有大量的工作要做。有意思的是，国外运动抗癌的开始也是由癌症患者先发起的。1981 年，一位叫 Herbert M. Howe 的博士生写了一本名叫"不要温柔"的书介绍自己如何在癌症治疗过程中坚持运动最终战胜癌症的经历。Howe 的故事激励了当时正在美国俄亥俄州立大学念博士的玛丽琳·温宁汉（Maryl Lynne Winningham），她因此决定自己的博士论文就做有氧运动对乳腺癌的干预方面。1983 年，她成功完成了题为《功率自行车有氧干预对女性乳腺癌患者功能和情绪控制的影响》的博士论文答辩，西方第一篇关于运动对癌症的研究论文也因此诞生。1986—1988 年，温宁汉等在多个经典的运动医学杂志上连续发文，挑战过去癌症病人应该静养的观点，开创了运动肿瘤学研究和临床实践的先河。

朱为众：太精彩了！所以，"运动是良药"这个口号和运动很早以前就被中外癌症患者用作自救的方式了。

朱为模：对，可以说是开辟了一个前所未有的先河。继《不要温柔》一书后，很多专业出版机构也纷纷出版了这方面的著作。在温宁汉等工作后的数十年中，近百篇用严谨的随机分组试验设计，把运动当作抗癌药一样来研究的课题得以完成，为运动干预在癌症生存与康复中的作用提供了一批扎实的科学数据，让运动正式进入癌症治疗"医药"的殿堂。

朱为众：作为一门科学，运动是不是已经成为一味降伏癌症的"良药"呢？

朱为模：完全可以说运动已经成为越来越多癌症治疗和康复中的一个有机组成部分。2019年，美国运动医学学会在上一次发表的癌症患者和生存者运动指南近10年之后，又一次组织了一个由15人组成的国际专家组，对过去10年中运动/久坐和癌症的预防与治疗的研究进行了详尽的梳理，随后推出了2019年出版的新ACSM癌症运动指南。

朱为众：这个指南对我们，尤其是癌症患者和医务工作者有什么意义呢？

朱院士：新的指南有以下几个特点：①肯定了运动在预防和治疗癌症上的积极作用。一般来说，运动越多，生存率越高；②证明了对防治癌症有效的三种运动是，有氧运动、抗阻运动（力量训练）和柔韧性运动；③运动对7种常见癌症（乳腺癌、结肠癌、子宫内膜癌、胃癌、食道癌、肾癌和膀胱癌）都有预防作用；④证明了运动对提高免疫功能和消除因为癌症治疗所带来的副作用方面具有积极作用；⑤需要改变过去认为的癌症患者在治疗中应该"避免运动"的错误观念；⑥需要改变公众和医护人员对运动能在防治癌症中起到积极作用的认识。例如，今天很多人虽然同意运动对预防和治疗心脏病有好处，却错误地认为运动对治疗癌症无济于事，这是不对的；⑦更强调运动处方的个性化！每个癌症患者所面临的健康问题都不一样，处方必须量身定制，才能更好地帮助患者进行癌症治疗并且防止复发；⑧强调有指导和监督的锻炼，即由专业的教练或讲师来指导患者的锻炼。因为这样要比无监督的锻炼或患者自己在家里锻炼会带来更多的好处；⑨最令人振奋的是，新指南包括了针对因癌症治疗所产生的副作用（例如，焦虑、忧郁、疲劳、生活质量和身体机能的下降等）的专门的运动处方；⑩强调安全运动。因为运动是"良药"，是药三分毒，所以遵医嘱非常重要。

朱为众：我记得今年美国癌症协会也对《运动与饮食癌症预防指南》做了更新，并于2020年6月9日发布。指南里是不是也有相应的变化呢？

朱院士：与运动有关的最大变化是从过去推荐的每周150分钟中高等强度运动升级为每周300分钟。新的《运动与饮食癌症预防指南》有以下几个要点：①一个人一生都应该保持健康的体重。如果超重或肥胖，即使只减掉几斤也可以明显降低一个人患癌症的风险；②成年人每周应进行150~300分钟中等强度的体育锻炼，或75~150分钟大强度的体育锻炼，或两者结合，300分钟甚至更长的时间将会带来更多的健康益处；③儿童和青少年每天应至少有1小时中等强度或大强度的体育锻炼；④少坐，更不要躺着，控制看手机、电脑、电视的时长，久坐是21世纪的"抽烟"！

朱为众：这让我想起了2018年引起巨大社会反响的中国电影《我不是药神》。主人翁之所以被誉为"药神"，是因为他靠仿制药大大降低了进口药的成本。其实癌症的根源是生活方式，其中重要的原因就是缺乏运动。运动简直就是防治癌症的神药！如果我们都能长期坚持并且尽早开始服用这粒"神药"，我们就无须"药神"，更不需要为抗癌药倾家荡产。

朱院士：可以说，经过多年的努力，运动这粒"良药"对癌症的积极防治作用已经被国外主流的医学和肿瘤治疗学充分认可。一门新兴的癌症治疗学科即运动肿瘤学也应运而生，现在我们已经有足够科学证据来证明患有癌症的人能从运动中受益。随着研究的进一步深入，我们在不久的将来就可以像用药一样，精确地用运动来参与癌症的治疗和干预。

十四、对话朱院士：跑步机使用不当，几个月就能毁掉膝关节！

朱为众：最近网上热议，户外跑步和跑步机上跑步，哪个效果更好？

朱院士：其实国外的研究早有定论，户外跑步效果会更好，比如跑完以后心情好，更容易坚持下去。更重要的是相对跑步机而言，在户外跑步膝关节更不容易受伤。

朱为众：大家会觉得奇怪，现代城市到处都是水泥马路，在那样坚硬的路面上跑步，为什么反而会比在跑步机相对柔软的跑道上受伤的可能性小呢？

朱院士：跑步机不变的表面和固定的速度是造成膝关节受伤的最主要原因。在电视连续剧《西游记》中饰演唐僧的迟重瑞，就是因为错误使用跑步机把膝关节毁了。这样的案例在生活中天天发生。

朱为众：这和我们膝关节的结构有关系吗？

朱院士：对了，膝关节是人体最大的关节，也是最复杂的关节之一。从骨结构上说，膝关节属于铰链关节，和门上的铰链一样，只能做一个方向的运动（屈伸）。膝关节实际上包括了两个关节，即股骨与胫骨以及股骨与腓骨关节，中间的空隙有两块软骨分别叫内、外半月板，作用是缓冲重力对骨头的冲击。

朱为众：这和人类的走路息息相关？

朱院士：对，膝关节是人能够直立行走最重要的部分，能够迈开大步迅速奔跑是人类在进化中能够得以生存的最基本条件。如看见老虎和狮子等猛兽来了，必须溜之大吉，而看到大羚羊等"食物"出现时，则能够快速追赶捕捉到以便充饥生存。为了保证大的步幅，人的膝关节周围的软组织相对就很少，为此也付出了代价——稳定性较差，所以也比较容易受伤。人在走路时，膝关节所承受的重量约为体重的 2~3 倍，而跑步时则可高达体重的 5~10 倍，如果体重超重，产生的力还更大！

朱为众：逃生或捕食和在跑步机上跑步都是跑步，为什么在跑步机上跑步更伤膝关节呢？

朱院士：人在跑步机上跑步时并不像在真实场景跑步一样，由于不经常变换角度而且总是保持一种速度，使所有的力都集中在膝关节的某个受力点上。年纪大一点，又体重超重的人的关节软骨、半月板和周围的韧带本来已经被岁月和体重折磨得"奄奄一息"，再加上跑步机上的"精准"冲击，只需 3~4 个月就可能把膝关节给毁掉！另外，哈佛大学最近一项研究还发现非洲原始部落人在赤脚跑步时是脚尖先落地的，故而对地面的反作用力有个缓冲作用，减少了对膝关节的冲击，所以赤脚（或穿着超薄的五指鞋）跑已在美国悄然兴起；而现代人在穿了鞋子后往往是脚后跟先落地把反作用力直接传到膝关节上。

朱为众：那么，为什么室外跑步的，危险性会相对小一点呢？

朱院士：这是因为虽然室外的路面较硬，但高高低低所产生的反作用力，对膝关节的冲击不是集中在一个点上。另外，在室外跑步的速度也会因为膝部的疲劳和路况而自动变化，间接地减少了一定的受伤危险性。当然，在室外过度训练一样很快会使膝关节出现问题，这也是很多经常跑步的人会出现所谓"跑步膝"问题的原因之一。

朱为众：既然在户外跑步有这么多好处，为什么跑步机又这么受大众的欢迎，成为今天健身器材中最受欢迎的产品之一呢？

朱院士：跑步机之所以受到大众的欢迎，我分析主要有三个方面的原因。

第一是方便。现代城市的迅速发展让方便运动的环境变得越来越差，去健身俱乐部锻炼麻烦还费钱，使用家用跑步机就能建造一个适应人类"性本动"需要的、方便的"运动微环境"；

第二是安全。在今天以汽车为主要交通工具（中国国内少数大城市以外的交通环境中，乱窜的电动车也让出行变得隐患重重）的环境下，户外运动的安全难以保障；

第三是天气、空气状况。当户外环境不适合运动时（太热，太冷，或者日益严峻的雾霾等空气质量问题），跑步机更实用；

因为以上这些原因，以美国为例，家用跑步机的销售至今仍然方兴未艾：

- 2001 年，美国大约有 4300 万人在使用跑步机；
- 2007 年，美国大约有 5000 万人在使用跑步机；
- 2007—2014 年，跑步机的个人销售额持续保持在每年 9 亿美元左右。

国内跑步机产业也正在蓬勃发展，之后的 30~40 年中将会有一个飞跃式的发展阶段。

朱为众：那么，究竟怎样合理地使用跑步机才能避免膝关节受伤呢？

朱院士：我给大家以下几条建议：

①买跑步机时，多试几种型号。走、跑上去，人要觉得很舒服。不要买太短、太窄的跑步机（容易改变步态），以不改变户外跑步时的步态为佳；

②在跑步前，一定要先做一下准备活动。如原地高抬腿走或跑，原地跳几分钟，拉拉韧带；

③开始以慢速度先热身走 5 分钟，然后可以快走（胖子用慢走为好）或者慢跑；如果跑，不要一次运动超过 30 分钟；交替训练，如中间停下来做力量训练，或走和跑交替（积极性休息）为最佳；

④如果跑步机有控制角度和速度的功能，务必经常变一变跑台的角度和速度；

⑤跑、走时，上身保持正直，以调整至身体对膝关节的力最小为好；

⑥跑完以后，一定不要立即坐下，在房间里来回走几分钟，再做做拉伸柔韧练习；

⑦穿合适的运动鞋，但没有必要买很贵的鞋子。研究发现，运动鞋（包括跑步鞋）在跑步中对膝关节的缓冲作用其实很小；

⑧在可能的情况下，户外和屋内练习可以交替进行。

十五、你的肌肉在萎缩！ 被遗忘了的力量训练！

体检后我们一般难见医生的面，这是好消息，因为我们"一切正常"。

且慢！

但是按照"有氧运动之父"库珀博士的说法，体检就是在正常中找出"不正常"，防患于未然。从医半个世纪，他老人家说迄今没有见过一份"正常"的体检报告。这就是"治未病"大师的超人之处。

而被中国体检完全忽视了的肌肉和力量就掩盖了一个重要的"不正常"，并且已酿出恶果：数以亿计的中国人的肌肉和力量正在加速衰退！

这是因为用锻炼肌肉和力量的方法来对抗衰老在中国几乎是一个空白区，只有很小一部分人知道并坚持做了。中国的健身房里进行肌肉和力量训练的都是年轻人，这是健美训练，虽然好，但其实年轻时更需要的是有氧运动，随着年龄的增长，更应该增加力量训练和肌肉训练。咱们弄反了！

所以人到中年仅仅靠有氧运动是不够的，要尽早开始力量训练；对于老年人，力量训练是亡羊补牢未为迟也；至于中国女性更是明显缺乏肌肉和力量的训练，特别需要加强力量训练。中国大妈热衷于跳广场舞，虽然广场舞的确是很好的有氧运动，应该提倡。但是千万不要忘记了力量训练的重要性。这可是比任何化妆品和营养品都更重要的女性抗衰老的"秘密武器"哦！

那么力量和肌肉的衰退会对健康和生活质量带来哪些危害呢？力量和肌肉的衰退直接影响人们的健康和生活质量，其危害有时候甚至超过慢性病对生活品质的危害。

什么是力量?

力量对现代人健康的作用主要表现在日常生活的功能上，足够的力量对防止意外受伤也很有帮助。腰背肌肉力量对腰背病的防治，大腿肌肉力量对膝盖受伤的预防，整个腿部力量对老年人摔倒可能的研究等都已证明了力量对我们健康和生活的积极作用。

美国一个对 70 岁老人的研究表明：

- 26%的人爬一层楼的过程中不得不休息一下；
- 31%的人举不起大约 9 公斤重的购物袋；
- 36%的人很难走完几个街区。

我以前在美国达拉斯居住的时候，我们有一位 70 多岁的邻居老太太。有一次我去看望她时，她问我："能不能帮我一个大忙？"（Can you do me a big favor?）我吓了一跳，赶忙问她什么事。原来她希望我帮她打开一瓶红酒。

我三下五除二就搞定了。老太太千恩万谢，说想喝这瓶红酒已经好长时间了，无奈就是没有力气打开那瓶塞。那一刻，我才发现力量在生活中是多么的重要。

什么是肌肉？

通常所说的肌肉就是骨骼肌或者是老百姓所叫的"瘦肉"，人体全身有这样的"瘦肉"近 700 块。研究表明，健康女性的肌肉占她们体重的 23%，而男性则大于 40%。肌肉的最小功能单位是肌纤维。除了肌纤维类型，决定肌肉力量大小的因素是肌纤维的数量和体积。一般认为肌纤维数量是先天决定的，而肌纤维的体积却可以通过力量训练增大。这有点像头发，两个人头发根数一样多，但由于每根头发的直径大小不同，一个可以是稀疏软发，一个却是浓密硬发。肌肉同理，肌肉是否发达在于肌纤维的体积，而力量训练可以帮助我们的肌纤维增加体积。

在人体和癌症斗争当中，我们的免疫系统常常要打一场持久保卫战，持久战的性质不可避免地导致免疫系统的疲于奔命。而这个时候，肌肉在持久性中发挥了作用。可以这么说，肌肉越发达，免疫系统越有效。

对许多身体器官（如脑、心脏和肝脏）而言，保障其蛋白质的稳定性是人赖以生存的最基本的条件。早在 20 世纪 60 年代，人们已经认识到当自己缺乏营养时，肌肉蛋白可以转换为血氨基酸保证其他重要器官的稳定性。

研究也表明，肌肉的萎缩直接与许多疾病有关。以心脏衰竭和癌症病人为例。这两种疾病的病人都以肌肉迅速萎缩为特征。而且萎缩的程度也被证明可以作为他们是否生存的重要预测指标之一。而糖尿病的一个初期症状就是正常浓度的胰岛素对肌肉清除多余的血糖不起作用，临床医学上叫"胰岛素抵抗"。新的研究则表明肌肉中甘油三酯的沉淀直接和糖尿病有关。近期对艾滋病病人的研究表明，肌肉萎缩的程度直接与他们的寿命长短有关。

就骨健康而言，除了身体自重和运动产生的重力作用外，来自肌肉收缩对骨骼的影响尤为重要。大量的研究已证明肌肉体积直接与骨密度等其他骨健康指标相关。

我的力量训练

不过一提到力量训练，恐怕很多人首先想到的就是健身房里密集的健身器械和身材魁梧的健身教练。其实我们平时根本就没有那么多时间去练那满身的肌肉块，我们甚至没有时间去健身房。和有氧运动一样，进行力量训练要因地制宜和交叉训练。请记住：只有简单，才能坚持；只有交叉训练，才能安全不枯燥。虽然我在住酒店的时候会使用健身房里的力量训练器械，但是我在家里基本上是无器械运动或是极简器械的辅助使用。

①俯卧撑简单易做，不要器械，无须特别场地，而且可以锻炼到几乎全身所有部位的肌肉，是我的保留项目。仰卧起坐也是一种简单易行的力量训练方法。不过不是什么地方都能做，但是家里的地毯干净，我连垫子都不用就可以直接做，这也是我的保留项目。

②"引体向前"是我的创新，一根箱包带就搞定：先把箱包带绕住墙柱，双手将箱包带向上甩高，拽紧，双脚向墙柱靠拢，让身体后倾产生下坠力量，然后"引体向前"进行力量训练，以代替因家里没有单杠而不能做的引体向上。

③下蹲运动是我针对自己腿部肌肉松弛而增加的新项目，刚坚持了两年，效果显著。

如何进行科学的力量训练？

获得自由幸福的第一步是知道自己的肌肉和力量如何，也需要检测。及时的检测可以帮助我们制定力量训练的计划，减缓肌肉和力量的衰退。肌肉和力量的检测？国人一提到体检，想到的就是体重、身高和血压、胆固醇等，却很少有人听说过肌肉和力量的检测，真正做过这样检测的人更是少之又少。

1. 测测你的力量年龄

下面是一个"一分钟俯卧撑"的测试，用来测评一个人的力量年龄，希望大家都借这个机会测测自己的力量年龄。具体步骤如下：

①先热身；

②男性尽最大努力做一分钟标准俯卧撑，记录一分钟内完成的个数。如果一个标准俯卧撑也做不起来，则可以先做跪式俯卧撑；女性做跪式俯卧撑（比标准俯卧撑容易），记录一分钟内完成的个数。

然后根据下表计算出自己的力量年龄：

男 标准俯卧撑		女 跪式俯卧撑	
个数（个）	力量年龄（岁）	个数（个）	力量年龄（岁）
>30	20~29	>40	20~29
25~29	30~39	35~39	30~39
20~24	40~49	30~34	40~49
15~19	50~59	25~29	50~59
10~14	60~69	15~24	60~69
<10	70+	<15	70+

相信不少年轻人测完以后会惊呼："我怎么已经70岁了！"不要紧，只要你按照下面的方法练，很快就会"返老还童"的！这不，我也是从拼死拼活每分钟只能做15个标准俯卧撑开始，到现在可以一口气做175个啦，稳稳回到20岁年龄组！

2. 基本知识

①强度：强度是运动训练中最重要的因素。强度在力量训练中是指可以举起的重量。最常见的力量训练强度是用最大重量来定义，即一个人可以举起的最大重量。如果最大重量是100斤，普通人力量训练时选择的重量不应超过最大重量的85%，即85斤。科研表明65%~75%的最大重量也可以取得很好的训练效果。所以初学者或老年人在刚开始进行力量训练时，可以从60%~65%的最大重量开始；如果是非常虚弱或是手术后康复的患者，则可以从15%~25%的最大重量开始，原则

是要循序渐进。

②重复次数：重复次数是指每组练习中重复动作的次数。强度和重复次数成反比。强度越大重复的次数越少，二者的关系如下表所示。

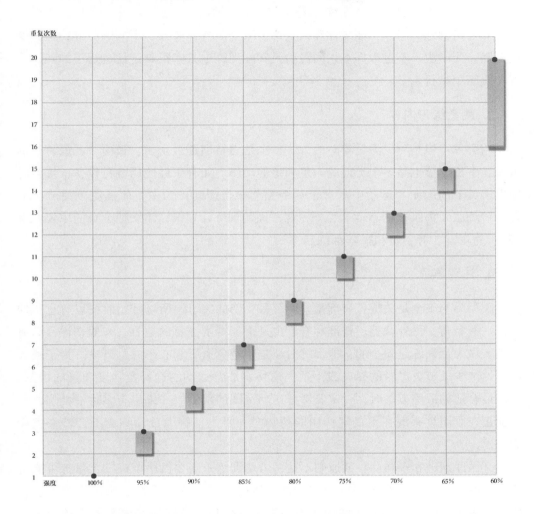

以此类推，如果训练的重复次数在 10~15 次，训练的强度大约在最大强度的65%~75%。强度大于 85% 较易受伤，强度小于 60% 的效果会减弱。也就是说，我们应该选择可以重复 6~20 次动作的重量。

③组数：研究表明，每个动作练习三组对提高力量效果最佳，但刚开始时最好先训练一组，逐渐增加，但不要超过三组。每组之间应有 2~3 分钟的休息时间。

④时间：每次练习的时间长短。应控制在 20~40 分钟，即每次训练不少于 20

分钟，也不超过 40 分钟，平均下来每次 30 分钟。"年轻人"（力量年龄）可以适当增加。

⑤频率：每周练几次。一般建议每隔一天练一次，每次训练之间要有 48 小时的间隔，这是因为肌肉经过训练后需要 48 小时的休息。中国老百姓常犯的错误是天天做力量训练。当然，如果你昨天只练了某个肌群，今天练不同的肌群，这其实也是隔一天一次。不过根据本人的经验，实际训练中其实很难记住，远不如隔一天练一次简单易行。

3. 熟悉练习内容

俯卧撑不但是测试力量年龄的方法，也是力量训练最全面、最简单、最易行的方式；平板支撑也是一个类似的力量训练的动作。如有条件使用健身设备，练习时应以多关节的运动（运动中有多于一个关节参与运动）为主，而避免单关节（如扳哑铃练肱二头肌）的运动。另外，在一周的训练计划中，注意把全身的主要肌群（胸、肩、臂、背、腹和腿）都练到。

4. 注意事项

①科学与安全是关键：肩部是一个容易受伤的关节，所以开始时可以有意识地降低一些负荷。另外膝盖、臀部和脊椎也是需要特别注意的地方。一般来说，高血压患者做力量训练是安全的，但训练时还是要避免血压和心率急剧升高。为了最大限度地减少关节炎患者的疼痛或不适，请特别注意运动的选择及强度和量的控制。确定最合适的锻炼方法时，一定要考虑运动范围的限制。如果患有多种慢性病，并可能正在服用具有潜在不良副作用的药物时，要先了解力量训练会不会带来负面影响。

②循序渐进和多样性：欲速则不达，力量训练一定要循序渐进。大家都可能听说过古希腊奥运会摔跤冠军米罗的传说：他每天把一头小牛举过头顶作为力量训练，因为小牛的重量每天在增加，当小牛长成公牛，米罗也变成无人可敌的大力士。由于力量训练较单调，所以多样性非常重要，应该不断地变化训练组合。不仅可以让训练变得更有趣及更具有挑战性，也可以打断肌肉的动力定型以保证训练的有效性。

十六、对话"高强度间歇性训练之父"Tabata 博士

美国运动医学协会（American College of Sports Medicine）公布的"2016 健身十大流行趋势"中 HIIT 不但榜上有名，而且排名第三位。十大流行趋势如下：

①穿戴设备（Wearable Technology）；

②无器械力量训练（Body Weight Training）；

③高强度间歇训练（High-Intensity Interval Training，HIIT）；

④力量训练（Strength Training）；

⑤受过专业教育有经验的健身教练（Educated and Experienced Fitness Professionals）；

⑥私教（Personal Training）；

⑦功能性体适能（Functional Fitness）；

⑧针对老年人的健身服务（Fitness Programs for Older Adults）；

⑨运动体重管理（Exercise and Weight Loss）；

⑩瑜伽（Yoga）。

2017 年夏天，我们有幸邀请"高强度间歇性训练（HIIT）之父"Izumi Tabata（田畑泉）博士到南京老山的库珀有氧中心讲课，下面是我们的对话。

朱为众：Tabata 博士，我必须

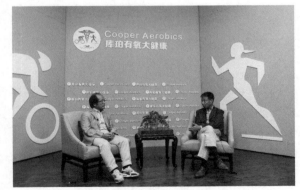

2017 年 7 月采访"高强度间歇性训练之父"Tabata 博士

承认，我一直没有进行过高强度间歇性训练（HIIT）。也没有特别关注过这个话题，您是这项训练的发明者，能不能请您给我们的读者科普一下什么是 HIIT？

Tabata 博士：顾名思义，高强度间歇训练法就是强度大且有间歇的训练方法，它有两个特点：一是强度大，二是要有间歇，间歇有两种，第一种是完全停顿，主要是用在滑雪运动员在自行车或跑步机上的训练，第二种是不完全停顿，是在高强度训练（如快跑）的中间插入低强度（如慢跑或快走）的训练。就这么简单！它其实是无氧运动和有氧运动的完美结合。平时我们的锻炼都是分别进行无氧运动和有氧运动，而高强度间歇性训练是将无氧运动（高强度）和有氧运动有机结合的交叉训练。

朱为众：无氧运动和有氧运动的交叉训练？这是我第一次听到这样的说法。

Tabata 博士：对，高强度间歇训练，也被称为冲刺间歇训练（Sprint Interval Training, SIT），是一个将极短时间（20 秒）无氧高强度运动、一段相对较短时间（10 秒）完全休息及低强度有氧运动相互交替的训练模式，以达到最佳训练效果的训练方法。我们不妨把高强度间歇训练和大家比较熟悉的有氧训练做个对比。

高强度间歇训练	冲刺间歇训练	有氧训练
极短时（20 秒）80%～90% 最大心率运动+50%～65%最大心率的强度间歇（10 秒）	10～20 秒的力竭（All out）+ 1～2 分钟的休息	65%～75%最大心率较长时间（20～30 分钟）的中等强度训练

朱为众：高强度间歇训练主要适用于哪类运动呢？

Tabata 博士：高强度间歇训练主要是以跑步和自行车为主。如何把控其他运动形式的高强度如力量训练、负重深蹲、篮球比赛、足球比赛以及拳击等目前也没有定论。但是可以预见，这种高效的运动方式会被用到越来越多的运动形式中。以健身为目的的训练方法的原则主要是科学，只要符合科学就可以有不同的规则，它和比赛不一样，比赛是不可以改规则的，这是我一贯的立场。

朱为众：您是什么时候以及怎样发明了这项风靡世界的训练法的呢？

Tabata 博士：其实 Tabata 方法不是我发明的。1984 年，我和后来著名的日本冰雪项目教练 Irisawa 先生同在挪威学习，也经常在一起讨论速滑运动员的训练。到了 1989 年，Irisawa 被任命为日本冬奥会冰雪项目总教练，我被任命为体能教练。Irisawa 先生当时有两套间歇训练方法：

①强度＝最大吸氧量的 170%，运动时间＝20 秒，休息时间＝10 秒，重复组数＝6~7 次；

②强度＝最大吸氧量的 200%，运动时间＝30 秒，休息时间＝2 分钟，重复组数＝4~5 次。

我的任务是对这两种间歇方法以及传统的 60 分钟中等强度的有氧训练（70% 的最大摄氧量）进行比较。比较结果发现，第一种方法要比第二种方法在对训练有氧和无氧能力上更有效。而且第一种方法对有氧能力的提高作用完全可以和 60 分钟的中等强度的有氧训练媲美！作用等同，时间却少了 56 分钟，而且比有氧训练方法多提高无氧能力 28%！研究结果于 1996 年发表在著名的 *MSSE*（*Medicine & Science in Sports & Exercise*）杂志上。因为我是第一作者，后来大家就叫这个训练方法为 Tabata 训练法了。

朱为众：4 分钟训练效果超过 60 分钟的训练效果，这可不是一般的事半功倍。在中国，很多老百姓不锻炼的主要借口就是"没时间"，高强度的锻炼显然是让这些人没了借口。

Tabata 博士：其实全世界都一样，大家都说没有时间锻炼，而 HIIT 就是一种"事半功倍"的训练法。这种训练法后来被延伸出很多不同强度、间歇和运动方式的组合。但不管怎样，研究的发现和我们最初的发现一致，即和其他训练模式比较，高强度间歇训练法的优点在于只需花费较少的时间，就可以得到相同或更好的训练效果。

- 有氧能力：高强度间歇训练法和长时间中等强度训练有类似的效果（Gist et al，2013）；

• 体重控制：高强度间歇训练法比其他的训练方法能更有效地减少脂肪百分比（body fat）（Baquet et al, 2001）；

• 血管功能：高强度间歇训练法可以更有效提高血管功能（Romas et al, 2015）；

• 肌肉爆发力：高强度间歇训练法能更有效地提高爆发力（Baquet et al, 2001）。

朱为众：太神奇了，你鼓励从基本 HIIT 延伸出的多种不同强度、不同间歇时间和运动的方式的新 HIIT 吗？

Tabata 博士：当然，我把最初发明的方法称作"地道的"（authentic）HIIT，不断探索是科学进步的动力，连我自己也在不断完善探索更好的、更安全的和更有效的 HIIT 训练方法。当然，随着不同版本的出现，高强度间歇训练法的设计和应用也受到很大挑战，尤其在运动强度/间歇时间的比例制定、不同人群应有的调整、安全的保证、不同运动形式上的影响等方面。但是有一条原则不能违背，任何一个新的版本都要经过科学研究和反复实验，盲目地去创造其他版本是缺乏循证原则的非科学的做法，也是不安全的。

朱为众：这似乎让人感到无所适从呀！我们应该怎样才能做到既最大限度地享受这种训练方法的好处，又能不受伤呢？

Tabata 博士：迄今为止，对不同人群运动/间歇时间合理搭配的个性化运动处方还没有一个科学和系统的阐述。如运动与间歇时间的比例，很多高强度间歇训练法的总时长都是 24 分钟，但是运动/间歇时间很不一样，例如：

• 24 分钟的训练：6 组 2 分钟运动+2 分钟间歇（1:1）；

• 24 分钟的训练：8 组 2 分钟运动+1 分钟间歇（2:1）。

每一次的训练时长也是长短不一：

• 热身 5 分钟，放松 5 分钟，训练 20 分钟=30 分钟；

• 热身 8 分钟，放松 8 分钟，训练 14 分钟=30 分钟。

很多研究都只简单地计算每次训练的总时长，这是不合理的，因为热身时间和放松时间不应该和运动/间歇时间等同。运动与间歇的比例以及总时间不一致，得到的效果自然也会不一样。但是应该如何制定运动与间歇时间合理的比例及训练的总时间却是众说纷纭，没有一个统一的原则和方法。

我非常熟悉库珀博士，也很敬仰他。库珀有氧中心一贯倡导"运动是良药"，既然是"药"，就要有处方，即服"药"的时间和剂量。而这一切都离不开测试，即体适能的测试。不同的人群体适能有异，应根据测试的结果做调整；不同人群训练目的不一样，所以运动与间歇时间的比例也应该有所调整，比如运动与间歇时间比例在运动员身上为2∶1，普通人为1∶1。所以这次有机会来库珀有氧老山中心参与培训对我来说也是一个学习的机会，中文里有个成语叫教学相长嘛！

朱为众：高强度间歇训练法最大的特点就是强度高，这无疑会增加运动猝死和受伤的可能性，尤其是对老年人、有慢性疾病的人或者长时间久坐的人来说。针对这些人群的高强度间歇训练法应该如何设计，安全性应如何保障呢？

Tabata 博士：目前也没有一个明确的指南。我们觉得运动与间歇时间的比例在老年人、慢性病患者使用时应为1∶2，即大强度运动的时间短，间歇的时间长。具体到个人，还要因人而异。我对一窝蜂地创造各种不同时间长短的训练方法感到担忧，因为太缺乏科学依据。我非常赞同朱院士在这里倡导的先测量，再制定训练方案的原则。

朱为众：说到安全，强度那么大的训练，会不会带来安全隐患呢？

Tabata 博士：其实所有的运动都有安全性的问题，而科学性训练则是安全性的基础。可以说，高强度间歇训练法是目前最佳的黄金训练模式，在不同人群（运动员、普通人、慢性病患者）和不同年龄（青少年、成年人、老人）组都得到了广泛应用。在许多健康指标上也都比其他训练方法见效快。

朱为众：这么大强度的训练方法也可以应用于慢性病人的锻炼中吗？

Tabata 博士：对，完全可以用于慢性疾病的预防、治疗和康复，比如：
- 2型糖尿病：可以更有效的控制糖化血红素（HbA1c；Way et al.，2016）；

• 心血管代谢疾病：可以提高最大吸氧量功能（Weston，Wisloff，& Coombes，2013）。

特别重要的是循序渐进，因人而异，所以在高强度间歇性训练的原则下要提倡运动处方个性化。朱为模院士研发的运动处方将和 HIIT 训练法有机地结合起来，让这种科学和高效的训练法为更多的人服务。

十七、你可以变弱，变慢，但是你绝不应该变得僵硬！

这是一个因为读者来信引出的话题：抗衰老不该遗忘柔韧性的锻炼。我们微信公众号的一位中国热心读者留言说："我是一个 80 后，以前经常听到我的父母说腰板僵硬，弯不下腰，膝盖疼得蹲不下去。过去我自己年轻体健，对他们的不适很难有体会，但最近我发现我的身体出了状况，也开始出现了类似的症状，可我才 30 多岁啊！难道 30 岁就要抗衰老吗？我和我的父母应该怎样摆脱僵硬、疼痛带来的折磨和痛苦？"

"这是一个非常好的问题！是的，30 多岁就要抗衰老！而且这个时候抗衰老是事半功倍，如果人到了 60 岁才开始抗衰老，虽然抗比不抗好，但那可就是事倍功半啰！"库珀博士在听完了我对这位中国读者的留言转述以后不假思索地回答。

他补充说："即便是在美国，这也是一个当前非常严重的社会隐患。根据社会调查，大部分天性乐观、强调独立的美国人期望能够独立生活到 80 岁，然而与大家的期望值相反的一个残酷的现实是，大约有一半的人正随着年龄的增长逐步丧失独立生活所需要的柔韧性！"

"那您能不能给我们大家讲一讲究竟什么是柔韧性呢？对于老百姓来说，这好像是专业体操运动员的事？"我很清楚库珀博士特别善于用浅显易懂的方法来进行科普，所以抓紧"启发"他一下。

库珀博士说："简单地说，一个关节的柔韧性受到该关节相关的骨骼、肌肉和周围的结缔组织所影响，而'柔韧性'是对一个关节或好几个关节在一起的运动范围的俗称。其实人的柔韧性年龄和他（她）的生理年龄并不是同步的。Use it, or lose it,意思是不用则退，柔韧性也一样，老化得很快。现代社会中，有很多人的工作是久坐在办公室里操作电脑进行办公，所以我们的读者年仅 30 多岁就开始面临自己的父辈在 60 多岁才感受到的柔韧性老化，这并不奇怪，也不少见。"

库珀博士告诉大家，研究发现，30 岁以后，体前屈柔韧性每 10 年下降 2.5 厘米左右！并且，我们肩关节前屈柔韧性竟然从 10 岁时就开始慢慢走下坡路，到了70 岁时柔韧性下降约 20%。

库珀博士说过："你可以变弱，你可以变慢，但是你完全不应该变得僵硬！"

那么，为什么柔韧性对人们的抗衰老如此重要呢？

因为它和我们的日常生活息息相关，以下是几个我们在生活中常见的关节所需要最小运动角度的例子。

起坐/走动	膝关节所需最小角度
● 使用抽水马桶时的蹲站	75°
● 上下楼梯	110°
弯腰	大腿髋关节所需最小角度
● 系鞋带	30°
● 剪脚指甲	110°
高、远处拿东西	肩关节所需最小角度
● 关高处的窗户	170°
● 拿上层书架上的书籍	120°

太神奇了！这看不见摸不着的柔韧性居然在我们的日常生活中无处不在！

这让我想起了我的一个亲戚家的事。我那位亲戚的母亲已经有90多岁了，从山西农村到美国探望儿子。每天，闲来无事的老太太在儿子家后院的菜园子里侍弄蔬菜瓜果，乐此不疲，她敏捷的动作让那些邻居们惊叹不已，纷纷询问我亲戚，他母亲抗衰老的秘方是什么。最后还是老太太自己说出了答案，大概就是"流水不腐，户枢不蠹"的意思。经儿子一翻译，美国人个个都竖起了大拇指。

这个故事我并没有亲眼看见，而是从我亲戚的太太那里听说的。说完以后，老太太的儿媳妇还追加了几句话，她说："不瞒你们说，我在菜园子里都不好意思帮婆婆忙，因为我连蹲都蹲不下来，我可是还比她小几十岁呢！"

"太好了！这就是中国版的'Use it or lose it！'（不用则退），文化、语言虽然不通，但健康精粹相同！"听了我的分享，库珀博士击掌赞叹不已。

柔韧性对于人抗衰老是非常重要的，然而放眼世界，人们对锻炼柔韧性的认识都颇为不足。大家普遍认为，在柔韧性锻炼上花时间，不如有氧运动和力量训练更加立竿见影，这显然是一个巨大的误解。柔韧性在25~30岁对身体的影响达到巅峰，之后如果不积极锻炼就开始走下坡路了，若放任自流将后患无穷。

那么，在明白了柔韧性的重要性和它不用则退的特征以后，我们该怎样进行柔韧性锻炼以抗击人体的自然衰老呢？

不过要想抗衰老，得先知道自己究竟有多老。这里给大家介绍一种可以自己在家做的坐位体前屈柔韧性测验，详述如下。

①将一个标有厘米单位的测量尺固定在地板上；
②在38厘米处贴一个横胶带作为"起点"的标记；
③做几分钟热身活动，拉伸运动；
④坐在测量尺起点一端，两腿略分开，双膝自然伸直，脚跟放在横胶带处；

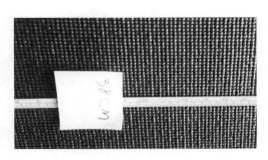

⑤尽力向前屈伸，手在测量尺上方即可，不用触地，同时观察所能触及的距离；

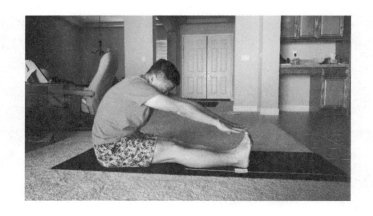

⑥做3次，取其中最好成绩，用最好成绩对照下表来确定你的实际柔韧性年龄。

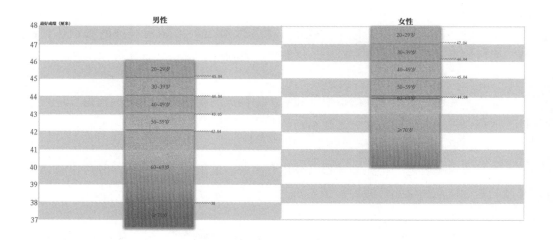

相信测完以后不少读者会像我当年一样惊呼："哎呀，我怎么已经人未老，先变僵了呀！"不要紧，下面我们教你如何找回失去的柔韧性！

十八、10 招提高柔韧性

测出你的柔韧性实际年龄以后，下面教大家 10 招让你的柔韧性"返老还童"的绝技。

①坐背拉伸。

- 坐在健身球、椅子或地板上，上身保持垂直；
- 将右手伸过头顶；
- 向左拉伸到感觉右侧背很紧为止；
- 维持 15 秒，然后放松，回到原位；
- 换左手；
- 每侧重复 5~10 次。

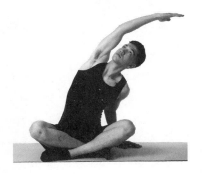

②坐式胸拉伸。

- 背靠在健身球上，大腿与地面平行，小腿与地面垂直；
- 双臂展开，脸对天花板；
- 双臂向下拉伸到感觉胸部肌肉很紧为止；
- 维持 15 秒，然后放松，回到原位；
- 重复 5~10 次。

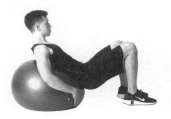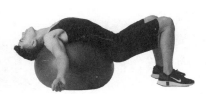

③压腿拉伸。

● 蹲在地板或坐在健身球上；

● 右腿伸出，右脚掌着地；

● 身体左移到股肌沟部肌肉很紧为止；

● 维持 15 秒，然后放松，回到原位；

● 换腿，重复上述步骤；

● 每侧重复 5~10 次。

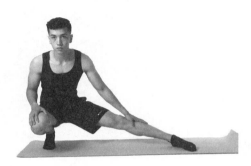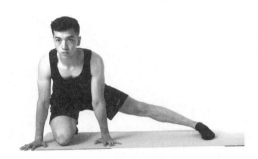

为防止受伤，刚开始练习时可以双手扶地。

④躺式股后肌拉伸。

● 躺下，背着地，抬起右腿；

● 用一条毛巾或绳子放在右脚掌上；

● 双手慢慢用力向下拉右腿，到股后肌群感觉到很紧为止；

● 维持 15 秒，然后放松，回到原位；

● 换腿重复上述步骤；

● 每侧重复 5~10 次。

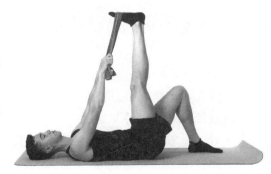

⑤ 躺式臀部拉伸。

● 躺下，背着地；

● 左膝弯曲抬起；

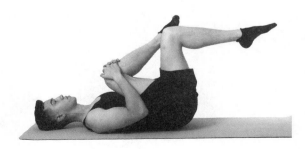

- 右脚抬起放在左膝上；
- 双手慢慢把右脚向胸前拉，直到臀部肌肉感觉很紧为止；
- 维持 15 秒，然后放松，回到原位；
- 换腿重复以上步骤；
- 每侧重复 5~10 次。

⑥ 躺式股四头肌拉伸。

- 俯卧，胸着地，两腿伸直；
- 右手向后拉右脚背，将右脚向前拉直至股四头肌感觉到很紧为止；

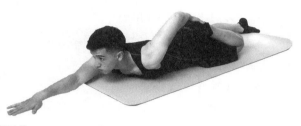

- 维持 15 秒，然后放松，回到原位；
- 换腿重复以上步骤；
- 每侧重复 5~10 次。

⑦臀部/腰拉伸。

- 躺下，背着地；
- 双腿仰面拉起，双手抱膝，把它们向胸前拉伸，直到感觉臀部和腰部肌肉很紧为止；
- 维持 15 秒，然后放松，回到原位；
- 重复以上步骤 5~10 次。

也可以每条腿分开做。

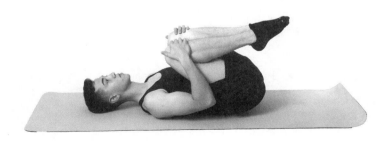

⑧躺式腹部拉伸。

●俯卧，胸着地，两腿伸直；

●以前臂为支撑，慢慢抬起上身，直到感觉腹部和背部肌肉很紧为止；

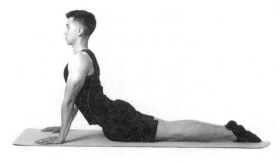

●维持 15 秒，然后放松，回到原位；

●重复以上步骤 5~10 次。

⑨坐式上臂三头肌拉伸。

●坐在健身球或椅子上；

●右手弯曲成背后触摸姿势；

●左手抓住右肘向左拉伸，直至感觉右上臂三头肌很紧为止；

●维持 15 秒，然后放松，回到原位；

●同上步骤，换拉左上臂；

●每侧重复 5~10 次。

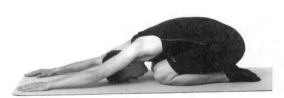

⑩跪式背肌拉伸。

●呈跪式；

●上身向前弯曲，双手触地，双臂与上身保持一条直线，慢慢向前拉伸背肌，直至感觉背肌很紧为止；

●维持 15 秒，然后放松，回到原位；

●重复以上步骤 5~10 次。

如果你能够保证每周有 4~5 天做上述 10 个拉伸练习，那么你的柔韧性年龄很快就能年轻起来！

十九、简单才能坚持，因地制宜才有时间

库珀博士常常对我说的一句话就是："健康不是终点，而是一个过程，贯穿于生命的始终"。而运动恰恰是他一辈子的一个重要事情。大多数朋友给我的不能坚持锻炼的理由都是没时间。我也很忙，还常常出差，但说没时间就是瞎扯淡！不是没有时间运动，是有时间的时候没运动！库珀博士的教导是每周健身五次，我基本上坚持了天天锻炼。

我的心得是运动要坚持，首先是要融入自己的生活，要在有时间的时候运动。朱院士常说，现在的健身房和很多运动其实是人为环境改变后创造条件求生存的举措，我们祖先的生活性质是"人之初，性本动"！所以我没有选择去健身房，而是尝试恢复我们祖先的"人之初，性本动"的生活方式。

下面我把自己多年融于生活，简单易行的锻炼方式分享给大家。

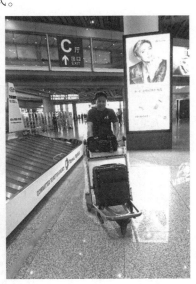

在路上

我经常出差，在机场候机、等行李这样最无聊的时间被我开发成一项很好的有氧运动，如推着行李车围着行李转盘绕圈子等。有一次在纽约机场，因为行李来得晚，一个警察注意到我围着行李转盘来回绕了几十圈，大起疑心，过来反复盘问我半天，才跷起大拇指说："我应该向你学习！"我看

看他的大肚子，心里自言自语："警官先生，您是应该向我学习！"

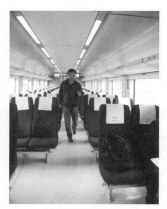

甚至在行驶中的中国高铁上，我也能见缝插针找到运动的机会。如果火车不是特别拥挤，那么在奔驰的火车上穿梭于车厢间的快走也是个挺有趣的运动。

你看，即使是在越洋飞机上，我也能找到撑双杠的机会！

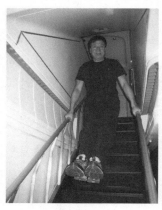

徒手跳绳，简之又简。多年来，我一直坚持每天跳绳200个。朱为模院士是美国著名的运动生理测量专家，按照他的说法，跳绳是在短时间内加速心脏运动、扩大肺活量最有效的运动之一。而跳绳对于器械和场地的要求都很低，占用的时间也非常少。刚开始我为了坚持每天跳绳，出差时也带着平时在家里用的那根绳子。有一次出差到印度，我忘了带跳绳，一时又找不到地方和机会去买，灵机一动，干脆来了个徒手跳绳，也算是自己的创新吧！

在办公室

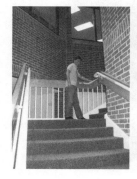 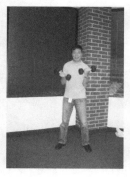 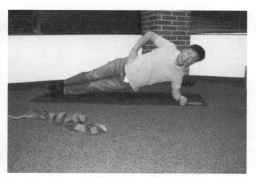

路过电梯而不入，选择爬楼梯成为我的一个生活习惯和在公司的一道亮丽风景

线。我在办公室里也放了一个瑜伽垫、一副哑铃和一根箱包带，随时可以小练筋骨。休息时稍做活动是真正的磨刀不误砍柴工！

在家里

我在家里也备有一台跑步机和一台健身自行车，风雨无阻地锻炼从此有了保证。跑步机和自行车的对面墙上挂着一个电视机，锻炼看新闻，运动不无聊，天下大事一览无遗。

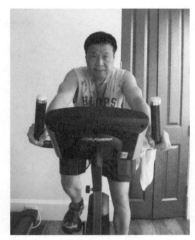

至于太太嘛，她最喜欢我做的有氧运动是干家务，从吸尘、拖地、刷泳池、种菜，到收拾院子，多多益善！力量训练部分她就让我帮她搬东西。活干得干净利落还不要付工钱！过去我最怕的活就是拖地，现在每次拖地我都嫌量不够，恨不得连床底都拖得一尘不染！想想也是，这些事哪样不比在跑步机跑步和在健身房举铁有趣？想做模范丈夫，学学这几招准灵！

健身健心本来并不难，如果我们都能成为有心人，那么可以锻炼的场地、方式和时间多得真是举不胜举，因地制宜，因陋就简，融于生活，简单才能坚持，有趣才可持续。一句话，因地制宜，随时随地。

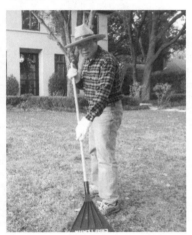

库珀博士的另一名言——一天遛两次狗，有狗要遛，没狗也要遛！说的也是这个道理。

第六章

心态是良药，想出平衡和健康

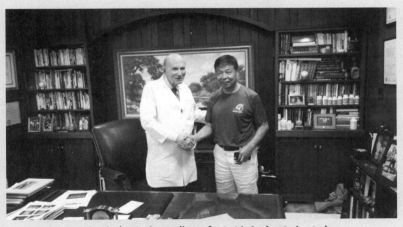

2015年笔者被库珀博士委派创办中国库珀中心

一、《蓝区生活》健康长寿的九大秘诀

2017 年库珀有氧中国中心开业期间我在南京老山待了 100 多天，是中美贸易 30 多年间我在中国待的时间最长的一次。当时我身兼四职，除了库珀有氧的董事长和首席执行官，我还是美国 inQbrands 的董事长和首席执行官。

太太和我一度担心我为此付出的代价是癌症、猝死或是抑郁症，那我们就要悔死啦！我们都期待又害怕地等待在 2017 年 9 月进行一年一度的库珀总统金标准体检。

可是这些疾病都与我"无缘"，9 月回到美国库珀有氧中心体检完后，我被检查结果震惊了。

- 我不但没有患癌症，也没有患抑郁症。
- 我的坏胆固醇下来了，好胆固醇上去了！
- 我的血压、血脂和血糖下来了！
- 我的体脂下来了，肌肉比例上去了！
- 我的体重下来了！我的腰围下来了！
- 我的有氧能力上去了！

替我连续体检十年的库珀博士都奇怪了！"发生了什么？虽然你每年都在变得更年轻，可是今年的变化太显著了。"他问。

我虽然喜出望外但没有答案，只能苦苦回忆。这一年时间有啥不一样？这样的挑战和忙碌居然没有让我患上抑郁症或是癌症，也没有让我猝死，反倒更健康了，这究竟是什么原因？如果说这两年我没有烦恼就是在自欺欺人。

当时正好拿到了库珀博士推荐的美国畅销书《蓝区生活》。哈，寻她千里无觅处，得来全不费工夫，答案居然在书中找到了。作者丹·布纳特（Dan Buettner）在访问了全世界五个最长寿地区的人群后，得出了 9 个长寿健康的秘诀。有意思的是，在 9 个长寿秘诀中，竟然有 5 个和"心"有关。

- 自然活动（动）
- 知道人生目的（♥）
- 放松减压（♥）
- 节食（吃）
- 少吃肉食（吃）
- 常有感恩之心（♥）
- 要有信仰（♥）
- 爱的力量（♥）
- 保持社交（♥）

当然这里的"心"不是心脏的心，而是心情的心。抛开"吃"和"动"（这在库珀有氧中心是必需的），细细琢磨自己那一年的生活，觉得"心"的健康被作者放在如此重要的地位非常有道理，容我一一道来。

（1）**知道人生目的**。比如我原本准备退休，想多花点时间侍弄花园且重拾钓鱼这个儿时爱好，但后来不知道怎么被焦点科技的沈总忽悠出来身兼四职，包括兼任库珀有氧的董事长和首席执行官。当时他看我犹豫，问我是不是"惜羽"。他的一个"惜羽"震撼了我，我是不是在"惜羽"而害怕失败？感恩沈总的激励，这才有了身兼四职的两年。让我在 63 岁的时候再次有了明确的目的。健康长寿秘诀排名第二的竟然是知道人生目的！这两年我最明确的就是人生目的：为中国人的健康做点贡献；帮助中国企业，为中国制造和品牌走向世界奉献一己之力；包括后来我为了中美人民的友好交流和世界和平重返国际贸易，加盟利丰集团任首席执行官，当然还有我乐此不疲的帮助年轻人。这些听起来像在谈大道理，但是熟悉我的人知道，这就是我。

（2）**放松减压**。当时说没有压力那是说谎，那一年压力其实很大。但是科学健身本身就是最好的减压方式，在库珀有氧，我就在教授减压技巧，教学相长，获益匪浅。好的自然环境同样是好心情的能源。最近看了美国电视频道节目《NBC 晚间新闻》，才知道南京老山的国家森林公园的自然环境帮了我的大忙！这则新闻报道说，美国的医生为一个患者家庭开出"每周五次，每次去公园 30 分钟"的生态疗法处方！到了公园以后注意什么呢？鸟语、绿叶和水声。这三样在老山一应俱全，而我基本就是住在公园里哪都不去。我恍然大悟！原来我是享受了生态疗法的奇效却没有领会。

（3）**常有感恩之心**。我很早就知道人类最希望被理解和感恩，而常有感恩之心的人自己会因此获得健康、长寿倒是没有听说过。后来上网一查，哈，原来是自己孤陋寡闻。感恩（gratitude 或是 being grateful）是一种人生的态度，它和健康与长寿的关系居然早就被科学研究所证明：感恩之心的多少与整体的身心健康程度呈正比。有时候仅仅是感恩自己所拥有的（如家庭、健康、安全）而不是抱怨自己没有的或是嫉妒他人拥有的（财富、权力和名声）就会显著地影响人的身心健康；感恩者的肢体语言特征之一就是他们爱微笑，研究者发现微笑不但让人看着感觉舒服，微笑者也是常有感恩之心的人。在经历一个有压力的事件时，他们因压力而上升的心率会得到较为迅速的恢复！研究还表明常有感恩之心的人睡眠好，而睡眠对于健康非常重要。至于我自己，那一年终于有时间专心去做自己爱做的事，有投资者的信任，家庭的支持和朋友们的鼓励，感恩之心爆满，对未来充满憧憬，难怪我这健康的状态能让库珀先生惊讶不已。

（4）**要有信仰**。这个没什么变化。我没有宗教信仰，但是"真善美"是我多年的信仰。没有宗教但是有信仰也完全可以祈祷。我最早接触祈祷就是靠默诵毛主席语录来克服人生挑战。现在的年轻人可能很难理解我们那个年代的人需要怎样的精神力量，而我早在 20 岁以前就尝到了信仰和祈祷的益处。在一次横渡长江时遇到暴风雨的袭击，我就是靠大声呼喊毛主席语录得以坚持到岸，不但救了自己，还因此救了我的泳伴！所以祈祷是我 50 年的习惯，祈祷让人心静，冥想让人放松和意识自我。在压力最大的时候，我甚至把祈祷增加到了一天几次。

（5）**爱的力量**。那一年我拥有太多的爱！每天早上 5 公里的快走我都拿来和太太通电话，这是跨越半个世纪的爱的延续；还有员工的爱，客户的爱，合作伙伴的爱，投资者的爱，这是一个充满爱的一年。

（6）**保持社交**。恕我直言，一般意义上的社交不是我的"菜"！几乎所有认识我的人都误会了我，当他们看到我在讲坛上侃侃而谈时都会认为我是一个外向的人。其实这是天大的误会。我其实是一个极端内向的人。我和太太自嘲说我自小患有"自闭症"。这或许有点夸张，但是我是坐在越洋飞机上十几个小时不和邻座的旅客说一句话的主。但是库珀有氧让我结交了大量的学员，我的社交最多的就是与学员和员工交流。其实平时我更愿意宅在家里，但是回头看，社交让我充实，社交让我健康，社交有健心奇效！

回顾过去，我无意中在库珀老山中心为自己营造了一个"蓝区生活"，100 天见效。而其中非常重要的一点就是有个好心情和好心态。

二、心想年轻，才能年轻！

不久前我有机会和一些中国企业家在论坛相聚，当他们听说我已经 69 岁了还仍然在担任利丰集团的首席运营官，除了本职工作还积极带领中国出口制造企业走进"双循环"的大转型，不但精力充沛而且体魄健壮，他们都很服气而且惊讶。结果本来谈企业转型的话题就变成了一场抗衰老座谈会。

那么究竟什么是抗衰老。简单地说，衰老是一个生命发展的自然过程。"老"字在英文里面解释的特别精致——"Aging is the process of becoming older"，即"衰老是一个变得更老的过程"，很显然，这个过程的方向是既定的。要改变，就得"抗"！

从这个意义上说，抗衰老应该是从婴儿出生那一天就开始。显而易见，"抗"是主动的，而"养"是被动的，所以"养"并不能扭转生命不断变老的自然规律，必须要"抗"。

养是顺水推舟，抗是逆流而上。这就是中国的"养老"和世界先进"抗衰老"理念的本质区别。尽管世界各国对"老"并没有一个统一的年龄规定，但绝大部分的西方国家都比较认同 60～65 岁应该是老年的开始，这也和很多国家的退休年龄相符。

我们已经花了很多的篇幅谈了通过饮食和运动抗衰老，这里我们谈谈意念抗衰老，也就是心理抗衰老。"抗衰老"是从"Anti-aging"这个词翻译而来的。从 2007 年起我在美国库珀有氧运动中心参加他们提供的健康管理计划迄今 14 年，这不仅是我在美国职场上取得最佳状态的 14 年，也是我为美国公司创造最大财富的 14 年。与此同时，这也是我在美国 30 多年来觉得最年轻的 14 年。其中很重要的就是自己在意念上不懈努力地与衰老抗争。

即使世界卫生组织给"老年"下了明确的定义，但是作为个人，我们在心理上也不要接受"我老了"这样一个心理暗示。被誉为人类历史上最优秀的励志著作之一的《思考致富》（*Think and Grow Rich*）的作者，全世界最早的现代成功学大师、美国伟大的励志书籍作家拿破仑·希下认为"意志的力量是无穷的，除非人为地限制它，而贫穷与财富都是意念的产物"。有意思的是，越来越多的科研已经证明健康也是意念的产物。

意念抗衰老的第一要素就是要对衰老有新的认识，换句话说，不要轻易服老！甚至不要认同世界卫生组织为老年人下的定义，更不要接受社会环境、家人和朋友用各种关爱和歧视给你的老年暗示。这样的暗示我过去 14 年几乎天天感受到，但是我一笑了之，继续自己与衰老的抗争之旅。

其实美国还真有一本书叫《思考变年轻》（*Think and Grow Young*），它的作者是埃伦·伍德（Ellen Wood）。80 岁的埃伦·伍德在见证了自己的母亲患老年痴呆症的痛苦经历之后，她根据科研结果和实践摸索出了一套通过积极的思维方式来抗衰老的方法。这本书出版后，大受正在照顾自己年迈父母的"婴儿潮"们的欢迎并引发了一场热辩和深思——我老了以后怎么办？

最后和大家分享美国著名作家风靡世界的一首小诗，这是我抗衰老的"圣经"，我不但常常朗诵它，而且用它做自己的祈祷词，这么多年来，每一次读都依然感到自己心中的激情澎湃，希望大家也会喜欢。

《青春》——塞缪尔·厄尔曼

青春不是年华，青春是一种心态；青春不是粉润的面庞、红润的双唇、柔韧的双膝，青春是坚强的意志、深邃的想象、炽热的情感；青春是生命深泉的奔腾不息、日新月异。

青春气势磅礴，以勇敢压倒懦弱，以百尺竿头更进一步战胜碌碌无为与得过且过。如此气场岂容二十青年独占，六十青春更灿烂，夕阳何惧近黄昏？光阴如箭不催老，万念俱灰方将青春耗。

岁月悠悠，催生我们肌肤的皱纹，尽显人生沧桑；放弃激情，催生的是我们心灵的皱纹，青春受创伤；烦恼、恐惧、自卑，扭曲我们的心灵，让青春梦碎万念俱灰。

无论六十花甲，抑或十六少年，人人心中都有好奇的诱惑，都有天真无邪、永无止境对未知的渴求，都有生活为我们带来的欣喜欢乐。在你的心中，在我的心房，都有一座生命的灯塔。只要我们不断接收来自人类和宇宙生命之歌的每一个音符——美好、希望、欢乐、勇气和力量，我们就都能风华正茂，青春常在。

一朝生命天线短路，心灵被怀疑和悲观的冰雪覆盖，青春之花从此凋零、活力不再，纵然年方二十，无异走肉行尸；倘若保持生命天线的畅通，孜孜不倦捕捉每一个乐观的电波，耄耋之年告别人生何尝不少年？

三、半个杯子是满的和塞翁失马

大量的科研证明、积极的思维方式不但对我们的心理健康有益，而且直接影响我们的生理健康，能够提高我们的免疫力，增加我们的抗压能力和韧性。那什么是积极的思维方式呢？

如果我们面前有个玻璃杯，杯子里有半杯水，那么半个杯子是满的，还是半个杯子是空的？究竟哪个说法对呢？从事实的角度看，两个说法都成立，但从思维的方式去看那就相差太远了，可以说是完全相反的两个态度或方法。在美国，人们常用"半个杯子是满的，还是半个杯子是空的"来比喻人们对同样一件事实而采用的两种截然相反的思维方式，前者是积极的，后者是消极的。最确切的对应的中国古语该是："塞翁失马，安知非福"。

第一次听到这个说法是我在俄亥俄州大学留学的时候读到的一篇文章，谈的是美国二战期间一个著名的将军在被敌军重重包围时对他的部下说的一句话，"伙计们，我们被敌军包围了，我们有着一支军队的天赐良机——现在我们可以从任何一个方位去攻击敌军"。记得当时的我很受感动，和同座的一个美国同学交流感受时，他说这个将军之所以伟大和常胜是因为"他总是看到装满水的半个杯子"。

后来我读了不少书，听了很多故事和道理，最后都提到"半个杯子是满的，还是半个杯子是空的"说法。细细观察起来，生活、学习和工作中"满"与"空"的选择无时无刻不存在。选择"满"则海阔任鱼游，天高任鸟飞；选择"空"则喊天天不灵，叫地地不应。而我也因为选择"半个杯子是满的"思维方法，渡过了很多人生难关。

第一次尝到"半个杯子是满的"的甜头是1999年。那年我所供职的爱迪逊兄弟公司宣告破产，那是我生平第一次，也是迄今为止仅有的一次失业经历。当时公司里人心惶惶，大家早已无心工作，纷纷忙着找新工作。在美国失业绝不是一件小事，据说美国人把失业、亲人的去世还有离婚并列为对人生打击最大和最令人压抑、痛苦的三件事。这不奇怪，因为在美国生活什么都是贷款，从买房、买车到孩子的大学学费无不是由银行提供的贷款的提前消费，一旦失去工作就会马上失去还贷能力，如果还不了贷款，银行绝对不客气，强制执行卖车、卖房还钱的事司空见惯。

我仔细分析了自己的工作阅历和中美贸易迅速发展的前景，从长远看，对自己再就业很有信心，加上公司对所有员工均有三个月工资的遣散费，并且妻子多年来一直都保持着节俭的习惯，家中小有积蓄，短期内我们应付几个月的失业生活应该没有什么问题。我很冷静地和太太商量了再就业的计划，看到了在失业这个危机之中的"装满水的半个杯子"。

那次失业的确是一次"塞翁失马，焉知非福"的体验。当时我虽然早有跳槽换一家公司工作的想法，但一直忙于工作，并且工作一直很顺利，生活也很安逸，所以一直没有付诸行动。我对太太说，小时候学跳水时，站在十米跳台上怎么琢磨都下不了决心，后来父亲在后面轻轻一推就有了第一次，顿时体会到了"天高任鸟飞"的超越自我的境界，而此刻的失业恰恰如同父亲当年的轻轻一推，岂不是天赐良机成全了自己跳槽的心愿？

既然如此，我决定不惊慌失措，也不饥不择食，不降低自己当初准备跳槽的择业标准：一是扩大业务的产品范围，突破总是在服装行业工作的局限；二是扩大视野，突破总是在中国发展业务的局限，挑战自己从中国通到世界通；三是到一家更大的公司工作，为成为世界顶级职业经理人迈出下一步。

一旦有了明确的计划，我决定先安下心来帮助公司做好倒闭期间的善后工作，每天和往常一样第一个到办公室，最后一个离开。这期间我还出差到中国关闭了公司在中国的办事处，并为中国的雇员们争得了应得的遣散费，并据理力争，把财务部门很多因为信用证而拖欠中国厂家的货款一一厘清付出。没想到我所做的这一切都被一个分公司的总裁看在眼里，为我后来再就业留下了一个伏笔。

公司正式倒闭关门后，我决定利用这个难得的机会好好休息调整一下，恰好太太那时因为腿伤行动不便在家休养，我也好趁机多花点时间陪陪她。记得那段时间我每天上午去图书馆读书看报，查找资料，下午就用轮椅推着太太去公园里散步，那家公园有一个很大很棒的游泳池，散完步累了我就跳到池中畅游一番，太太则坐在轮椅上读书。我和太太最怀念这一段日子，它比度假更放松，因为在美国度假时往往还不能完全忘掉工作，不时地要与上级、下属联系紧要的工作；它比跳槽辞职更无忧无虑，因为跳槽辞职和到新公司上班前虽然会有一二周的间隔时间，但搬家、买房、卖房和准备到新公司上任等事往往让人比工作时还要紧张。

几个星期后，我接到了美国最著名的高档百货公司 Saks Inc. 人事部的一个电话，说是有一个国际货源部主任的工作，问我感不感兴趣。我当时感到很奇怪，因为在美国几乎很少会有一家公司的人事部门主动打电话给个人谈就业机会。不过因为机会难得我也就没问，确认了时间后第二天就飞往该公司在亚拉巴马州伯明翰市的总部面试。面试非常顺利，我也从面试的那位高级副总裁那里解开了人事部为什么会主动找到我的秘密。原来公司倒闭后，分公司的总裁卡琳娜不久就受聘于 Saks Inc. 任副总裁负责商店的管理。当她得知 Saks Inc. 正在求聘一位负责国际货源部的主任时，她立刻就去负责那个部门的高级副总裁那里力荐我。有意思的是，在爱迪逊兄弟公司时我虽然知道她的名字，却从来没和她有过任何业务来往，甚至从来没有说过一句话。之后我顺利地拿到了那个符合我对自己所有要求的工作，这简直就是一个梦！

报到后的第一天，我就去卡琳娜的办公室对她的引荐表示感谢，听了我的感谢后卡琳娜说："威尔逊，虽然我们在公司的时候并不熟，但在公司宣布倒闭的消息后你的表现的确太出色了。那个时候所有人都不再需要伪装，平时第一个来上班的人却姗姗来迟，对上司也不那么尊重了，不少人甚至觉得不必那么认真地对待自己的本职工作。而我注意到了你的不凡，这不凡恰恰在于你在非常时期一如既往的表现。要说谢谢的话，我真的应该谢谢你才是，因为我向你学到了一个非常宝贵的品质。当时我对自己说，要是有机会雇用威尔逊，我连面试都免了，还有什么比公司倒闭后，员工在被遣散回家前几周的表现更能说明一个人的品质呢？"

卡琳娜的一席话引起了我的思考，迄今为止我还常常想到她的这番话。其实我并没有做与平时不同的事，而是人人都在失业前夕由于压力看到的是"半个空杯子"而表现得反常，我的平常反倒变得"不凡"起来。

回想事情的前前后后，我从事情的偶然性中悟出了一点必然性，从那以后"半个杯子是满的"逐步成为我独特的思维方式，它帮助我渡过人生一道道难关，更是让自己总能在困境时保持积极的态度、超人的冷静，也在享受向困境挑战的无穷乐趣。

人生如同半杯水，持积极人生态度的人从半杯水中看到了希望、机遇和成功，因而更加努力，更加勤奋，终于享受成功的喜悦；持消极态度的人从半个空着的杯子里看到的是失望、挫折和失败，因而从此消沉颓废，萎靡不振，最后终于被自己的预言不幸言中惨遭失败。至于积极思维的心理健康对生理健康带来的好处那是很多年以后我才懂得的。

四、愤愤不平，于事无补

20世纪80年代末我刚刚回国，在为钮鲁克公司做首席代表时，曾经代表美国总部管理过在大连的一家合资企业，那是一家做男士西服的企业。经过双方的努力，生产效率大增，工人的工资猛翻了两三倍，可因为是计件工资，虽然大家的收入都有大幅度的增长，员工之间的工资却一下子拉开了差距，结果是聚众闹事的有之，消极怠工的有之，还有拿着砖头冲进办公室要砸总经理的个别极端员工。这事一时间在当地闹得沸沸扬扬。

当时我非常不理解，这些人过去做多做少一个样，每个人每月拿七八十元，月月虽捉襟见肘、寅吃卯粮但是大家皆大欢喜，相安无事。可是到了计件工资多劳多得拉开了大家的距离后，虽然收入都比以前高了很多，但是"人比人，气死人"，大家反倒有了更多的不满。

虽然三十年过去，这件事回想起来已经像个笑话，但可悲的是它暴露出的人性的一个弱点至今未变——人总是和周围的人比较，距离越近的人比得越厉害，心里不平衡的反差也越大。想到这件事是因为发生在2007年终评审时的两个小插曲。

第一个小插曲是我手下负责国际货源采购的副总裁萨沙告诉我的，他的一位国际货源主任米歇尔对拿到的加薪幅度和奖金不满，而她却是所有主任级里得到最高加薪幅度的一位，为什么加钱最多的人反倒最不满意呢？萨沙告诉我，因为米歇尔与另一位主任私人关系极好，虽然没有挑明，但是可以从米歇尔的口气里听出她们交换了工资和奖金的细节。米歇尔发现自己虽然加薪幅度最高，可是基本工资竟然比她的朋友低了不少，加上她又是2007年业绩佼佼者，是个功臣，所以心里很不平衡。萨沙告诉我米歇尔与他谈话时情绪比较激动，而且暗示如果她的重新考虑加薪幅度的要求得不到满意的答复，她会考虑跳槽。毋庸置疑，这是一个威胁。

萨沙面露难色，因为米歇尔是他的得力干将，精通业务而且肯动脑筋，不但

2007 年业绩不凡，2008 年更是负有重任，万一出现意外，公司的战略计划将会受到影响。

我的观点非常明确：员工之间交换工资情况是不合适的，用这种方式得来的信息来要挟公司加薪更不可取。所以尽管我手上还有部分资金可以调剂，但我的决定是对米歇尔的加薪幅度维持不变。萨沙又建议是不是可以许诺米歇尔在 2008 年年中评比时考虑给她调整工资，虽然米歇尔的情况符合几个月后的年中调整标准，并且我原来就有此意，但是我明确地告诉萨沙绝不要事先许诺。

为什么？许诺的最大害处是公司对明星员工的错误态度没有给予批评，反倒用许诺的方式进行了无意识的鼓励和滋长，这样做的方法后患无穷。做过父母的读者都知道，孩子若在耍赖的时候满足他的要求，下次他就会故伎重演，而且是愈演愈烈。那么米歇尔错在何处呢？

首先作为一个主任级的干部，这种情绪和态度就要不得。公司培养干部到了这一级，强调的不再是智商而是情商，如何对待自认为不公平的事最能够显示出一个人情商（Emotional Intelligence Quotient）的高低。注意我这里强调的"自己"在这里是当事人米歇尔自己，这种不公平在别人的眼中未必就是不公平，但这在做出这一决定的领导眼中无疑是公平的，或至少是有原因的。高情商的人会试着从对方的角度去看问题；其次就是米歇尔居功自傲，她干得不错，但是作为一个优秀的领导者，取得成绩时首先要想到自己的部下做出的努力和贡献，再就是要想到公司给予的人力和物力的支持，过多地想到自己如何如何的人本身就欠缺真正的领导风范；最后就是米歇尔的不平衡心理来自与同事的比较。这是人性的一个通病，只要别人比自己获得多就是不公平。这同时也是一个情商的问题，如何看待所谓的不公平恰恰是一个人是否成熟的表现。钻进牛角尖不出来，影响自己的情绪和工作的为低能；能够积极换位思考、理解领导意图的为高能；能以别人的长处和成就激发自己百尺竿头更进一步的才是上上者。

我是非常赏识米歇尔的工作能力的，也恰恰是对她的赏识促使我做出上述决定。我是否会担心坚持原来的决定会失去米歇尔？担心，但是我在所不惜维持原有的决定，因为我相信通过这件事米歇尔会变得更成熟，这也是对她最大的帮助，帮助她成为一个更成熟的人，一个更优秀的领导。如果她不能理解这样的帮助还是毅然而然地拂袖而去呢？那么恰恰说明了她作为一个优秀领导的潜力非常有限，在她身上继续投资的意义不大，长痛不如短痛，"天要下雨，娘要嫁人"，随她去吧！

我把我的观点告诉了萨沙，让他找米歇尔好好谈一谈，并且告诉他我随时愿意直接和米歇尔交谈，帮助她走出这个牛角尖。萨沙表示理解和同意我的观点，一定做好米歇尔的工作。

滑稽的是，两天后轮到我和萨沙谈他的年终评审。谈话刚开始萨沙就愤愤不平地出示了一份公司从首席执行官到经理级的工资级别表和奖金计算表，这个资料属于公司的绝密资料，我都从来没有看过。萨沙告诉我，人事部门在转给他的人事资料中错误地放进了这一份不应该放进去的资料。本来事情很简单，立即把这样的东西退还给人事部门，并提醒他们今后多加注意就可以了。

当然这份资料的内容是直接和工资、奖金待遇有关的。萨沙的第一反应是认为首席执行官、首席财务官和他的顶头上司——我本人都拿得太多，相比之下他自己拿得太少。再和他平级的副总裁们比，世界货源是公司的头号战略，事关公司前途的大事，与他在供应链、财务、人事部、广告部和商店管理部的平级同事们的贡献比更觉得不平衡，显得太不公平。他的要求非常明确，根据他的经验和能力以及工作的重要性，重新评估他的工资水平和奖金标准！

我弄清楚了事情的原委和他的要求后心里暗暗地骂了一句"愚蠢的人力资源部"。（平心而论，事后想想这样的错误虽然结果严重倒也不是不可以理解，可能只是一个秘书在把文件归档时犯的一个小小的错误。）让我觉得滑稽的是，事隔两天萨沙的角色变成了米歇尔。他明明知道我的观点，可是身临其境却身不由己，我说的人性的弱点立即显现出来。其实萨沙是在五个半月前才加入迈克尔斯的，毫无疑问他的经验和能力及工作的重要性均在当时经过充分的考虑，他的入盟是"周瑜打黄盖——一个愿打，一个愿挨"，根本和年终评比无关。他的愤愤不平显然是由我说的人类共同的弱性——因为比较而产生的嫉妒和不服气造成的。我和他的谈话几乎是前两天我与他关于米歇尔谈话的重演，当然，当时的谈话是第三人称"她"，而现在成了第二人称"你"。

我的观点和态度其实完全一样：首先批评了他的情绪和态度。我对一个公司副总裁的要求就更高了，强调的更是情商。而他恰恰显示了他作为一个领导不成熟的表现。我同时直言不讳地指出他和米歇尔一样有居功自傲的倾向。他干得是不错，可是我们怎么就知道别的部门的工作不如我们的工作重要呢？现代企业是一个协作分工的组织结构，缺一不可。我们的工作重要，可是如果没有人事部门在最短的时间内，为我们招兵买马组建了一支一流的队伍，我们能干什么？再说你取得的成就全是因为你个人的原因吗？最后我不客气地指出他的不平衡心理来自与上司和同事的比较。这是人性的一个通病，但是作为一个优秀的领导者，我们必须要有"免疫力"。我用第二人称完成了我和萨沙之间的谈话。

这家伙是个聪明人，情商极高，他在短短的十几分钟内就稳定了情绪，等到我们谈话结束，他诚恳地表示会克服自己的不良情绪，努力工作，并对自己的失控表示歉意。说实话我的态度还是一样，对功臣和明星员工决不迁就，对身居要职的干部更是借这样的机会敲打锤炼他们的情商。经不起敲打的，别说你闹情绪不想干，你要干我还看不上呢！我一直相信当年"上山下乡"插队落户时学到的一句真理：死了王屠，连毛吃猪。

这两个小插曲都以我所期望的结果而告终。米歇尔和萨沙都转过了那个弯，钻出了那个牛角尖，继续热情洋溢地投入到他们喜爱的工作中。

其实我在自己的职业生涯中不止一次地经历过米歇尔和萨沙的处境。从某种意义上说，我更像是大连的那家合资企业的员工，对这个新世界和新环境有很多质疑。

后来发现一个真理——愤愤不平，于事无补。其实在美国制度下，根本就不可能长期允许不公平的事情存在，因为说到底员工是自由的，他可以"炒"老板的"鱿鱼"。其实改革开放后的中国也已经完全做到了这一点。归根结底企业的竞争是人才的竞争，你要真是一个人才，此山不留人，自有留人处，根本就不需要愤愤不平。

我在离开欧迪办公前一年就开诚布公地找我的上司谈过话，说我当时所在部门工作的重要性和我做出的有目共睹的业绩，希望被提升为高级副总裁。可当时我的上级就是高级副总裁，所以如果我在的部门升级就意味着我和我的部门就不再归他领导。他显然不希望见到这样的结果，所以不但不支持我的提职还百般阻挠。而我的态度是继续做好工作，不愤愤不平，不消极怠工，不怨天尤人。但是我同时开始寻找机会，很快就找到了在迈克尔斯公司任高级副总裁的机会，痛痛快快地"炒"了老板的"鱿鱼"！

生活中有太多这样的人，他们喜爱自己的工作，拿着一份很不错的薪金待遇，也挺开心。可是一旦和周边的人比较就失去了心理平衡，愤愤不平起来。这种情绪极其有害，不但不会帮助你得到想要得到的，甚至有可能让你失去你已经拥有的。

一个优秀的员工（高层领导也是员工）应该是具备较高情商的人。对所谓的不公平要看得开，放得下。不要让自己的情绪影响自己的工作和言谈举止。一句话概括就是不要失态，在这一点上米歇尔和萨沙都没有做到。我并不提倡当你觉得应该被提职时不据理力争，该说的要说，该争的要争。但是争不到时多比较，多找自身的原因，多理解对方的立场，试着把你的脚放到老板的鞋子里走几步，也许就会多几分理解。

　　当然别忘了，如果你真的是那么优秀、那么被埋没了的人才，那么被不公平地对待，也不要愤愤不平。愤愤不平不但影响工作，更影响生活，最糟糕的是它还严重地损害健康。女性读者请注意，愤愤不平还让人衰老，再好的美容保健统统失效！真有本事你就痛痛快快地、心平气和地、面带微笑地"炒"老板的"鱿鱼"！

五、当冲突发生的时候

分享一个真实的故事。

故事说的是浙江温州一个高中生因为在板报上写了一个有"校长不是东西"（原意是说校长是人，而不是一件物品）内容的一则笑话被怀疑影射校长，在被要求向校长赔礼道歉不从后受到被撤除班长职务和驱除出校的处罚。这个一向品学兼优深受家长、老师宠爱的女孩子被这突如其来的打击彻底压垮了，精神萎靡，痛不欲生，甚至自杀未遂。

心痛女儿的家长的第一反应是到学校大吵大闹，学校据理力争，双方矛盾激化。于是这女孩子的父母一纸状文把学校告上了法庭，闹得不可开交。与此同时，女学生的病情却越来越重了，健康每况愈下，生命随时可能出现危险，眼看一场人间悲剧就要降临到这个家庭。

这时候深爱自己学生的舞蹈老师心急如焚，找到了当地著名的心理医生求助，而这位名医推荐的恰恰是解铃还需系铃人的"情景还原"治疗法，急需校方的配合。在这位医生耐心的劝说下，决定以抢救孩子为重，家长撤了诉讼，校方不但同意配合治疗，校长还诚心诚意地向这位学生赔礼道歉，并当场宣布她"官复原职"。

"情景还原"法果然有效，女学生感受到了学校的诚意，心情开始好转。第二天，医生、学校不失时机地把孩子和家长接到情景所在地继续还原，当那位校长在教室板报原来的位置上复写出那则"校长不是东西"的笑话时，那女孩一下子笑出了声！这真是：

> 剑拔弩张不相让，旧创未愈添新伤。
>
> 解铃还须系铃人，冰释前嫌人生长。

人生就是这样，总有矛盾存在，总有冲突发生。退一步海阔天空，柳暗花明，钻进牛角尖则两败俱伤。

六、受辱之后

2007 年初，我在从上海到深圳的班机上读到一个关于国内著名企业家——分众传媒公司的董事局主席和首席执行官江南春上大学时的受辱故事，令人玩味不已。当他意外发现自己约会的女孩子居然带来了一位男的来赴会时，虽然感觉不对，但仍然硬着头皮上去很有风度地与情敌握手问好。岂料对方不但趾高气扬，而且当众奚落江南春都不知道摘去西装袖子上的商标，俗不可耐。江南春尴尬地硬撑着面子说请对方喝咖啡，可人家直截了当地告诉他说不必了。这下江南春全明白了，自己根本就没被对方看作竞争对手，人家都不愿意和自己交手，只是来告诉你一下——名花有主了，别癞蛤蟆想吃天鹅肉了。他事后估计，那个狂妄的男子也不过就是个找到工作不久，月薪两三百元的大学毕业生。可就是这么一个小小的差别，却让人明白无误地从中体会到了人生的世态炎凉，"在两、三百块人民币面前我们也显得如此渺小"。受到了一个貌似微不足道却足以改变人生的羞辱，江南春自称当时"眼泪哗哗地往下掉"，一口气跑回了学校。据他说，这件事让他学会了以务实地态度去面对人生，为他今后事业的成功奠定了基础。

如果我敢断言一个事实的话，那就是不管男女老少，古今中外，人生在世难免有过受到羞辱的经历。然而受辱之后的态度却都截然不同，不同的态度导致不同的人生转折。

说到古代，不得不说司马迁因为大胆进谏而惨遭宫刑的奇耻大辱。什么叫宫刑？对于一个男人来说就是"割其势"，也就是说阉割掉他的生殖器。你想想看这个世界上还有比这更残酷、更让人受辱的刑罚吗？受刑之后的司马迁并没有从此自暴自弃，一蹶不振。他牢记父亲的教诲和遗志，悬梁刺股，奋发不已，以血和泪一笔一画写出了《史记》，为人类文化留下了珍贵的巨著。

还有一个我们大家都熟悉的故事就是韩信所受的胯下之辱。韩信出身低贱又从小失去父母，虽然过着贫困潦倒的生活却对军事感兴趣，出门总是佩带宝剑，希望能有机会统领军队报答国家。家乡的一些小混混却常常奚落侮辱他。有一次、其中一个人竟然在大庭广众之下挑衅地对韩信说，要么拔剑杀了他，要么就乖乖地从他的裤裆底下钻过去，韩信一言不发地选择了钻裤裆，受到众人的耻笑，从此留下胯下之辱的故事。但受辱之后的韩信矢志军事，最终实现了自己的理想，统领千军万马，奔驰疆场，成为中国历史上赫赫有名的军事统帅。

我自己也有过不少类似的经历。20 世纪 80 年代初，我出国前在南京师范学院英语系旁听，我的弟弟恰好也在那所大学读体育系本科。我们俩都受父亲的影响，对学习英语情有独钟，时不时也在一起探讨某个句法的使用或是某个词组搭配的规律。有一次不知为什么争论了起来，各抒己见争得面红耳赤（现在回想起来大家都是半斤八两，连半桶水都没有却都傲气十足，狂妄得不行），最后他说了一句话（原文记不清了），大意是你懂什么，凭什么和我争论。倒不是话语本身激怒了我，而是他当时的口气和态度，一副瞧不起人的样子，言下之意他是正规的本科生，我只是一个刚刚插队回来连初中都没毕业的旁听生。

我虽然没有像江南春那样"眼泪哗哗地往下掉"，但的确有一种泪水在心里流的感觉，其实当时真正受到伤害的可能是我作为哥哥的自尊心。回家后和太太倾诉了心中的不快，发誓要悬梁刺股，把英语学得比他强。虽然现在回想起来非常好笑，迄今我也无法证明自己的英语水平终于比他好，因为他现在在美国大学里做教授，又是行业内著名的学术精英，他的英文能力自然是非常好的了。不过当时感受到的"羞辱"的确让我更加奋发，得益的不光是英文水平，后来事业的成功恐怕也得益于由此得出的人生态度——想要不被人小瞧，就要有真本事。说来有意思，这件事我从来都没有机会同弟弟说起过，前些年是仍然耿耿于怀，后来就觉得非常可笑了。所以等这本书出版时我一定要送一本给这小子，感谢他当初给我的动力。

再举一个也和学英语有关的例子。出国前我为了集中时间提高英语，毅然决然地辞去了当时在金陵船厂子弟学校当老师的工作，在工厂和学校引起了不小的轰动。几个月后我回学校办事，在图书馆遇到平时关系还不错的一位姓张的老师，她看到我就拖长了腔调阴阳怪气地说："哎……呀，朱老师，您都留学回来啦？美国好不好？"旁边的几个在和她闲聊的老师和工友哄堂大笑。我当时真的气急了。真无聊！但我忍住了怒火，更加努力地学习。受辱后的一口气真正成了自己卧薪尝胆、发誓奋斗的动力。

对，就是动力。人在受辱之后会有不同的反应。有的自暴自弃、颓废消沉，从此堕落一蹶不振。有的却卧薪尝胆，悬梁刺股，从此奋发自强不息。两种不同的选择，两种不同的人生态度，两个不同的结果。

人生就是这样，所有的磨难、挫折和失败都可以是人生的转折点，都可以是坏事变好事的转变因素。人生受辱也不例外，虽然很少有人会去经历司马迁那样的奇耻大辱，但是韩信的胯下之辱，江南春的"情敌之辱"，我自己的学英语之辱在生活中比比皆是。面对它们，不，应该是笑对它们，以它们为动力，化耻辱为动力和自己较劲，而不是与别人斗气，从此奋发，从此自强，那么成功只是早晚的事情。

七、不要报复，学会宽恕

学习英语三十余载，在美国生活三十多年，对我人生影响最大的就是英语中"forgiveness"（宽恕）这个词和美国人血液中的宽恕精神。我不信教，也没研究过宗教对这种文化形成的影响，但如果让我用几个词来概括美国文化的精粹的话，"宽恕"一词排在首位。至于宽恕和身心健康的关系，因为研究非常多和广泛，美国几位教授曾出版一本书将它们结集成册，书名是《宽恕与健康》（*Forgiveness and Health*）。不过对我影响最大的是两个真实的关于宽恕的故事。

以恩报怨的美国夫妇

前几年发生了这样一个故事，一对美国夫妇带着他们的孩子去意大利度假，当他们驾着租来的汽车疾驶在高速公路上时，不幸的悲剧发生了，他们的车被一颗飞来的流弹击中，坐在后座的孩子当场身亡。这对夫妇被从天而降的丧子之灾击倒了，痛不欲生。

然而沉浸在极度悲痛的同时，这对夫妇毅然决然地做出了捐赠他们孩子的遗体的决定，他们竟然要让孩子的每一个可能用上的器官来拯救这个杀害了他们心爱儿子的凶手的意大利同胞们！这个消息在意大利见报后一时间家喻户晓，男女老少无不为之动容！我和太太读到这个消息时也在为这对美国夫妇痛惜，但同时又被他们的这种超越常人能理解的崇高的爱而感动不已。我们不禁反问自己，要是换到我们，我们能做到吗？坦率地说，尽管我们夫妇都深深地信奉不要报复，学会宽恕的理念，但我们当时的答案是做不到。今天呢？恕我直言，我还是没把握。

不肯宽恕，以牙还牙的悲剧

我早年在大连担任纽鲁克公司驻华首席代表时，办公室里有位叫宁宇碧的雇员，不但英语好，工作能力特别强而且待人特别诚恳、热情。没多久，宁女士就受到了我的信任和重用，而她也很快和我太太成了无话不说的好朋友。遗憾的是没多久，厄运不断地缠上了宁女士。先是她的先生有了外遇，随后而来的是没完没了的离婚大战。与其他离婚案不同的是，宁女士和她的丈夫不但不争夺他们那个聪明伶俐儿子的抚养权，反而因为互相推却不肯抚养自己的亲生子而迟迟不能达成离婚协议。我和太太当时都非常诧异，因为宁女士夫妇平时都视他们的宝贝儿子为生命，宁女士的丈夫因为要准备与新欢结婚，不要儿子的抚养权很容易理解，可是宁女士的态度的确让人费解。

我和太太约了宁女士在家里进行了一次长谈，希望能说服她把孩子接到自己的身边，我明确地告诉她为了保证她有时间照顾孩子的学习和生活可以少安排甚至不安排她出差。可是当她终于道出不肯要孩子的秘密时，我和妻子都感到十分的意外和不可思议。

"我为什么要把孩子带在身边？"宁女士愤愤不平地说，"孩子是我的亲骨肉，不管长多大都是我的亲骨肉，都不会不认我这个妈妈。他们不想要孩子好过上自己的舒心日子，没门！我就是要让他们过得不称心如意。"听到她的这番发自肺腑的报复宣言，我和太太都感到非常震惊，这根本就不像平时我们心目中的那个善良的宁宇碧啊！我和太太反复劝说她放弃这种报复的心态，就算暂时还不能宽恕前夫，将孩子带在身边无疑是在家庭破裂后对自己的一个亲情安慰和精神寄托，况且孩子如果从小就学会了憎恨并且卷在无休无止的家庭冲突中，他能够健康地长大成人吗，会有自己的幸福吗？

遗憾的是宁宇碧没有接受我们的忠告，经过好几个月的艰苦谈判，她的丈夫为了尽快离婚终于同意接受孩子的抚养权。

但随之而来的是对报复的反报复。离婚后她的丈夫完全不顾离婚协议书中规定的探视权利和时间，根本就不让宁女士去看孩子，存心从精神上折磨前妻。思子心切、无可奈何的她只好偷偷地到孩子在的幼儿园里去看望儿子。可是不久她的前夫就发现了，干脆把孩子转到了别的幼儿园并对宁宇碧和她的亲友封锁消息。接下来又是无休止的争吵、打骂和没完没了的官司。从那以后，本来健康开朗的宁女士终日沉浸在离婚的痛苦和对儿子的思念之中，逐渐变得消瘦多病、郁郁寡欢，一年后竟然卧床不起，去医院一检查竟发现得了乳腺癌！

离婚，思念儿子加上癌症的折磨，可怜的她英年早逝，去世的时候还不到四十岁。我和太太迄今还常常为她的早逝惋惜不已，在她临终前三天我还去医院探望她，并约好了当时在美国的太太同时打电话到病房问候她。病入膏肓、形同枯骨的宁女士知道自己在这个世界上的日子已经不多了，她一手拉着我，一手握着和我太太通话的听筒泣不成声："朱先生，朱太太，我好悔啊！我好悔当初不该不听你们的话不把林林接在身边。报应啊，我想到是报复他们让他们过不上好日子，到头来却是送了自己的命！我这报的是哪门子的仇啊？"病房内听筒里一片哭声，我的心情沉重极了。

三天后我正在上海出差，传来了她含恨离开人间的噩耗。虽然我不敢说宁女士的病完全是因为她婚姻的失败对她的打击，及后来思念儿子给她带来的折磨和煎熬，但我和太太都一直坚信，如果她当时能把孩子带在身边并且从失败的婚姻中彻底走出来，重新选择生活，她恐怕不会得癌症，即使得了癌症也不至于这么快就失去生命。一转眼宁女士已经去世十几年了，可是她的音容笑貌却常常浮现在我的眼前。

人啊人，我们是多么地需要宽恕啊！当我们遭到伤害或是蒙受耻辱时，我们的本能就是报复。这很自然也符合人作为动物的本性。可是报复带给这个社会的是什么呢？对对方的伤害；对对方家庭的伤害；对自己的伤害；对自己亲友的伤害。这种报复还可能引起反报复，结果是报复愈演愈烈，伤害越来越大。这样的血淋淋的教训在我们这个世界上还少吗？

人啊人，为了健康，为了幸福，学会宽恕。退一步，海阔天空！

八、重新构思的艺术和力量

"Reframe"显然是由"Frame"加前缀"Re-"构成的。"Frame"有"构思"的意思,加上前缀"Re-"(重新;再),总算是有了"重新构思"这样一个翻译,希望懂英文的读者朋友还是盯住英文原文"Reframe"这个词。那么究竟什么是"重新构思"(Reframe)呢?在心理学中常常是指心理医生尝试着从不同的角度去看同一件事。这个概念是我在欧迪办公参加高级管理人员培训时学到的,当时就觉得颇有心得,后来又读过不少这方面的文章,反复实践,屡试不爽。

简单地说,所谓"重新构思"就是在面对矛盾和冲突时重新调整自己对问题的看法和解决矛盾的方法,也就是从牛角尖里走出来。当然如果此时能让对方也以同样开放的心态尝试着去"重新构思",效果往往更佳,中国老话说的"退一步海阔天空"就很有一点"重新构思"的哲理,这关键的一个字就是"退"字。

重新构思化解矛盾

2007年,我出差到中国不久就接到公司负责商品策划执行副总裁哈维的电子邮件,声称他主张继续和现有的供应商崴斯誉公司在相框业务方面的合作,希望得到我的支持。说实话我收到这份电子邮件时大吃一惊,因为这一方针既不符合公司大力发展战略货源直接到中国和亚洲采购的战略计划,也与哈维先前所承诺的支持南辕北辙。崴斯誉公司是一家很有实力的美国进口商,他们听说公司的战略货源计划后一直在不断地游说,企图保住现有的业务,阻挠我们去中国直接采购。从某种意义上说,我正在组建的战略货源部为崴斯誉公司和类似他们这样的中间商敲响了丧钟,他们气急败坏地做最后的挣扎完全在意料之中。

我在美国工作了二十多年,类似这样的情况不知遇到多少次了,一方面是公司要发展独立自主的货源采购，另一方面是中间商利用多年建立起来的关系多方阻挠，有时候矛盾激化到你死我活的势头。很显然，这一次崴斯誉公司黔驴技穷，不得不走上层路线，说动了哈维来为他们说情。

我的第一反应是非常强烈的，我在给哈维的电子邮件中详细列举了公司为开发国际货源付出的努力和已经取得的成果，指出如果我们在此刻出尔反尔将失信于我们在亚洲的代理商和工厂，对公司的战略和我所负责部门队伍的建设都是一个重大挫折，希望他三思而后行。

哈维是一个犹太人，说话特快而且固执己见。本来公司招聘我这个高级副总裁时他就极力想把我这个部门归属他领导，都遭到董事会的拒绝，所以他心里一直耿耿于怀，虽然表面上和我的合作说得过去，实际上时不时地找上一点茬子，给我一点"小鞋"穿。这次在崴斯誉公司业务上的突然变卦显然是来者不善。

果然，他的回电气势汹汹，声称他虽然支持公司战略货源的计划，但此次崴斯誉公司为保住业务已经大幅度降价，公司要通过战略货源所达到的目的已经达到，更何况公司与崴斯誉公司还有其他方面的业务，需要通盘考虑公司的利益等。这小子最后留下一句话，他已经和首席执行官通了气，首席执行官原则同意他的意见，如果我有意见可以和首席执行官交谈。

说实话我最恨哈维这种处理问题的方法。我当然可以向首席执行官申辩，可是无论结果如何都会两败俱伤。更何况这种两个高级管理人员针尖对麦芒地跑到首席执行官面前求仲裁的方式从来我就不屑一顾，除了丢人现眼还能有什么好的结果。可是他已经先下手为强，趁着我不在时先入为主。哈维在他的电子邮件结尾时还丢下这么一句话："这件事值不值得你我决战由你看着办吧！"很显然我如果找到首席执行官反驳哈维的意见，一场激战是在所难免，而我和他表面上维持的关系就会彻底破裂，这种局面显然是我不愿意见到的。

我冷静下来，诚恳地请求他先不要通知崴斯誉公司他的决定（虽然我并不认为他有不经过我的同意就做决定的权利，但我并没有这样说），容我一天的时间"重新构思"（Reframe），同时希望他也能"重新构思"，看看能不能找到一个折中的方案。我强调谁做决定并不重要，重要的是我们为公司的利益做出正确的决定。我最后说，让我们都戴上公司管理委员会（公司最高管理层）成员的帽子，看大局，我会试着把我的脚放到你的鞋子里去体会你的感受，也希望您能如此尝试一下。

哈维的回电口气缓和了许多："同意。"

经过"重新构思"，我了解到哈维必须要在其他的领域里与崴斯誉公司打交道的难处，以及我们如果全面中止与崴斯誊公司的相框业务后可能对公司其他业务产生的负面影响。我起草了一个长长的方案，同意保留与崴斯誊公司现有的相框业务，但是建议通过我们在中国的代理利丰公司全面介入工厂管理和品质控制，因为事实已经证明没有我们的直接介入，供应商让利后随之而来的是品质的下降。我提出的要求虽然很"苛刻"，但是只要哈维与我保持一致，对方完全有可能接受。我在电子邮件的结尾恳切地强调这是一个"三赢"方案：公司赢因为崴斯誊公司大幅度降价而提高利润；崴斯誊公司赢因为他们得以保住现有业务；利丰公司赢因为他们的付出得到了回报。我在电子邮件中强调"喝水不忘挖井人"，如果没有利丰公司为我们在中国积极地开发货源从而证明了公司搞战略货源的决心和能力，崴斯誊公司是决不会这么轻而易举地"俯首称臣"（仅仅在几个月以前他们还对我们的降价要求置若罔闻）。

哈维看来也经过了一番"重新构思"，他的回电非常爽快："完全同意您的建议，这的确是一个'三赢'方案。建议交米歇尔全权执行。"米歇尔是我手下的一个负责相框业务的主任，他能提出让我手下的人全面负责执行"三赢"方案无疑是一个友善的表示，至此一场公司内部高级管理层可能发生的激烈的争执和矛盾被消灭在萌芽之中。而起到关键作用的恰恰是"重新构思"（Reframe）的艺术和力量。

"重新构思"是一种积极的思维方式和有效的解决矛盾的手段，掌握了"重新构思"的艺术不仅仅可以在职场中游刃有余，大显身手，其实在生活中的每一个方面和层次它都是一个不可多得的化解矛盾的有效工具。

小学老师引导我们"重新构思"

回想起来，我小学时的一位班主任就是使用"重新构思"化解我们同学之间矛盾的大师。时光倒转半个世纪，小学生活的一个片段历历在目，"薛老师，朱为众故意把我的桌子弄脏了！他欺负人。我让他擦干净他就是不擦，还笑我！"我的同桌——一个姓冯的女同学向班主任哭诉。我一听气不打一处来，怎么是故意的？我这不是擦窗户够不着才踩在桌上的嘛？你说我是故意的，我就是故意的。我就是不替你擦干净，看你能把我怎么样！那时候还小，平时常常因为她的胳膊超过我在课桌上画的"三八线"而对她不满，此时被她诬告地更是火上浇油。

"朱为众，你说说看冯惠敏的桌子怎么弄脏的？"你看薛老师的问话是多么地妙，首先她把最让我发火的"故意"两字悄悄地抹去了，其次她只是说桌子被弄脏了，并没有下结论一定就是我弄脏的。我的气消了不少："我是站在桌上擦玻璃窗，今天我们值日。"

"你看，朱为众同学主动抢着擦玻璃窗，虽然弄脏了你的桌子，但并不是有意的，对不对？"慈眉善目的薛老师慢条斯理地问，冯惠敏心悦诚服地点点头。"朱为众，窗子擦完了，你愿不愿把踩脏了的桌子也擦干净呢？"薛老师还是那么慢条斯理。我点点头，刚刚要伸手拿抹布，冯惠敏早已破涕为笑，一把抢过去擦了起来。一场危机化解了，薛老师看看我们笑了笑，一边摇头一边走出了教室。现在才明白薛老师完全是在哄我们小孩子呢！但恰恰是她的"哄"引导我们矛盾双方在"重新构思"，进而有了退一步的结局。

生活中时时充满矛盾，处处产生危机。掌握了"重新构思"的艺术就会化险为夷，化敌为友，变独木桥为阳关大道。这就是"重新构思"的力量！

九、做改变的代言人还是牺牲品

在当今信息社会和知识型员工的年代，社会唯一不变的恰恰是我们这个每时每刻都在变化的世界，适者生存，这个放之四海而皆准的真理将是千千万万的个人、公司、组织乃至国家都不能回避的事实。而近年来正发生颠覆性的改变——世界政治博弈的变化，新型冠状病毒肺炎疫情带来的变化，科技的改变，行业的改变，组织的改变和不可避免的职场的改变。而焦虑几乎是所有人在经历改变的时候都会感受到的。我曾在各种场合多次问过学员和听众，完全没有焦虑感觉的人迄今还没有遇到过。焦虑在英语里是 anxiety，它常常和抑郁症一起出现，是抑郁的一个典型症状，对身心的危害极大。

焦虑是因为改变带给我们的第一个感觉就是很不舒服，很不习惯。其实我们每个人在每天的工作和生活中都形成了一个无形的"舒适圈"（comfort zone），突破这个"舒适圈"非常不易。

电脑恐惧症

现在几乎人手一台电脑，会使用电脑已经不再是招聘工作的要求了，这已成为最基本的技能。可是在电脑刚刚走进办公室的年代，很多人患过"电脑恐惧症"，因为它改变了人们几千年来形成的习惯，让很多人感到恐惧和不适。

我自己就在很长一段时间里牢牢地抱住传真机不放，拒绝使用电脑，一直到公司要求每个人参加培训，凡是不通过考试的一律不得上岗，我这才拿出当年的拼搏精神，突破了恐惧，学会了当时公司要求的对几个基本软件的掌握和操作。现在回想起来真是一个笑话。

我读过一篇很有意思的文章，谈到当时全球最著名的首席执行官杰克·韦尔斯

（Jack Welch）在相当长的一段时间里一直拒绝学习使用电脑和电子邮件，当然他可以这样做是因为他的秘书可以用传统的方式把他的要求和指示听写下来，然后再用电子邮件和他的部下交流。这种情况一直持续到通用公司聘请了一位著名的高科技公司的首席执行官做公司的董事，而杰克·韦尔斯又和这位董事成了挚友，他才在这位朋友的坚持下学会使用电脑和发电子邮件。

还有一个关于美国一家著名的航空公司创建人坚持使用手写的方式与部下交流的故事，直到几年前我读到那篇报道时，那位老兄依然是对使用电脑不屑一顾，文章报道的是他的怪，并没有批评他拒绝改变。"成者为王败者为寇"，社会对成功者都是特别宽容，缺点也就变成了特点。杰克·韦尔斯学不学电脑大概都不会影响他在商界留下的巨大影响，那位航空公司的老板可能也不会因为拒绝学习电脑而破产，但从无独有偶的这两个小小的事例中我们不难看出，即使是"巨人"也会恐惧改变。

一个没能升起的希望之星

很多人同一份工作一干就是一辈子，这常常也是恐惧心理在作怪。过去是不能变，现在是不想变，或者是想变但一想到变化带来的种种不适应，包括新的办公环境、新的老板、新的同事，越想压力越大，就算是工资高一点也不值。

我认识一个从国内外贸行业出来的朋友，在国内受过名校的教育，不但说得一口流利的英语，而且为人极有能力，也很善于和人打交道。正因为这些优点，他被一个美籍华人客户看重，全家移民到了美国，为公司负责在中国，采购的业务。前不久我在洛杉矶的机场与这位老兄偶遇，非常惊讶地发现他不再是以前那个朝气蓬勃的小伙子了，除了微微秃顶和稍稍挺起的将军肚以外，最大的变化就是他有了一副酒足饭饱、心满意足的神态。

当我问起他的现状时，他略有窘色地说："惭愧、惭愧，还在那个小公司当副总裁，依然如故、依然如故。"他告诉我，老板对他不错，太太去美国后老板也为她在公司安排了一份不错的工作，日子过得很安逸，虽然有好几次深造或是跳槽的机会但都因为想到变动带来的种种不适就放弃了。这是典型的"舒适圈"阻碍我们进步的例子。

其实我刚到美国时的几年和他的经历非常相似，也是在一家私人公司里负责中国的货源采购。记得我去艾迪逊兄弟公司面试后马上就在机场打电话给太太，告诉她说虽然面试很成功但心里感到焦虑。好不容易在一家美国公司干到了副总裁的地位，工作也开始变得驾轻就熟，想到要和老板辞职，搬到一个新的城市，在一个年销售 20 亿美元的上市大公司里做一个"牛尾巴"，心里的不舒服转换成了更大的心理压力。别人面试后都希望被录用，可是我当时在机场时，心里却希望自己不要被录用。

后来真的接到了艾迪逊兄弟公司的录用通知时，我明白自己面临的是一个凤凰涅槃式的新生，随之而来的种种不适和压力恰恰是自己将要进步的迹象，于是理智地做出了欣然应聘的决定。现在回头看，正是"进一步海阔天空"。

我的那位朋友无论在语言、年龄、学历或是工作能力方面均在我之上，是个典型的后生可畏型的人物。以我的能力能在美国排名财富一百五十强的跨国大公司做到执行副总裁，这位朋友绝对是有可能在美国的财富五百强大公司里做首席执行官的人物。那次机场邂逅后和太太谈起自己的感受，实在是为他惋惜。中国人常说"穷则思变"，安逸的生活常常使人丧志，焦虑使人不再思变，不再进取。

适者生存

不知道这个广为使用的成语为什么既没被收进《辞海》中，也没有被收进《中国成语大辞典》和《现代汉语词典》中。也许这是直接从达尔文的名言"Only the fittest survives"直接翻译而来，不过如果真是这样，译者的能力实在是令人佩服。短短四个字把一个多变世界的生存法则描述得淋漓尽致。

美国的商界是在不断变动中的。市场在变，消费者的行为在变，价格在变，公司的战略当然也就跟着变，随之而来的就是公司人事的变动，甚至出现首席执行官辞职或被炒鱿鱼的情况。而成功的第一要素就是学会适应这种不停的变化，不能只是不得已地去勉强接受和适应，而是积极地、乐观地、主动地去适应和领导改革，坚信事情会越变越好（change for better）。也就是说，要做改变的代言人而不是牺牲品（Be an angent of change, not a victim）。

2004 年年终工作总结时，我的上司在给我的评语中有这样一段话："威尔逊有很强的适应能力，到公司后一年多的时间里经历了公司众多的战略调整和人事变化，但他始终能够很快适应变化，与公司的新战略保持一致，不折不扣地执行公司的战略意图，为公司的发展做出了杰出的贡献。"

其实我的适应能力早就在十六岁离乡背井去插队落户时就得到了锻炼、之后的船长、教师经历和留学生活让我练就了遇事不惊、随机应变的"特异功能"。这种能力为我在变化多端、竞争激烈的美国商界中崭露头角起到了决定性的作用。

就拿我的上司提到的那一年多的时间说吧，先是我的顶头上司辞职，尔后是我的几个副总裁同事被解雇，随后而来的是公司的首席执行官被"炒"了"鱿鱼"，之后我的新老板和公司新上任的首席执行官推动公司人事的大变动，短短的几个月里，当初面试我的包括公司首席执行官在内的六位高级管理人员竟然全部离开了公司！公司人事之震荡可见一斑。而我却在这走马灯似的大换班中生存了下来，而且在公司里的知名度越来越高，工作的成就也越来越卓著。

人事变动之后自然是带来经营战略和战术的变动。在美国，从白宫到财富五百强的大公司，惊人的相似之处就是"一朝天子一朝臣"。而新一代的执政者几乎是一定要制定与前任不同的战略和政策，标新立异以便得以区别于前任。尽管这种变动的动机大多是为了把公司做得更好，但改革在任何时候、任何地点都会遇到阻力，所以每每是障碍重重，改革受阻，阻碍改革的人却又往往是螳臂当车，最终被碾得粉身碎骨。

作为一个公司的高级管理人员，或只是一个普通的员工，在面对改革浪潮时的第一个反应就是要思变，适应新的领导、新的战略和经营方针，支持这种变化。如果你认为某种战略或经营方针是错误的，切不要以局外人和反对改革的姿态横加指责。参与改革是一个员工帮助公司避免犯错误最有效的手段。

2005年欧迪办公（Office Depot）新的首席执行官斯蒂文·敖德伦走马上任。他上任后在人事上做的第一变动就是设立了公司国际部的总裁职务，而原来在欧洲掌管公司业务的欧洲总裁则名正言顺地不再直接归首席执行官领导而划归在公司国际部下。从国际惯例来看这绝对是正确的一步，也是公司走向国际化和正规化的可喜一步。可是这位欧洲总裁因为公司在世界其他地区的业务微不足道，所以一向以国际总裁自居，面对这样的改革觉得被降了一级，产生了极大的抵触情绪。他总觉得新来的首席执行官没有全球经营的经验，对欧洲更是一无所知，所以对公司的种种举措阳奉阴违，拒不执行。不到几个月就因为改革不得力被迫辞职了。其实此人的能力是相当不错的，当初为公司在欧洲业务的发展的确做出了卓越的贡献。但越是这样的人往往越容易成为自己成功的敌人，越不容易接受改革和变化，最后成为改革的牺牲品而不是代言人。

"神经病的定义就是一遍又一遍重复地做同一件事却期望不同的结果"

"神经病的定义就是一遍又一遍重复地做同一件事却期望不同的结果"（The definition of insanity is to do the same thing again and again and expect different result），这据说是爱因斯坦的一句名言。

它使我想起少年时的一件趣事，那是一个夏天的下午，母亲像往常一样正在煮绿豆稀饭。恰恰稀饭就要煮开的时候，我们养在院子里的几只鸽子飞进了厨房，像往常一样寻食落在地上的米粒，其中一只鸽子不知怎的停落在就要开锅的锅盖上，炙热的锅盖立刻让那只鸽子尝到了厉害，为了缓解被烫的程度，那只可怜的鸽子就在锅盖上不停地一边跳一边换着左右脚爪好像在跳霹雳舞，我们兄弟几个在旁边看得哈哈大笑，就是不明白这只曾经参加过比赛的优良品种的信鸽为什么不直接展翅高飞。直到大哥把它捉住扔出门外，那只倒霉的鸽子才突然醒悟过来猛地冲上天空。用"神经病的定义就是一遍又一遍重复地做同一件事却期望不同的结果"来解释它的"神经病行为"简直是太恰当了。

那只鸽子固然很可笑，可是后来发现自己在人生中也犯过很多类似的错误，也看到身边的人犯同样的错误，因此每每提醒自己不要再犯这种很容易犯而且又很可笑的错误。

当今世界正不断变化，唯一不变的恰恰就是这变化的特点。变化是痛苦的，但犹如十月怀胎，一朝分娩，痛苦又是新生的必然先兆，现实生活中几乎找不到没有痛苦的改革和变化。人的惰性确定了大多数人宁愿花全部的精力去寻找无须改革的证据而不是参与改革，所以为什么人类历史的进步总是由少数异类发起，领袖总是少数。

达尔文说得好，适者生存。不是强者，不是快者，是适者。

十、让"它"去吧

"让它去吧"是美国人常常说的"Let it go"的直译，因为中国语言里似乎很难找到一个与之贴切、传神且对应的概念，也许这正是因为我们中国文化里缺少这种"让它去吧"的精神。

如果从"让它去吧"的反义来解释它，"宁死不屈""宁为玉碎，不为瓦全""不到黄河心不死""锲而不舍"等表现得都是一种不屈不挠、志在必得的精神。这种精神是中华民族昌盛的支柱。

但是随着这种"坚毅"的提倡和弘扬，我们对"让它去吧"的认识不足和认同不够却又常常使我们本来优秀的东西成为包袱，变"坚强"为"僵硬"，变"坚持"为"固执"。

前几年读到过一篇文章，说的是一个很有成就的知识分子，因为与妻子的纠纷受到了所在单位的处分。这位先生觉得单位的处分有失偏颇，愤愤不平。在与单位领导的解释和申述都失败后，他走上了漫漫的上访之路。为此他不惜荒废了专业，倾家荡产，妻离子散，为此耗费了多年的美好人生，最终还是不能找回他所想找回的公正和说法。记得当时读到那篇文章时我连连自语"Let it go! Let it go!"为此人几近疯狂的固执感到不值，对他为此付出的代价感到惋惜不已。

"让它去吧"并不容易做到，尤其是在当事人自认为自己是正确的或是遭到不公平的待遇时，人的自然反应是要维护自己的立场和利益，努力地去争取公平的待遇和说法，有时候甚至只是因为咽不下"这口气"，非得拼出个鱼死网破，付出愚蠢的代价。

举一个发生在自己身边的小事为例。我在加拿大工作时办了一张加币的美国运通公司的信用卡，按照规定，运通公司会根据我的消费给我积分奖励，积分并无失效的时间。我和太太当时说好了一直不用那个积分，等攒足了再用它换一次到夏威夷的旅行。一转眼两年过去了，我们的积分已经达到了三百多美元的价值，可是因为接受了美国欧迪办公（Office Depot）的工作，我们在匆匆忙忙搬家的过程中就把所有加币的信用卡都给注销了，包括这张已经有三百多美元积分的运通卡。等安顿下来，我打电话给运通公司，说明了情况，希望他们能把我的积分转到我新办的美元运通卡的账户上，但听电话的小姐一口就拒绝了我的要求，理由很简单，规定不可以这么做，并且她也不知道怎么做。平心而论，他们的规定或者是系统可能是不容许这么做，但以我在美国做了二十多年的消费者的经验和在对待消费者投诉工作中的体会，大多公司在这种情况下都会用各种灵活的方式给消费者以补偿，目的只有一个——让消费者满意。当然公司大了，人性化的东西就越来越少了，做出"不行"这个决定的人可能只是一个拿最低工资的客户服务代表或是一部"人机器"（与机器人相对而言）。我挺生气，写了一封申诉信。没多久，回信来了，同样的无人性，同样的冷冰冰，同样的不容分说，连一句表示理解的句子都没有，读后只是让人感到被激怒了。

我非常气愤，我对运通公司的印象一向不错，看到他们这样对待顾客，我觉得简直是不可思议，更何况我是一个被他们称为"非常重要"的客人（VIP）。我几乎就要再次提笔给他们的首席执行官写信，但在美国学到的"Let it go"闪入脑中。我扪心自问，这件事对我重要吗？答案是"不"。稍稍一反思，"Let it go"的想法马上占了上风，我把那封回信随手扔进了垃圾筒。

据说亲人的死亡，尤其是突然死亡是对人类打击最大的事件。我的母亲患急性胆囊炎突然病故，之后我的心里非常压抑，悲痛、悔恨及遗憾交集一身。悲痛的是生我、养我、爱我的母亲突然撒手人寰；悔恨的是那是个国庆节的周末，我恰好在中国出差，因公加班却没有回去探望母亲，如果我回去了，她可能就不会喝那瓶诱发急性胆囊炎的冷牛奶（内疚是典型的心理不健康的症状）；遗憾的是我还有好多好多想为母亲做的事情没来得及做，好多好多要说的话没来得及对她说。虽然我在得到母亲的病危通知后赶回了南京，但昏迷了的母亲再也没有醒过来，她老人家最后是躺在我的怀抱里停止呼吸的。那情景在我的脑海里挥之不去，好长一段时间我神情惶惑、工作走神，食无滋味，夜不成眠，不能自拔。我不断地告诫自己，我这样做正是母亲在天之灵最不愿意见到的，她那对儿孙们的爱早已转化为对我们的希望，因为她已经不再能为我们做什么了。她希望我们身体健康，家庭幸福，她可能还像往常一样在嘱咐我们过马路要当心车子；她老人家最不愿看到的是自己的孩子因悲痛而不能自拔的样子。我要振作起来！有了这种有意识地调整，我慢慢地从极度悲伤中恢复过来。这也是"Let it go"的一种。

我们都是人，都有七情六欲、喜怒哀乐。但是如何控制自己的情绪或是心理状态，尤其是当我们在怒和哀的时候如何平复情绪，对于我们的健康和成功是极其重要的。美国人常常说要"翻开新的一章"（Turn to a new chapter）和"把这件事置于身后"（Put this behind），说的都是这种"Let it go"的精神。

我们常常把人生比作旅途，误入歧途甚至迷路都是正常的和不可避免的，关键是我们要及时调整方向。有时候我常常会想，人生多变，几乎每件事都有可能变成路途旁散落的"牛角"，我们有时间、有必要钻进去吗？生命是如此短暂，而生活又是如此美好，我们有这么多更重要的事情要做，退一步海阔天空，"让它去吧"（Let it go）！

十一、放下即实地

很多人都会有几句口头禅，虽然常常说但自己其实未必意识到，久而久之成了这个人的特点。在美国念研究生时有个从广州来的同寝室、同专业的同学，他常常说的一句话是"放下即实地"。乍一听，这话简单到不能再简单，所以一开始听了一笑置之，不过这位仁兄每次引用他的座右铭时总是恰到好处，时间、地点和人物让你不思考不行，逐渐地这个似乎再简单不过的五个字变得越来越有意思，虽然没有变成我的口头禅，却成了我人生的座右铭，用它看人生你会觉得"海阔任鱼跃，天高任鸟飞"。

像只壁虎似的挂在墙上

回忆起来，最形象最生动的例子当数儿时随着大院里的一帮孩子们翻墙到我们住的大学校园里的花房去捉蟋蟀、偷葡萄的情景了。记得我第一次踏着伙伴的肩膀翻上了墙头后，往下一看不由得倒吸一口凉气，怎么那么高呀！恐惧立即袭遍全身，两手发凉，双腿发软。勉强转过身不再看下面，然后慢慢地顺着墙壁把身子往下移，挂在墙上那模样活像个壁虎，可就是不敢松手。抬头看天，天昏地转；转头看地，如同万丈深渊。手更凉了，腿更软了，浑身也开始发抖。"跳！跳！跳！松手！松手！"，早已现行"登陆"的伙伴们在地下鼓励我，还有一两个在哼哼，"胆小鬼，笨蛋！"可是鼓励、讽刺统统无效，我就是不敢松手！怕什么呢？我也不知道！明明比我矮小的伙伴都已安全"登陆"，逻辑上讲肯定没事，只不过逻辑既不是当时只有七八岁的我之所长，更不适宜被挂在墙上时进行，其实我当时可以说是脑子里一片空白，根本没有思维。"扑通！"我终于坚持不住，松手跌落在地，爬起来拍拍屁股什么事也没有，马上加入了捉蟋蟀、偷葡萄的行动中去了。过了几天我们再去故地重游时，我连一点犹豫都没有就熟练地翻过了墙，双手一松，轻松落地。再看看那堵墙，又觉得小菜一碟，无论如何都不明白上次的恐惧从何而来。

在十米跳台上被父亲轻轻一推

另一个关于"放下即实地"的儿时回忆更准确地说应是"跳下即入水"。我从小受酷爱游泳的父亲的影响，六岁时已经是大院里有名的"小红帽子"（当时经过考试后取得在深水区游泳的资格标志），可是不知怎么地从来不对跳水感兴趣，最多也就是从泳池边来个"青蛙入水"的一跃而已。有一次和父亲去游泳，忽然心血来潮，跟着父亲上了十米跳台"观光"。走到跳台边整个人就仿佛不再是自己了，下面粼粼碧波，水光荡漾。十米跳台其实指的是从跳台到水面的距离，可是跳台下面为了安全其实还有好几米的水深，所以视觉上感觉更高了。父亲一个"燕式腾飞"，矫健优美、轻松自如地"插入"泳池。"跳个冰棍"，父亲从水中钻了出来，甩了甩头上的水对我喊道。所谓"冰棍"其实就是没有任何姿势要求，没有任何技术难度，一手捏住鼻子，以站立的姿势笔直地跳入水中，要的就是一点胆量。我试着将一条腿伸出跳台前方，另一条腿哪里还听使唤，根本就做不出平时和伙伴们在泳池边不时地互相追逐然后跳入水中的那种最简单的动作。越试越害怕，我甚至感觉下面的泳池太小，我会跳到池岸上摔成一个肉饼。就在我不知是第几次重复伸出右腿进行试探时，已经蓄谋已久并悄悄回到跳台的父亲轻轻在我的腰部一推，根本来不及害怕，只觉得两耳灌风，"嘭"的一声巨响我已在水中，水性很好的我几下就浮出水面游到了池岸边，除了没来得及捏鼻子给呛得不轻外，所有的恐惧似乎已经在入水的一瞬间消失。我急不可耐地爬上池岸，一步两个台阶，一溜烟地跑上跳台。那天我就这么来回反复地跳，一直跳到终场。那年我大约十多岁吧，虽然尚未听到"放下即实地"这样一句话，却是初尝战胜自我，战胜恐惧的喜悦。

十二、别为没欠的债务付利息

我读过这么一句英文，觉得很精彩：Fear is the interest paid on the debt we do not owe（恐惧是我们为莫须有的债务付出的利息）。可是恐惧又恰恰是人类的本性，恐惧由人猿对豺狼虎豹的恐惧随着人类的演变变成了现代人的恐惧症：结婚前怕追不到心爱的人；要结婚了怕买不起房子；怀孕了怕胎儿发育不健全；再以后担心孩子考不上重点中学、重点大学所以心事重重，愁眉不展；好不容易考过了托福，拿到了美国大学的录取通知书却又立马开始害怕拿不到签证；工作中老板的一顿训斥让我们诚惶诚恐，吃不下、睡不着害怕丢了工作；担心完不成销售计划不但奖金要泡汤，在公司里更是抬不起头，因而忧心忡忡，恍恍惚惚；医疗改革又顿时变得恐惧得不行，要是得了癌症怎么办？丧了配偶的父、母谈起了对象，天下大乱，担心自己的面子没处搁，更是顾虑今后的遗产归谁。如此等等，随时随地的恐惧，无处不在的害怕，我们现代人活得好累啊！其实所有的恐惧和担忧恰恰是现代人生活压力的根源，而这压力又恰恰使得我们吃不香，睡不熟，萎靡不振，内分泌失调，免疫系统减弱，最后从心理上的不健康导致生理健康的全面崩溃，并且由此恶性循环再反过来彻底摧毁我们的心理健康。

中医强调，人的身体是作为一个整体的正常运行，也就是"通"，这比西方医学头痛医头、脚痛医脚来得更为科学。但是中国人对心理健康的意识则远远落后于西方。一提去看心理医生，人们马上就联想到"神经病"和"精神病"，本来"神经病"应该指的是神经系统出现的病变或机能障碍，可是不知道怎么又变成了"精神病"的俗称，而在中国"精神病"又很容易与疯子等同起来看，遭到家人的遗弃和社会的白眼，所以弄的人人讳疾忌医。即使在对心理健康高度重视的北美和欧洲，历史上的人们也曾经把精神病患者看作被魔鬼附体的邪病。

其实严格意义上讲，每个人都会在不同的时间里和不同的程度上患有心理方面的疾病，这也和生理方面的疾病一样，有急性的，慢性的，有严重的，有轻微的，大多数其实也和我们平常的身体稍有不适一样，未必需要看医生或是吃药打针，只要自己善于调整，往往不治而愈。我自己至今尚没看过心理医生，且自认为是属于心理素质特别好的人。其实在我颇为坎坷的一生中，大大小小的心理疾病恐怕得过不计其数，但我往往能够有意识地进行调整，让自己迅速恢复正常。

　　生活是如此美好，生命是如此短暂，人间本来无烦恼，退一步海阔天空，进一步柳暗花明，处处充满生机。可有意思的是《列子·天瑞》中描述的"杞国有人忧天地崩坠，身亡所寄，废寝食者。"那种"杞人"在现代生活中不但没有绝迹反而越来越多，真所谓"天下本无事，庸人自扰之"。其实不光是庸人自扰，现代社会中连聪明人也"自扰之"。

　　读者朋友们，你呢？如果你也和大多数现代人一样对未发生的事有担心，有烦恼，有恐惧，记住你正在为莫须有的债务付出利息！

十三、蜂蛰入怀　解衣去赶

　　我最早读到"蜂蛰入怀，解衣去赶"这个熟语是"文革"刚开始的时候，我在学校一间堆着物品的教室里瞄好了一本《儒林外史》，悄悄地带了回家，没日没夜地一口气把它读完了。对"蜂蛰入怀，解衣去赶"一句话当时是似懂非懂，偏偏我又喜欢咬文嚼字，去问语文老师，她却也说不出个所以然，无奈在当时用的词典里又查不到这个典故，所以似懂非懂地记住了这句话。

　　再遇到这句熟语是在农村插队落户时不知哪个生产大队的知青借给我们一本《水浒传》，书中也有这句话，不过有一字之差，是"蜂刺入怀，解衣去赶"，读到它时我对自己说，"真是冤家路窄，一分手就是五年!"那时除了一本《新华字典》就没有什么工具书可查了，借着上下文，倒也没觉得特别深奥，不过也谈不上真正懂得其中的含义，但是对这句熟语倒是印象更深了。

　　再次领教"蜂蛰入怀，解衣去赶"已是"三十八年过去，弹指一挥间"。那是2005年深秋，我们在佛罗里达州的家刚刚遭受过飓风的袭击，房前屋后树倒花落，一片狼藉，我趁着周末在家抗灾救灾，收拾院子。

　　就在我汗流浃背地修剪被飓风打得七零八落的花坛时，一只蜜蜂从领口不偏不倚地钻入怀内，当时第一本能反应就是隔着衣服以掌猛击之，"啊!"我大叫一声，我被那贼蜂狠狠地蛰了一口，因为隔着两层衣服加上腹部的弹性，显然我只是弄痛那只蜂但并没有伤了它的筋骨，但它反击的那一口好似儿时记忆中的一针青霉素，一针扎下去，立竿见影又痛又胀。

"啪！啪！啪！啪！啪！"我连续不断地打着，那贼蜂甚是刁钻，每被我打一巴掌就蜇上我一口然后窜逃到另一个地方，打一枪换一个地方。"啊！啊！啊！啊！啊！"每被咬上一口我就不自觉地大叫一声。不一会儿，这家伙居然钻到了我的后背，我左右开弓，可是它早已到了我臂不可及的后背中心，干着急却拿它无可奈何。这时我已是气喘吁吁，浑身火辣辣的。

我急中生智，三下五除二脱去外套扒掉内衣，回头一看那受了伤的"仇敌"正歪歪倒倒地跌落在路边，我急步上前欲置它于死地，没想到它却挣扎着飞到路边的小柳树上，再一留神它已经晃晃悠悠地飞进树丛中。

低头检查战果，妈呀！真正是惨不忍睹。胸部、腹部早已留下了七八个红红的大包，虽然蜂一去不复返，但好像它的针还留在被蜇的地方，随着我脉搏的跳动不停地刺痛着我，红肿的地方迅速扩大，人也开始微微发烧。回到家中又是花露水又是风油精涂抹了一身，外加美国的治过敏的内服药双管齐下。

"你为什么不早点脱衣服呀？"太太一边帮我涂抹着花露水，一边心痛地抱怨。

"你试试看！被蜂蜇了谁会想到脱衣服？这和平时挨蚊子咬是一样的，第一反应就是一巴掌打死它！"我当然不服，于是愤愤不平地还上一句。

没想到我这个从来不请病假的人居然不得不请了几天假在家，那该死的蜜蜂整整折磨了我一个多星期！事后再一品味太太的话，是啊，我为什么一开始不脱衣服呢？猛然间想起了"蜂蜇入怀，解衣去赶"，突然对这句熟语有了大彻大悟的感觉。当年第一个说这句话的人想来肯定像我一样有过被蜂钻入怀中蜇咬的经历，否则怎么能写出如此绝妙的语句。

遗憾的是，理解语言、文学的精品其实也需要读者的生活阅历和经验，越是生活阅历丰富的越能产生共鸣。当然像我这样一字不差地去亲身体验一句熟语的恐怕是绝无仅有，老实说，我再也不敢尝试这样的痛苦经历。

反思一下，这次被蜂蜇咬，使我违背了自己一贯做事做人的两个原则。

第一个原则是"凡事抓主要矛盾"。美国人爱说"根本原因" (The Root Cause)。但是当局者迷,人在这样的情况下往往并不能清醒地认识到这一点。你说这蜜蜂钻到我的怀里,我打它干吗?这根本原因是它迷了路,误入本人胸怀,这衣服一解,问题就迎刃而解,犹如"卤水点豆腐,一物降一物",或者说是立竿见影,纲举目张,对它是海阔天空,对我是柳暗花明,对蜂和人都是皆大欢喜。

第二个原则是"冤家宜解不宜结"。这"蜂蛋入怀"本来倒并不蜇人,可我一巴掌下去不要紧,我与本来并无宿怨、只是误入歧途的这只蜜蜂顿结深仇大恨,非搞个你死我活不可。其实我打了它一巴掌,它蜇了我一下,如果此时就"解衣去赶"本来可以立马化干戈为玉帛。其实就算我打死了它又管什么用?放了它再钻到谁的怀里咬人的概率可以说是零,更不用说它还会在花园里传播花粉。可是就这么我一巴掌它一口,我们俩弄得一个遍体鳞伤,另一个断臂折翅,真可谓两败俱伤。

细细想起来其实我们生活、学习和工作中太多这样的事例,一个问题发生了,一个矛盾产生了,一个事故爆发了,我们的第一个本能和反应及所采取的相应的行动往往是事与愿违的,因为你抓的不是主要矛盾,找到的不是解决矛盾产生的根本原因,所以不但不能釜底抽薪,而常常是火上浇油使矛盾激化,做出伤害自己、违背自己初衷的事情。

正是:

> 釜底抽薪并不难,蜂蛋入怀解衣赶;
> 冤家宜解不宜结,海阔水碧天空蓝。

十四、假定与假设

假定和假设在英语里是"assumption"，而"assumption"又被心理医生称作"最终极的焦虑扳机"。举几个生活中常见的小例子。

①胸痛—假定是心脏病—焦虑和恐慌；

②头痛—假设是脑癌—焦虑和恐慌。

假定和假设在我们的生活中，尤其在职场上是做出决定的重要一句。所以假定和假设错了，往往结果就错。可见假设和假定是如何的重要。其实我们无时无刻不在假设中思维和决定，而且大多数假设是下意识的，比如下面午餐会上这个令人发笑的例子或许能让我们认知到我们是如何的容易在假设和假定的时候出现错判。

2006年圣诞节前夕，与我们有密切合作关系的戴蒙公司副总裁米歇尔邀请我在他们公司举办的答谢自助午餐会上说几句话，戴蒙公司对我的工作支持很大，米歇尔更是深得我的信任，于是欣然应允。

自助午餐会开始了，公司大礼堂里摆了几十张大餐桌，等大家都拿好食物找到座位，米歇尔开始了她的节日祝词和对平常支持戴蒙公司工作的一些人的感谢，她的话简洁得体，大家以热烈的掌声回应。

接下来是我的顶头上司斯考特讲话，他总是那么风趣而又不失主题，简短地回顾了2006年公司取得的成就后他又不失时机地强调了2007年我们面临的挑战和机遇，又是一阵掌声。说实话，这时候大家已经听了足够的讲话，我如果再说感谢或关于工作方面的话就不但多余而且有点倒大家的胃口了，但这一切都在我的预料之中，我不慌不忙地走上讲台，手里拿着一个大号的牛皮纸信封。

"女士们，先生们。米歇尔和斯考特已经把该说的都说了，我只问大家一个问题，这个问题可以有很多正确的答案，但唯有装在这个信封里的答案是中奖答案。"

我一边说一边晃晃手中的那只大信封，"我这里一共有100美元的奖金，在座的共有两位有机会被选中回答问题，如果两人都答对了，那么他们只能平分奖金，每人五十美元。如果仅仅一人答对，那么奖金全归他，大家清楚吗？"我的讲话显然引起了大家的兴趣，不约而同地都停止了用餐聚精会神地听我讲话，眼光都盯在我另一只手上摇晃着的2张50美元的纸币。

"谁愿意第一个回答问题？"我问。好家伙，全场好像突地长出了一片"手臂树林"，这一百美元的魅力看来还不小。"卡罗尔，你第一个！"卡罗尔是最近才加盟公司的一个买手，我看她脸涨得通红的样子有点于心不忍。卡罗尔很兴奋，一路小跑从后排的餐桌跑到讲台上，接过我递过去的麦克风，急不可待地问，"你的问题是什么？"我清了清嗓子，不紧不慢故作玄虚地说："我的问题其实很简单，而且我一向宽容，所以你的答案也只要求大致准确就可以，我不计较细节是否准确。至于我的问题，那就是：2005年和2006年最大的区别是什么？"

卡洛尔一边自言自语地重复问题，一边端详我的面部表情，好像要从中找到一点提示。我一本正经，无懈可击。"2005年和2006年最大的区别是我们的自有品牌的业务有了长足的进步，从2005年占销售额19%猛增到25%！""非常出色的答案，谢谢您，卡罗尔"我说。"我答对了吗？"她问。"答案非常对，但是不是中奖我现在无法奉告。"我耸耸肩，表示爱莫能助。

"谁愿意第二个回答我的问题？"呼啦，又是一片"手臂树林"。"凯茹恩，你来！"我指指离讲台不远的一张餐桌，凯茹恩是公司的老员工了，她也是一个买手，负责学校用品的采购和策划。凯茹恩看来早有准备，她走上讲台接过麦克风不慌不忙地说："2005年和2006年最大的区别是我们的直接进口业务有了突飞猛进的进步，从2005年的15000万美元到2006年的25000万美元，为公司的盈利做出了举足轻重的贡献！""太棒了！这无疑又是一个非常出色的回答，当然是否中奖有待裁判员分解！"我知道凯茹恩要问她是否回答对了，于是先发制人，让她打道回府。

"现在我需要一个人自愿当裁判，当众宣布中奖答案！"又是一片"手臂树林"，美国人就是有参与意识，这时候我已经把会场的气氛渲染到预期的效果，是公布答案的时候了。"维德，你来！"维德人高马大，是负责办公设备的买手，我想既然两个回答问题的人都是买手，不妨找她们的伙伴做裁判才显得更公正。维德一副当仁不让的样子，一步三晃地走上台来，一手接过麦克风一手接过大信封，不慌不忙地打开信封，抽出那张已被炒作得沸沸扬扬的答案纸，念道：

"2005 年和 2006 年最大的区别是 2006 年没有飓风！"

全场鸦雀无声，愣了片刻，紧接着是会意的哄堂大笑和经久不息的掌声。公司设在佛罗里达，总部在 2004 年和 2005 年两年内连续遭受飓风的三次袭击，而 2006 年的飓风预报又曾说会有创历史纪录的飓风，所以大家的心都一直紧绷着，一直到两个星期前飓风季节才正式结束，上上下下总算是松了一口气。所以我的中奖答案既简单又能得到饱受飓风折磨的听众们的认同。而回答问题的两个人显然是错误地假设了既然是负责自有品牌和直接进口业务的副总裁提问题，那答案肯定和自有品牌以及直接进口业务有关，而我恰恰是抓准了她们"假定与假设"的心理，抖了一个类似中国相声里的包袱。

掌声终于平静下来，我继续说："笑归笑，我希望大家从中悟出一个道理，那就是'假设和假定'会限制我们的思维空间，而这种限制无疑会使我们误入歧途，痛失良机。我没有说我的问题一定与公司的业务有关，也没有说过我的问题要与我的部门有关。可是为什么卡罗尔和凯茹恩都钻进了答案是部门有关业务这个牛角尖呢？这就是因为她们做了假设，当然是错误的假设。希望大家在新的一年里丢掉条条框框，敢想未曾想过的事，敢为未曾做过的事，这样必定能百尺竿头，更进一步！最后祝大家圣诞快乐，新年愉快！"又是一阵热烈的掌声，午餐会的气氛被推到了最高潮。

很多的假定与假设帮助我们迅速地根据以往的经验做出判断和决定，省时省事，事半功倍。但是也有很多时候恰恰是我们以往的经验和错误的假定与假设限制了我们的思维，束缚了我们的空间，扼杀了我们超越自我的机会。

试想一下，如果一百年前莱特兄弟没有大胆地"背叛"人类遵循了多年的假设——人是不能飞的，那么今天的人类航空史将会被如何改写？其实从指南针、火药、造纸到电灯、电话、计算机等，改变了人类历史的每一个创新无一不是人类对自己惯用的假定与假设的推翻和否定。

假设和假定是束缚我们的脚镣、手铐；是禁锢我们发展的壁垒。不破不立，要进步就得不断地否定假定，挑战假设。个人的成功如此，公司的发达如此，政党的壮大如此，民族的兴旺如此，国家的繁荣昌盛亦如此。其实纵观人类历史长河，它又何尝不是一篇否定假定，挑战假设，凤凰涅槃，超越自我，取得新生的壮丽史诗呢？

十五、帮助抑郁症患者

世界卫生组织预计，到 2020 年，抑郁症可能成为仅次于心脑血管病的人类第二大疾病，而据世卫组织数据显示，全球每年因抑郁症自杀死亡的人数高达 100 万人！遗憾的是 80% 的患者没有得到应有的治疗，而这常常是导致悲剧发生的原因。抑郁症患者有很高的自杀倾向，如果及时地防治是完全可以避免悲剧的发生。就它的临床特征看，抑郁症主攻人的精神，使人闷闷不乐、悲痛欲绝、焦虑、失眠、悲观厌世，有自杀企图或行为，严重的甚至出现幻觉、妄想等精神病症状，它对人的精神、情绪的顽固盘踞和毫不留情的摧残，实属最毒辣"杀手"！

中国近年来屡屡爆出有企业家、明星等行业精英患有抑郁症，随着中国社会竞争压力大，人际信任、彼此之间的包容和互相支持大不如前，普通民众当中的抑郁症患者人数，呈逐年快速上升趋势。抑郁症在中国精神专科门诊中的比例，从二三十年前的 10%，急剧升高到 50% 以上！根据一项流行病学调查估算，中国抑郁症患者已经有 9000 万人。虽然表面上中国的患病率比美国低，在 6%~7%，即 9000 万人左右，但医学界普遍认为，因为中国社会对抑郁症等精神疾病存在歧视和偏见，很多患者忌讳别人知道自己患病，拒绝看医生而未被统计其中，实际患病人数应该比 9000 万多得多！而据研究人员总结，中国的抑郁症患者有个特点——很多都是认真负责的人，不少人是各行各业的骨干精英。

我回想起几年前发生的一个悲剧，我的一位定居香港的加拿大朋友，就在他成功地卖掉了自己的公司获得了财富自由，计划着能有时间多陪陪家人的时候，他太太却在某天上午把两个孩子送去上游泳课后，服下了大剂量的安眠药自杀身亡！后来我才知道，原来他那美丽、善良的太太患有重度抑郁症。事隔两年，当我再次见到这位朋友时，他竟然在我的办公室里号啕大哭，死者对生者生活的影响很可能是终生的！

那么，为什么说抑郁症是最毒辣的"杀手"和魔鬼"撒旦"呢？首先它虽然并不是无药可救的绝症，但它频频得手，轻易夺去人的生命；其次它往往令患者急于摆脱痛苦不堪的绝望状态，用自杀的方式一了百了地结束自己的人生，真可谓杀人不见血，杀人不偿命！"自杀意念"是抑郁症的主要症状之一，美国宾夕法尼亚大学精神病学教授亚伦·贝克的研究结果显示25%轻度抑郁症病人曾经有过自杀的念头，而重度抑郁症患者有过自杀念头的比例竟然高达75%。

遗憾的是目前医学界对于抑郁症的病因尚且没有固定的结论，但可以肯定的是，导致抑郁症的因素是多方面的，和我们的生活方式密切相关。凡是任何能让人感到情绪低落和沮丧的事情都可能成为诱因。而焦虑是抑郁症最明显的诱因和症状。茅于轼在《中国人的焦虑从哪里来》一书中也提到了同胞们的情绪低落和沮丧的原因。

需要注意的是我们一定要区别抑郁情绪和抑郁症。我们几乎每个人都会在某个时间因为某些事感到抑郁，这是抑郁情绪，不是抑郁症。当然，如果抑郁情绪得不到很好的调整和管理，就可能发展成为抑郁症。

我们如何才能开出一剂实用良方，帮助中国抑郁病患者摆脱抑郁的纠缠，找回幸福感和正常人的生活？所幸的是许多改变生活方式去防止和治疗抑郁症的方法不但没有副作用，而且是釜底抽薪的、彻底解决病根的可持续的方法。根据这些年做大健康的体会和研究，及我自己如何管理焦虑（抑郁现象，还不是抑郁症）的经验，和大家分享一下。

①有氧运动是最好的防治抑郁症的手段，既省钱又享受；
②饮食健康和心理健康息息相关，垃圾食物会带来垃圾心情；
③少喝酒（如果已经患病，坚决戒酒），不吸毒，不吸烟；
④充足的睡眠是保持好心情和远离抑郁症的重要武器；
⑤无论是生活，还是工作，都不要贪多嚼不烂，保持平衡很重要；
⑥保持一个积极向上的态度，有一颗感恩的心；

⑦不要总是内疚和责怪自己，放下即实地；过去的已经过去，退一步海阔天空；

⑧不要急于在短时间内做出重大决定，要从容不迫；

⑨及时调整和管理自己的压力。压力人人都有，它可以是正能量，也可以是负能量。负能量的压力可能会导致或加重抑郁症；

⑩做义工，参加公益活动和做慈善事业，这些是利人、利社会、也利健康的好事；

⑪参加一个能给自己支持和帮助的社团和组织，远离孤独；

⑫如果你很孤独，一定要重新和亲友及社团恢复联系；

⑬和你信任的好朋友多交流，病逢知己它就跑！

⑭如果已经患上了抑郁症，要及时就医，坚持治病，一鼓作气到治愈为止。

十六、对话朱院士：究竟什么是压力？

朱为众：现代社会，几乎没有人没有压力。可是究竟什么是压力，我在几年的大健康时间中常常问学员。到了利丰集团后我更是每逢"健康就是领导力"的活动必问第一次参加活动的员工。我非常惊讶地发现，竟然没有一个人可以第一次就正确地回答这个问题。您是专家，能不能给我一个标准答案？

朱院士：要弄清这个问题，我们得从四万年前人类面对生存压力时的身体反应说起。那时的人没有刀枪，看到老虎或狮子等猛兽来了，必须动用全身的肌肉狂奔逃命；如果不幸被野兽困住，只能拼死一搏。美国著名的生理学家沃尔特·布拉德福德·坎农（Walter Bradford Cannon）教授后来把这个生存反应叫作"搏或逃"（Fight or Flight Response）。

朱为众：也就是说打得过就打，打不过就逃。这个"搏或逃"是我们人类的生存需要，对吧？

朱院士：对，但是这个"搏或逃"生理反应有快慢两个机制。

快机制是下丘脑对肾上腺发出飞快地电指令，让其释放出肾上腺和去甲肾上腺素。带来的生理反应是血流向肌肉（可增加300%之高），血压增高以保证血液、氧气、能量对肌肉的供应，呼吸加快，肌肉张力增高，瞳孔放大，听觉敏锐等。在这种生死关头，人的体能是安静时的几十倍。如1982年4月11日，在美国佐治亚州，做了祖母的50多岁的Angela Cavallo看到正在修车的儿子突然被压倒，情急之下，她居然把庞大而沉重的汽车抬高了10厘米并整整坚持了5分钟，直到邻居男孩把救兵叫来，Angela也因此获得当年的"英雄妈妈"奖。在人类进化过程中，大多"搏或逃"都是短时间的反应，或落入虎口，或逃之夭夭。当危险过去以后，人体的激素水平还原，其他生理指标也恢复正常。

朱为众：那么慢机制是怎么一回事呢？

朱院士：快反应机制虽然能调动人的全部潜能，但不能维持很长的时间，如果危险的压力源还是存在，几分钟后慢机制开始启动。这时下丘脑首先释放促肾上腺因子，由它刺激脑垂体释放肾上腺皮质激素，再由它刺激肾上腺皮质释放压力激素（如皮质醇）。最近的科研表明，人在应激情况下，身体里30种激素都被同时调动起来，这种反应就是我们所说的压力。

朱为众：既然"搏或逃"的反应机制已经伴随并保护人类几万年了，为什么它又突然变成人类的"杀手"了呢？

朱院士：对压力与健康的最初认识，得归功于出生在匈牙利（现划为斯洛伐克），后来移民加拿大的汉斯·塞耶（Hans Selye）教授。他把"压力"定义为"身体对变化的反应"（Respond of body to any demand for change）。他1956年的大作《生活压力》（*Stress of Life*）第一次开始让人们认识到日常生活压力对人健康的影响。汉斯·塞耶（Hans Selye）是一位科学大家。他发表了1700多篇科研文章，15本专著，6本科普读物；全盛时期，他的实验室里有42位研究助手，所养用于研究的动物多达15000只，加拿大和匈牙利还专门出过纪念汉斯·塞耶的邮票。

朱为众：哈，这就是我要的标准答案，压力就是"身体对变化的反应"。但在慢机制状况下的压力对人类健康反倒会产生伤害？

朱院士：完全正确。汉斯·塞耶的研究证明，如果压力源保持的时间很长，慢反应（应激）机制下产生的激素对心脏、血管、免疫系统及大脑有直接伤害。对心血管系统的影响和危害包括：
- 血压增高；
- 心律不齐；
- 损害动脉血管；

- 胆固醇增高；
- 免疫系统功能下降等。

最近的研究还发现，压力情况下所产生的脂肪会直奔腹部，是"将军肚"形成的直接原因。而研究表明内脏脂肪远比皮下脂肪对心血管系统的危害要大。

朱为众：其实中国的先贤们很早就认识到压力和身体的关系，如我们中华传统文化中就有心灰意懒、心旷神怡、处心积虑、心静如水、心宽体胖等成语。这里面细细想来都有压力——"身体对变化的反应"的原因，因为这里的"心"其实是心情和情绪，而不是心脏。

朱院士：是的，但并非所有压力都是坏压力。因为人的基因和五万年前石器时代的基因没有差别，人时时还需要点压力的（因坐过山车害怕所产生的生理反应和见到老虎和狮子是一样的）。这也是中国先贤所总结的"生于忧患，死于安乐"的道理所在。

朱为众：进入现代社会，老虎和狮子等猛兽对人类生存的威胁早已不复存在了，但隐形的"老虎"和"狮子"无处不在，它们产生了你说的由慢机制产生的挥之不去的压力。

朱院士：说得非常好。"老虎"和"狮子"就是科学上的压力源，主要有以下几条：
- 和工作有关的；
- 和经济有关的；
- 和交通有关的；
- 和家庭的有关的；
- 和婚姻有关的；
- 和网络信息有关的；
- 和时间有关的。

朱为众：我记得斯坦福大学教授罗伯特·萨博斯基（Robert Sapolsky）在对非洲一个狒狒群进行了30年的跟踪后发现，压力水平直接和社会地位有关；地位越高，压力越小。狒狒毕竟是狒狒，当人地位越低越感到对事物不能掌控时，压力也就越大。

朱院士：对，英国迈克尔·马莫特（Michael Marmot）教授对1.8万名英国公务员的追踪研究也证明了Sapolsky的观察：社会地位越高，压力越小。这或许正是大家都在努力向上爬的原因吧！可是爬的过程却是压力山大！

朱为众：这样的压力对人类的健康显然是不利的，我在职场上看过大量的个案，但是有没有相关的研究呢？

朱院士：现代都市隐形的"老虎"和"狮子"（压力）对人类健康的影响已经被大量的研究证明。根据统计，美国25%的心脏病人的死亡和压力有关，30%的美国员工存在有与工作有关的压力，美国每年自杀的人数已经超过了因意外伤害而死亡的人数；2012年美国士兵自杀的人数超过了当年在战场上死亡的人数；荷兰的大饥荒后的生育研究表明，妈妈怀孕时受到的压力会影响孩子的一生。

朱为众：中国国内的情况也毫不乐观。我的一位中国朋友借用"压力锅"来比喻当今中国人的压力之大，可谓精辟，中国现在是个大"压力锅"，城市越大，压力越大，物价高涨（仍在不断上涨中）、房价高涨等问题导致人们的压力越来越大。可是，为什么我们的身体对付这样的压力显得力不从心呢？

朱院士：上述的这些现代（尤其是都市中的）隐形的"老虎"和"狮子"给人带来的压力是慢而长的。这种"老虎"压力需要用对人体有伤害的慢应激机制来对抗，而伴随原始社会应激反应时的肌肉运动以及全身出汗的生理反应，慢应激机制已经从现代的应激反应中消失了，人体自身的调节功能优势随之被浪费。

朱为众：看来对付隐形"老虎"（压力）的反应要快，存在时间越长，对身体伤害越大？

朱院士：对！虽然压力猛于虎，但可喜的是大多数现代压力（除了自然灾害、火灾、可能"吃人"的电梯、恐怖袭击以外）是可以人为调节解除的。Selye教授根据研究结果还专门写过一本如何变压力为动力的专著。当我们知道究竟什么是压力时，我们已经成功地迈出了科学管理压力的第一步！

十七、对话朱院士：如何舞好压力这把"双刃剑"？

朱为众：上次我们谈到了究竟什么是压力。很棒！你常常说压力是一把"双刃剑"，为什么呢？难道说压力这个人人闻之色变的利剑还有保护我们的一面吗？

朱院士：坦率地说，大部分人并不清楚究竟什么是压力，哪里还谈得上管理压力。现在我们知道了，四万年前人类还没有刀枪，看到老虎或狮子等猛兽来了，必须动用全身的肌肉拼命狂奔，兴许才能保住性命。如果不幸被野兽困住，只能拼死一搏。这也就是美国著名的生理学家沃尔特·布拉德福德·坎农（Walter Bradford Cannon）教授说得"搏或逃"。所以你看压力是不是有保护人类的一面呀？

朱为众：我记得在南非时亲眼看到一匹斑马在启动快机制逃脱狮口以后，它立刻就由惊恐万分、火速逃命的状态变得悠悠自得，竟不慌不忙地吃起草来。看来是压力保护了斑马。

朱院士：对！恰恰是"身体对变化的反应"——压力救了斑马的命。说到斑马，斯坦福大学的生物学教授罗伯特·萨博斯基（Robert M. Sapolsky）还写了一本书《为什么斑马没有溃疡》（溃疡常常是压力的症状），我们人类其实应该好好向斑马学习如何管理压力呢！

朱为众：显然慢机制就是压力这把"双刃剑"伤人的一面。根据种种调查，改革开放 40 多年，虽然中国人的经济水平和物质条件发生了翻天覆地的变化，但是压力却直线上升。尽管我们知道压力有这么多的危害，但是压力的存在也不可避免，大家该怎么办呢？

朱院士：其实大家一旦明白什么是压力和压力是"双刃剑"的本质，那么管理压力就并非难事。其中最重要的一招就是运动，我们常说"运动是良药"，对于管理压力来说，真是再贴切不过了！因为运动有以下几点好处。

①完成"搏或逃"的生理过程，达到"排毒"的目的。应激情况下所产生的激素是为了调动肌肉和心血管系统运动（搏斗或者逃生）之用。现代城市环境下，应激时所产生的激素如果没有通过运动而残留体内，会伤害人体器官。

②能够促进人体与压力做斗争的内啡肽的分泌。经常锻炼的人如果突然停止健身就会浑身难受，就是内啡肽分泌不够造成的。这种激素也能够帮助戒烟和控制暴食。

③调节身体各系统。人在承受压力的时候，人体各大机能系统（心血管、神经、肌肉、呼吸等）之间往往互相不协调。运动可以帮助它们协调。

④让人体验节奏和流畅感。人在跑步时或运动技能到了得心应手的阶段，往往会产生一种忘我的流畅感（Flow）。科学研究发现，在这种情况下人的身心彻底放松，对健康很有好处。

朱为众：也就是说我们通过运动来创造"快机制"的效果？据说运动对抑郁症的治疗和防治也有帮助，对吗？

朱院士：对！说得好，创造快机制的效果。至于抑郁症，有氧运动中，肌肉会产生一种叫作 PGC-lalpha 的酶，而这种酶又能提高人体中 PGC-lalpha 的酶的水平，进而帮助大脑抗抑郁。所以运动是良药在这里同样是千真万确的结果呢！库珀博士本人也坚持运动减压，并且著书《压力可以治病吗？》，详述了压力是双刃剑的本质，为千千万万受压力折磨的人们开出了运动处方。

朱为众：我自己的体会是，除了运动，科学饮食、科学的心理调整（如冥想和深呼吸）和科学的睡眠都会帮助我们减压。从这个角度讲，这本书的每个章节都和减压有直接或间接的关系呢！

朱院士：我特别同意。研究发现去医院就诊的患者 75%～80% 的症状其实是源于压力！所以当我们按照书中的指导，开始从十个健康生活习惯改变生活方式以后，大家一定会感到明显的减压效果。记住：症状是表，压力是源。

十八、园艺减压心健康

现代人生了病就知道吃药、打针、开刀。其实除了运动是良药，这个世界上还有许许多多的天然良药。其中一个被大量科研证明有奇效的大自然良药就是园艺疗法（Horticultural Therapy，也叫 Garden Therapy）。遗憾的是现代城市生活让我们对这个天然良药越来越陌生了。

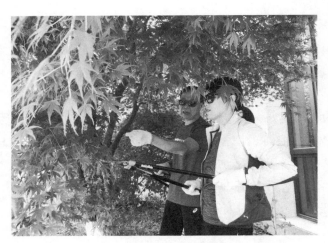

2018 年，我在南京库珀有氧中心带学员上园艺课

园艺疗法有多种形式，2018 年我们在南京库珀有氧中心推出的是集运动、晒太阳、吸氧和修枝为一体的园艺疗法。第一位有幸体验的学员是来自北京中关村医院事业发展部的蒋煦芮女士。"什么工具干什么活，这叫卤水点豆腐，一物降一物！你看这粗点的枝杈只能用虎口钳子，把子长，剪口小，不但得力而且省力！"我把修枝比作"美容"，从小学开始就学雷锋给同学理发的我练就一手绝活，直到现在依然是太太和儿子的"御用"美容师。在美国我多年打理自己的花园和菜园，更是把美容从服务家人"移植"到服务树木花草，更重要的是园艺疗法帮助我在美国职场突破天花板，在减压方面起到了奇效。

现代科技强调的是连接（connect），岂不知，现代人最需要的就是这种全神贯注的"中断连接"（disconnect）。这不，才几分钟，蒋女士就忘了手机，忘了微信，全神贯注地投入了"治疗"。

日本、韩国和美国越来越多的卫生医疗机构，如医院、养老中心、精神病院等，都在用园艺活动作为治疗病人的一种手段。在美国有300多所植物园提供园艺疗法服务，大量研究发现园艺疗法能够减缓心跳速度，改善情绪，减轻疼痛，对病人康复具有很大的帮助作用，尤其是对现代人的减压具有显著的效果，而压力是大部分疾病的病源。

"园艺原来这么好玩！"蒋女士在那节课上笑容不断，"好久没有这么开心啦！"她说。对啦，园艺疗法的一大功能就是治愈现代人亚健康的症状之一——不开心！早在17世纪，李那托·麦加就在《英国庭园》中对园艺的治疗效果这样记述，"在闲暇时，您不妨在庭园中挖挖坑，静坐一会儿，拔拔草，这会使您永葆身心健康，这样的好方法对于人类健康不可取代。"早在20世纪50年代，美国马萨诸塞州的森林植物园就开始提供园艺疗法服务，其他植物园纷纷仿效。

"哎呀，真希望我们的科学家们能够参与到这样的健康管理活动中，看来传统的疗养还是有着很多局限性呀！"蒋女士感慨地说。因为中关村医院肩负中国很多科学家的健康管理，蒋女士立马想到了她最关心的中国科学家们。我说："其实非医疗健康干预正在被越来越多人所接受，尤其对这种'绿色'的疗愈手段。研究表明，自然对人的身体健康具有积极作用，仅仅是观赏植物或者感受大自然就能够帮助病人减轻压力、减轻疼痛以及改善情绪。而园艺行为对病人的生理健康和心理健康的帮助更是效果显著。"

同时，大家一起做园艺更能促进社交，而社交本身就有疗愈的功效！其实园艺疗法不仅有助于健康，它还真能治病。2005年发表在《心肺疾病康复杂志》（*Cardiopulmonary Rehabilitation*）的一项研究表明，在对107例病人进行调查后，那些每天进行一小时园艺活动的心肺疾病病人比那些只接受一般性疾病教育的病人心率更低；发表在2008年《园艺技术》（*HortiTechnology*）的一项研究则显示，一家老年护理院的 18 名居住者，在进行 4 小时的园艺活动后，他们的健康自我评价和幸福自我评价都明显提升。

下课的时间到了，跟着全程体验和学习的班主任王彦丹和研发体验中心高级经理王斐然都惊呼"这么快就下课啦?""太爽了!""太开心了!"。大家在被"美容"后的树前合影留念。

这正是：

> 枝叶茂绿春意浓，修枝剪叶心放松。
> 修得树美人也美，园艺良药本相通。

十九、度假是良药

　　还记得上次您的休假是什么时候吗？几个月前还是几年前？很多中国人面对这个问题都会尴尬一笑，耸耸肩膀。现在的城市生活什么最奢侈？空间，时间，宁静，大自然，原生态，野趣，淳朴，慢生活，陪伴，亲情。当然更重要的还是健康。而度假恰恰是享受这些奢侈的最好形式。

　　您可能已经知道，欧洲人比美国人的假期多得多！但你或许不知道到每年的 10 月 24 日，美国人和加拿大人就已经完成了欧洲人全年的工作小时！

　　你肯定不知道的是：调查表明，美国人只享受了应有假期的一半！

　　中国人呢？那就更少了。

　　度假是"良药"，但其中的八大功效很多人不知道，所以绝大部分中国人不用这味"良药"，用药的人也常常用错了方法。

　　①度假大大提高幸福感和满足感。有意思的是，人们不光能在度假中提高幸福感和满足感，康奈尔大学的一项研究显示，人们在开始计划度假时就有一种幸福感和满足感。

　　②度假是"减压灵"。清新的空气，令人心旷神怡的大自然景色都具有世界上所有仙丹妙药都不具备的疗效，它的减压功能几乎是立竿见影。研究表明：度假者明显减少了和压力相关的症状，如头痛、腰痛、心律不齐等。并且，这样的减压效果居然可以在度假后还持续有效五周之久！度假还可以帮助缓解抑郁症的症状。

　　③度假还是"降压灵"。度假对身体健康有很多好处，最显而易见的应该是稳

定且降低自己的血压。当然我们这里说的是真正的度假，而不是像疯子一样的旅游！找一个安静，美丽的地方待上几天，试试看这味神奇、有效的"降压灵"。

④度假可以预防心脑血管疾病。有个著名的研究表明：5年持续不休假的人发心脏病的概率竟然比那些每年至少休假一周的人高出30%！不是吓唬你，而是用数据说服你！

⑤度假改善性生活。理由太多了，光是在不同的环境就会让性生活变得更好。更何况在充足的阳光下使你有更多的交流，忘却了烦恼和工作……

⑥度假大大改善睡眠。原因太多了，好的性生活反过来可以帮你睡个好觉，当然，在没有闹钟的情况下睡到自然醒就更能让我们睡得香甜！

⑦度假让你工作得更有效率：不同的研究反复证明一个雇主不愿意相信的事实——让自己的员工度假会让他们工作得更有效率。

⑧度假大大提高人的想象力和创造力：以笔者自己的经验来说，几乎每一个重大的人生转变，每一个特别有意义的创意都是在旅行和度假中完成的，尤其是在万米高空的飞机上俯视大地时。不过这不是经验之谈，大量研究都能得出这一结论：旅行，尤其是海外旅行帮助人们提高创造力。其实中国人早有"读万卷书，不如行千里路"的说法。创造力和健康的关系是水乳交融、唇齿相依的！

如果您在过去的一年里没有度假，那么赶紧带上这本书踏上度假的旅途！

睡眠是良药，睡出平衡与健康

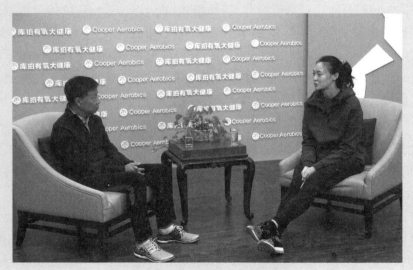

2017年采访女排国手惠若琪

一、睡眠，你的健康支柱在"坍塌"！

如果你做到了本书前面章节说到的"吃""动""心"的大部分习惯，保持一个好的睡眠应该已经不是太大的问题。因为正确健康的饮食习惯、运动习惯和情绪管理被大量的科学研究证明会改善我们的睡眠质量。但是我依然觉得有必要拿出一个章节来强调一下睡眠的重要性、正确且科学的睡眠管理，简单地说就是学会睡觉。

如果说我对"检""吃""动"和"心"四大支柱的知识了解主要是来自库珀博士和朱院士的传授和影响，那么关于睡眠这一章却是我自己久病成医，对于这一重要健康领域进行了广泛的研究和实践后的结晶。库珀博士在他的"健康是一种平衡"理论中强调"我们需要不多不少的睡眠"，可什么是"不多不少的睡眠"呢？"多少"容易控制，可是睡眠的"好坏"如何掌控呢？朱院士自己的睡眠质量超级好，随时随地可以做到高质量的睡眠。所以我也不大听他谈睡眠。可是我却长期处在"一般般"的睡眠状态中，仅靠"吃""动""心"的努力维持平衡。

对于我们普通老百姓来说，对于睡眠的科学常识的了解大概就只是"每天保证8小时的睡眠"了，现实生活中我们那么忙，这个常识显得如此的苍白无力，对不对？

但是睡眠对我们的健康实在是太重要了！一位睡眠专家说过这么一句话："如果睡眠不起到一个绝对至关重要的生命功能的话，那么它便是人类进化过程中犯过的最大错误！"是啊，人类把一天中 1/3 的时间用来睡眠，可是迄今科学家们依然不能解密我们为什么需要睡眠。著名的神经学科学家、心理学家，美国加州大学贝克莱分校的人类睡眠研究中心主任马修·沃克（Matthew Walker）在他的畅销书《我们为什么睡觉》（*Why We Sleep*）中坦诚我们还没有找到"我们为什么要睡觉"的答案。

但是一晚的好觉或是一夜的辗转不眠对我们第二天的生活带来的影响却是巨大的，大大超过饮食和运动对我们的影响。通常睡眠的益处被太多人看作理所当然的，因而没有被感恩和重视；但是睡眠不足或是睡眠不好的害处是显而易见的。

长途飞行导致的失眠或是睡眠失调是我们每个人都经历过的痛苦不堪的事。科学家们曾对飞行驾驶员和机组人员做过研究，发现因为时差导致的睡眠不足或是失调不但会伤害脑细胞，而且他们的短期记忆力也会明显受到影响。

当然缺乏睡眠还会导致癌症、糖尿病、肥胖症、心脑血管病、生育能力低下，不仅会损害我们的基因，甚至引发猝死。研究表明，长期失眠的人患癌症的风险可以提高数倍，也就是说失眠为癌细胞的增长提供了最佳环境。失眠会让皮质醇（下面我们会专篇介绍皮质醇）升高，这会让你胃口打开，导致你的体重飙升（是的，失眠导致肥胖而不是因为你享受了优质的睡眠而变得肥胖）！失眠还扰乱整个身体的平衡体系，导致甲状腺功能弱化，胰岛素作用失效，血糖紊乱！

新型冠状肺炎病毒疫情的出现，大家对免疫力这个话题不再陌生。科研表明，睡眠还能直接影响一个人的免疫力，而且是立竿见影。不夸张地说，今晚失眠，明天一天我们的免疫力就被减弱。

睡眠不足还增加晚年患老年痴呆症的可能性。当年在西方政坛上有一对叱咤风云的政治领袖，美国总统里根和英国首相撒彻尔夫人。这两个风云人物不但是好朋友，他们都还有一个共同的喜好，就是喜欢在公众场合晒自己每天只睡四到五个小时还精力充沛的生活习惯。这不，里根总统和撒彻尔夫人晚年都患有老年痴呆症了。很多人都会问，这么聪明的人怎么会患老年痴呆症呢？科研表明老年痴呆症是一种慢性病，而患病的重要原因之一就是长年久日的缺觉！记住：你不困不表示你不缺觉！就好像你不渴并不表示你不缺水一样。在这两个问题上，千万不要跟着感觉走。

所以熬夜是地地道道的"健康杀手"！以我的观察，现代人的睡眠有很多的隐患，很多人的这根健康支柱正在受到腐蚀，面临坍塌的危险。但是睡眠不足或不好也是最容易改变的——立刻停止熬夜！

还有一点就是改掉恶习。如果你像我一样，虽然不熬夜，但只有有量没有质的睡眠，那么下面的几篇文章就能够解决你的问题——"反睡眠恶习"。让我惊讶的是，我在做研究的过程中发现了一个又一个自己长期坚持，却浑然不知的"反睡眠恶习"。难怪我在体检、饮食、运动和心理管理方面做了那么多的努力却依然达不到最理想的健康状态，原来是睡眠失去了平衡。也就是说，劣质的睡眠大大弱化了健康饮食和科学运动应该给我带来的益处！反过来我们可以下这样的结论：优质的睡眠犹如一剂奇妙的催化剂，它会让我们在饮食和运动方面所做出的努力带给我们更多的回报！

或许您很幸运没有我的睡眠缺憾，像朱院士一样总是随时随地可以获得高品质的睡眠，但是我可以肯定，每一位读者都会从我总结的经验和教训中找到数个可以改进的睡眠习惯，从而提高你的生活品质。

二、认识睡眠激素：皮质醇和褪黑激素

身体力行大健康行业迄今已有十四年之久，最大的一个体会就是不要和身体内的激素对着干，要弄懂激素的作用，管好它们。睡眠当然也不例外，而管理我们睡眠的一对激素就是皮质醇和褪黑激素。

皮质醇也被人们叫作"白天激素"，它在早上的时候达到高峰，为人类上班做好准备，当然也包括保护自己的"拼搏和逃命"（还记得朱院士在《究竟什么是压力》一文里提到的"搏或逃"吗！所以皮质醇也是一种应激激素，是人体对压力的反应，虽然和压力有关，但千万不要误会了它。正常情况下皮质醇到了晚上就逐步降到最低点，交班给"值夜班"的褪黑激素。

褪黑激素显然和黑夜有关，姑且把它称作"夜晚激素"。人类在进化的漫长过程中是没有电灯的，所以随着夜色的降临，我们的身体就会分泌出褪黑激素，让我们在安全的地方（石缝、岩洞和洞穴里）过夜。人类不是猫头鹰，晚上啥也看不见，出去"逛夜市"就只能是为豺狼虎豹送夜宵啦！

如果皮质醇和褪黑激素的工作程序不被打乱，那么我们的睡眠是没有问题的。可是看到这里大家就会意识到，我们现代人早就失去了"日出而作"和"日落而息"的生活环境。晚上室内和室外白昼般的灯光让我们的身体产生错觉，上夜班也强迫我们的身体"强打起精神"，长途海外的飞行更是把时差引入我们的生活，而年龄、运动、心情和我们的饮食无不影响这一对激素的数量、质量和工作规律！

所以我们的祖训，"早睡早起身体好！"其实是非常科学的。理由当然很简单，我们要努力地去保持身体内这对激素的平衡，尤其是它们的"值班时间"。

下面的一系列文章其实都是教我们如何养成一个正确的生活方式，让管理睡眠的激素保持平衡。记住库珀博士的名言——"健康是一种平衡"，睡眠也是。

三、睡眠的环境

既然睡眠和我们的基因有关，我们的睡眠环境当然也被深深地打上了基因和人类进化的烙印。现代人的卧室和我们祖先在进化过程中的卧室（洞穴和石缝）有着显著的区别。

第一区别是光线。我们祖先都是日出而作，日落而息。可是我们是天一黑就开灯，常常在睡前把家里的灯光都打开，我们吃饭，聊天，看电视，为孩子补习功课。我们已经在人为地延续"白天"。虽然天一黑就睡觉是不那么实际的，但是在睡觉前一到一个半小时，调暗家里的灯光绝对是催眠的重要习惯。大量的研究证明，改善睡眠的直接有效的方法就是让卧室里的光线越暗越好。所以现在卧室里的窗帘绝对是我太太愿意花钱的地方（遮光），房间越黑睡得越好。我们常常是一关灯就闭眼，没想到的是卧室里还有大大小小各种电器的灯光芒四射，它们都是你不需要的光线。在晚上，卧室里所有的灯光都是对睡眠环境的污染！我过去的习惯是上床时灯火通明，睡时还有众光芒，那是典型的"反睡眠恶习"。

第二区别是温度。日出而作，日落而息既然是我们祖先的生活规律，我们也知道日落后温度一定逐步降低，所以睡眠的温度要偏低我们才能睡得好！科研证明，睡前体温的下降有助于提高入睡的速度和改善睡眠的质量。

现在一般室内的温度都调在恒温 22°C 左右。以我个人的经验来说，睡眠时的温度比平常的温度调低 1°C~5°C。另外人在体温降低时容易感到睡意，睡前来个热水浴，借助浴后身体迅速降温的反应入睡也是一个不错的方法！

我过去的"反睡眠恶习"是喜欢在睡前把温度调高一些，被子只盖肚子，胳膊和腿都露在外面。这个习惯持续了半个世纪之久，当然睡得不踏实啦！

第三区别是空气。我们祖先都是睡在和大自然相通的洞穴或山缝里，虽然尽量避风但是通风，空气的质量很好。我们现代人夏有空调，冬有暖气，导致室内的空气往往欠佳。其实晚间的空气流通一点都含糊不得，它们直接影响睡眠的质量。有没有过这样的经历，一天的旅途劳累，进了酒店倒在床上就睡，到了半夜被"闷"醒过来。一看，原来房间的空调压根没打开，空气不流通让人窒息！其实在条件允许的情况下，睡前打开家里的门窗，来个空气大扫除是个很不错的健康习惯。我曾经有过的"反睡眠恶习"就是把卧室的门窗关得严严实实，结果光线没挡住，反而"关掉"了新鲜空气的开关！

第四区别是电视和手机。咱们的祖先不看电视，更不会在床上看电视。我很惊讶地发现，很多家里或是酒店里都在卧室装了电视。越是高档的酒店越强调卧室里有电视。我过去最喜欢的就是在酒店的卧室里躺在床上看新闻（我太太很早就主张卧室里不装电视机），看到累了，就一按关闭键睡觉。其实这也是一个违背睡眠规律的恶习。电视的光线、声音和内容都会让我们的大脑兴奋，当然我们的睡眠质量就受到了影响。现在又有了手机，据说在床上看手机已经成为现代人的常态，其实这"两看"不仅影响了睡眠，还影响了健康。况且长时间和现代电器在一起是有致癌风险的，至少在睡眠的时间里远离它们！

第五区别是植物。我们在进化的过程中总是离不开树木，我们的祖先甚至可以在树上相依而眠。所以，我们如果可以在家里养一些常青植物其实对我们的生活环境包括睡眠环境会有很大的帮助。可我偏偏在很长的时间里绝对反对在家里种植物，尽管我一直是家里花园最辛勤的耕耘者！因为那时我觉得植物就应该在大自然中！但其实室内种些植物好处多多，如现代生活中很大的一个毒素——甲醛，它就会因为常春藤的超强吸收能力而大大减轻对我们的毒害。怎么样？这个周末就去弄一盆回来？

四、睡眠的时间

很多人都知道按时吃饭的好处，其实按时睡觉同样重要。

那么什么时间睡觉最好呢？我们在商场上常说"时机比时间更重要"（Timing is more important than time）。用在睡眠上来说也非常实用。根据人类进化的基因特征，能给我们带来最佳睡眠质量的时间段是晚上的十点到次日的两点。也就是说睡眠有个真正的"黄金时段"，所以我们的睡眠时间最好能够包括这珍贵的四个小时！

我过去的"反睡眠恶习"之一就是睡得太迟，11点是正常，12点偶然为之。但是我这绝不是最糟糕的。据我了解，午夜以后才去睡觉的人有的是！甚至有些人是在黄金时段结束后才入睡的。所以即使大家都睡8小时，其实此八小时和彼八小时是完全不同的。中国成语里有一对成语叫"事倍功半"和"事半功倍"，用在睡眠上真是非常贴切呢！

还记得褪黑激素吧？在黄金时段的睡眠期间，包括褪黑激素在内的有益激素得到正常分泌，有一个被称作"青春激素"的人类生长激素（HGH）也是在这一期间得到最充分的分泌。为什么有些人熬个夜，睡个懒觉，起来后依然觉得非常疲惫呢？因为你缺少了在黄金时段的投入，所以睡眠给你的回报也就不够丰厚！这和股市投资有点像，关键不在那支股票本身，而是什么时候投。

科研表明，褪黑激素不但帮助我们睡眠，清理身体内的自由基，提高我们的机体抗氧化能力，它还是我们人类产生的最有效的抗癌症激素之一。注意到没有，其实很多癌症患者都有熬夜的习惯。

当然有些人不得不上夜班，遗憾的是违背人类天性的夜班已经被科研证明是不利于健康的。关于女性乳腺癌的一项研究结果表明，上夜班的年头与患癌症的比例呈正比，其他的研究也证明，上夜班的工人患糖尿病的概率更高。毋庸置疑，上夜班更容易出错和出工伤事故。（如果你不得不上夜班，那么至少给自己保持一个规律的入睡和起床时间，形成相对的规律，虽然不能避免错过睡眠的黄金时段的损失，至少可以不要因为不规律的睡眠时间而雪上加霜！）

当代人的生活仅从睡眠太迟来说是长期地、慢性地反人性和反健康。自从我意识到这个恶习的副作用后，我用了大约半年的时间每天提早 10 分钟入睡，每次提早时间后坚持新的上床时间 4~5 周，然后再次提早 10 分钟，结果轻轻松松地改掉了多年的恶习。我给大家的建议是恶习越深，建立新习惯越要循序渐进。

缺觉了要不要补觉？我的经验是补总比不补好。但是积重难返，因为缺觉的伤害几乎是即时反应的，昨晚没睡好，今天就遭罪。我们为什么不尽量避免糟蹋自己的身体呢？而且不要忘记周末补觉会打乱应该有的睡眠规律，你在周六一觉睡到下午，到了晚上 10 点却精神抖擞，即使在黄金时段上床，却辗转难眠！

当然我们不在军营里生活，入睡和起床的时间未必需要分秒不差地按照熄灯号和起床号时间执行，我的经验是保持在正常的时间前后十五分钟都不会影响睡眠的质量。

我是非常推崇人为造就"天天睡到自然醒"的环境的。因为我们的睡眠其实是在不断地重复一个时长 90~100 分钟的周期（每个人的周期未必完全一样）。科研证明，人类的睡眠存在一个生物节律，即在 90~100 分钟的时间内经历一个有 5 个不同阶段的睡眠。国际睡眠医学将睡眠阶段分为五期：入睡期、浅睡期、熟睡期、深睡期、快速眼动期。通俗地说就是从：开始的昏昏欲睡的感觉→浅浅入睡和睡得比较清醒→睡得香→睡得很沉→再次比较清醒的状态。

至此，一个周期完成。一夜的睡眠就是由这样的几个周期周而复始完成的。而最佳的起床时间应该选择在第五阶段，也就是我们说的"自然醒"。你有没有发现，同样是在早上 6 点左右起床，被闹钟在 6 点准时唤醒的那个早上，你的精神远不如自然睡醒在 5 点 45 分或是 6 点 15 分的那个早上。因为前者不是自然醒，后者才是！

对我自己，早上如有可能尽量不定闹钟，而是做到自然醒。虽然除了周末，我每天都定闹钟，但是我把闹钟定到一个"最后防线"。比如我的第一个会议是 9 点，那么我把闹钟上到 8 点 45 分，也就是最糟糕的情况下我也来得及参加会议（我说的是新型冠状病毒肺炎疫情期间不用去办公室的网络会议）！但其实我的自然醒常常是在 6 点左右，完全有时间去健身和吃早饭。所以我是闹钟天天定，但一天都不闹！但这样我就避免了每天被闹钟唤醒的痛苦。天天享受自然醒！同时还避免了万一睡得太熟，误了重要事情的情况（因为国际旅行的时差所致，我还真犯过这样的错误）！

五、睡前不干什么

根据我这几年做的研究（我的研究不是我自己做实验，而是广泛阅读已有的权威实验结果）和实践体会，睡前不应该做的直接影响我们的睡眠质量。

无论是工作还是娱乐，睡前90分钟不要用电子设备。我多年来有个习惯，就是睡先再看一遍电子邮件（近年来更是加了微信），结束后我便用上网浏览世界新闻的方式来"放松"自己，为睡眠做准备。岂不知这两个都是"反睡眠恶习"！大量的研究表明我们现代人已经对使用电子科技产品达到了"上瘾"的地步。凡是上瘾的东西一般都不利于健康，如酒瘾、烟瘾、毒品瘾等。这种上瘾让我们的人体产生一种叫多巴胺的化学物质，它和我们使用烟、酒、毒品时我们身体产生的多巴胺是一样的化学物质。所以我们把这种"愉悦感"统统称为"瘾"。君不见，现在已经有了形形色色的戒"手机瘾"的研究和服务！除了多巴胺，所有这些电子设备的屏幕（手机、平板、电视）都会刺激我们的人体制造更多的皮质醇，让我们的机体误以为现在是白天。反过来，睡前看电子屏幕又抑制了帮助我们人体睡眠的激素——褪黑激素的正常释放。这两条都直接影响我们的睡眠。难怪我自己坚持多年的睡前两个生活习惯让我长期无法享受高品质的睡眠，也大大限制了自己多年坚持科学运动和科学饮食原本可以给自己健康带来益处的最大化。可以这么说，睡眠是我们其他健康行为的催化剂，我们的睡眠越好，我们在运动和饮食方面投入所得到的回报就越大！

睡前不工作可以让我们的心静下来。你在白天工作了8～10小时甚至更长的时间还不够吗？那好，你饭后可以再工作一会儿，但是千万不要在睡前又去查看是否有新的邮件。即使不使用电子设备，和工作有关的文件，甚至思考也都应该停止。

这是一个忘掉工作的关键时刻。现代人强调太多的"联接"（connect），其实适时的"断联"（disconnect）不但对健康有益，而且使第二天的工作更加高效。

睡前三小时不要大吃大喝。偏偏这一条成为现代人的生活常规，熬夜的人还会增加一顿夜宵。从营养学的角度说，我们应该在晚餐后和上床前之间保持约三个小时的停止进食时间。这样可以让消化的过程开始，有时间让胃里的食物移入小肠。其实很多人的胃痛和失眠都是因为饭后就上床引起的。实在是饿的话，也不要因为饥饿失眠，可以少量吃点水果或酸奶满足饥饿感。小时候，我们家四兄弟常常在睡前喊饿。妈妈的一个绝招就是——喝杯水赶快上床！你别说，这绝对是个今天的健康小贴士！

睡前不要喝酒催眠。我多年前相信道听途说的睡前喝酒帮助睡眠的说法，长期在睡前一杯红酒，结果后来发现误入歧途。还记得国际睡眠医学将睡眠阶段分为的五期吗：入睡期、浅睡期、熟睡期、深睡期、快速眼动期。虽然睡前喝酒有助于催眠入睡（缩短入睡时间），但人不容易进入比较好的熟睡期和深睡期阶段。通俗地说就是我们留在比较清醒的浅睡期，不能获得高质量的睡眠！至于时间，按照上面的饮食要求，饭后不饮酒基本就让你做到了睡前三小时不饮酒。当然还有咖啡，不过咖啡对睡眠影响太大，我们会有专篇讨论。

睡前一小时不要激烈运动。现在有些健身房干脆开成了 24 小时，完全不遵循我们人类日出而作、日落而息的基因。虽然传统的说法是晚间不要运动，哈佛医学院新的综合研究发现，其中关键不是时间，而是晚间入睡前一小时要避免剧烈运动，比如高强度间歇性运动，一场篮球比赛等，至于散步等一般强度的运动其实反而帮助睡眠。我和太太过去非常喜欢睡前在家里的乒乓室打一场"你死我活"的比赛，加上乒乓室里的光线超亮，结果成了个"反睡眠恶习"。在改掉这个恶习后我们两人的睡眠质量都明显改善。

了解了睡前这么多的"戒忌"，那么睡前我们该干什么呢？下面的一篇文章我们就来为您解惑。

六、睡前干什么

前面说了那么多睡前不应该做的事，那么我们总不能坐在那里几个小时只为等待上床睡觉吧。我们总该干点什么吧？不用担心，大量的科研告诉我们，其实在睡前我们可以做很多有利于生活、工作和健康的事情。

①睡前散步。老话说"饭后百步，不上药铺"。放在睡眠上也很合适，散步给睡眠带来好处的除了运动本身，还有身心的放松。如果是和爱人、伴侣携手而行，那就更是一个全面放松身心的"备眠"过程。

②睡前读书。虽然我不主张你工作，但是读书是一个绝好的睡前习惯。这样不但有助于你忘掉工作，而且让你在书海世界里任意遨游，还帮助你找到了久违的读书时间，为你带来阅读的无限快感（假设你和我一样是个爱读书的人）。

③睡前按摩。按摩的好处多多，即使不是在睡前按摩也同样可以帮助晚间的睡眠（后面有专篇介绍），如果安排在睡前，那么帮助睡眠的效果尤佳。从医学上说按摩可以打开交感神经系统，激活副交感神经系统，结果是促进血清素的产生，增加催产素和减少皮质醇，这些都有助于我们的睡眠。

④睡前冥想。冥想的方式很多，我也实践过多种。最后发现最实用也最行之有效的就是，3-4-5 睡前深呼吸冥想法，步骤如下。

平躺在床上，使用平时睡觉时使用的枕头，把被子放在身边，可以随手盖上，因为你很可能就在冥想的过程中睡了过去（虽然很多书籍都说冥想最好是坐着做，但我的体会是躺着做可以免得做完冥想还要起身上床，减弱了冥想的催眠作用。所以平时其他的冥想我虽然坐着做，但睡前的冥想我选择了躺着做）。

彻底放松自己的身体，意识地想着从头皮开始放松，眼部，耳部，颈部，胸部，腹部，腿部，直到脚趾。你会发现自己很多身体部位其实很紧张，尤其是牙床和肩部（你在咬牙切齿和肩负重担）。（在 30~60 秒完成这个放松过程。）

现在深吸一口气，持续 3 秒钟（可以在深吸气的时候默数 1、2、3）。

现在屏住呼吸，保持 4 秒钟（可以在屏住呼吸的时候默数 1、2、3、4）。

现在深呼一口气，持续 5 秒钟（可以在深呼气的时候默数 1、2、3、4、5）。

重复这样的过程 3~5 次，很可能没做完你就入睡啦！如果没有入睡，就恢复正常呼吸，你很快就会开始享受人生的一大乐趣——睡个好觉。

七、睡觉穿什么

我可以用一句话写完这篇文章：什么都不穿。如果用两个字，那就是"裸睡"！

当然我知道不是所有人都能做到裸睡，尤其是一下子从穿得厚厚实实到一丝不挂的飞跃变化！但是睡觉的穿着的确对我们的睡眠质量和健康有着千丝万缕的影响。本来我们穿衣服的初衷是为了保暖（在时尚和追求美还不是人类的需求时），可是现在睡觉时的保暖功能有被子和毯子来完成。穿衣服入睡只是一种习惯。如果你暂时做不到裸睡，可以开始穿睡衣。我在时尚界干了30多年，睡衣是个不起眼的品类，我不穿睡衣，所以也从来没有关心过它。等到我研究睡眠时，这才找到公司的睡衣专家了解了睡衣的特色和要求，哇，好开眼界。

第一是睡衣要宽大，宽大容易降低体温，而降低体温更容易让我们入睡和睡熟，并且睡深。

第二是要选择面料细腻、透气的舒适睡衣，宽大本来也舒适，这样就更加舒适了，越是感觉像没有穿衣服一样的感觉就越接近裸睡。所以选择柔软舒适的睡衣吧！

第三是就穿一层睡衣，别穿内衣！睡衣就是内衣，也是最性感的内衣，无论是从舒适还是美观来讲，睡衣都是"红花"，无须"绿叶"来配的，同样，内裤也是多余的！

第四是女性不要戴胸罩睡觉。据研究，仅仅是睡觉戴胸罩就会让女性患乳腺癌的风险增加50%~60%！女性朋友要记住，戴胸罩虽然让你的胸部显得丰满，但是它承担了大部分原来要让乳房本身与之抗争的地球吸引力。所有和地球吸引力抗争的运动都是力量和肌肉训练，如俯卧撑、举重。你看我们腿断了或是腰扭了，医生让我们打上绑腿或是护腰，可是稍稍恢复却被要求去掉它们，这是为什么？因为我们需要让自己的肌肉"流水不腐，户枢不蠹"。西方女性已经开始领导一个白天也不戴胸罩的潮流，这一点对中国女性来说似乎还比较难接受，但是至少在秋、冬季服装穿的较多的时候不妨给自己的乳房放个假。至于睡觉的时候千万不要戴胸罩，既不健康也不好看！

第五是男性睡觉时不要穿内裤，至少不要穿紧身内裤。研究表明，穿紧身内裤直接影响生育能力，因为男性的精子数量和质量与内裤的松紧有着直接的关系，男性穿着越宽松的内裤，则他的精子数量越多，质量越好！

最后还是希望大家能逐步过渡到裸睡阶段。因为裸睡除了便于降温和舒适外，还有利于伴侣之间的肌肤相亲，而这种肌肤的相互爱抚帮助我们的机体产生一种叫催产素的激素。不要小看这个催产素的作用，它会帮助我们消除压力，控制抑郁症状，降低血压，减轻体内炎症。

如果你看完了这篇文章还没下决心裸睡的话，那就出门去买让你心仪、舒适的睡衣吧！

八、咖啡，喝还是不喝？

关于咖啡的说法实在是太多了，褒贬不一，众说纷纭。早上起来泡一杯浓浓的咖啡似乎已经成为现代都市人生活的一个标志，它是新一天的开始，甚至是我们很多人愿意跃身而起迎接新挑战的冲锋号。从生理的角度说，喝咖啡可以帮助加快我们机体的新陈代谢，提高我们的抗氧化能力，帮助改善肝功能，帮助消化等。但是喝咖啡对睡眠的影响是一把双刃剑，因为咖啡含有大量的咖啡因，它或许是唯一一种有如此强大力量而又无须处方就可以随时随地使男女老少神经系统兴奋的物质，它和优质睡眠显然是死敌。

那么我们究竟能不能喝咖啡呢？如果可以喝，喝多少适宜？什么时候喝更佳？

这里我们必须要提到一个药理学"半衰期"（half-life）的概念，简单地说就是药物进入人体后，我们的身体每排除体内50%的药物（效果）所需的时间。有意思的是，这个"半衰期"所需的时间每重复一次，我们身体留下的药效就又被排除了一半。

如某静脉注射的药物的"半衰期"为15分钟，那么我们被注射了剂量为100毫克的该药物之后，它的"半衰期"和药效的关系是这样的：15分钟后只有一半，即50毫克的药物留在我们的身体内；30分钟后（两个半衰期），还有25毫克的药物留在我们的体内；45分钟后（三个半衰期），仅有12.5毫克的药物留在我们的体内。

以此类推，直至所有的药物都被排出体外。这样看来这种药物被排出体外的速度还是蛮快的，对吧？

可是咖啡因却有着一个非常长的"半衰期"！它不是 15 分钟，而是 5~8 小时（因人而异）。这样问题就来了，也就是说喝一杯含 100 毫克咖啡因的咖啡（具体咖啡因含量取决于咖啡品种、制作方法和杯子大小）竟然需要 5~8 小时才排除掉 50 毫克的咖啡因，下一个 5~8 小时中居然还有 25 毫克留在我们的体内！这或许是很多现代都市人睡眠不好的主要原因。在我没有了解这一真相前，我常常是一天喝 4~5 杯咖啡，最后一杯常常是在晚饭后才喝。据我的观察，周边比我喝得多和喝得迟的大有人在。

咖啡因留在我们身体内会产生的错觉是"我不困，所以我不缺觉"，就像你虽然有时不觉得渴，身体却严重缺水一样，你也可能由于长期缺觉而且严重影响了健康，却觉得精神抖擞毫无倦意，其实那可能是残留在体内的咖啡因在作怪。可以这么说，晚饭后喝一大杯咖啡就和睡前摄入咖啡因的效果是一样的，会严重影响睡眠。研究表明，哪怕是睡前 3~6 小时喝咖啡都会明显地影响睡眠效果，即使是睡了足够的时间，睡眠的质量也会受到很大影响，因为咖啡因的摄入致使我们没有进入深睡和熟睡状态。

所以喝咖啡应该在早上喝比较好，喝得越早，排出体外的咖啡因就越多，残留在体内就越少。而且如果喝得早，咖啡因还可以帮助身体调节管理我们睡眠的一对激素——皮质醇和褪黑色素，让它们按照正常的生物钟工作。所以一大早喝咖啡反而有助于睡眠。喝咖啡对健康还有其他种种益处，但是像所有的食物一样要讲究平衡。任何所谓"好"的食物，过量了都对身体有害，尤其是容易让我们上瘾的咖啡和含咖啡因的其他食物，如茶、可乐和巧克力。我现在已经做到了早餐以后不喝咖啡，午餐后不喝茶（茶也含有咖啡因），并且每天喝咖啡不超过三杯。如果你暂时还做不到，至少可以从逐步减少摄入量和逐步提早喝咖啡的时间开始努力。我的建议是每天最多不超过 6 杯咖啡（我有个朋友每天最少 10 杯），过了下午两点就一定不要再喝咖啡啦！

我要用一句中国老话提醒大家："人比人气死人"，我们每个人的身体对咖啡因的反应是不一样的。我也的确看到身边有人睡觉前喝咖啡像喝催眠药似的，啥事也没有（当然我们其实并没有用科学的方法去评估他们的睡眠质量和健康状况），所以千万不要拿他们说事！

最后还要送两个小贴士给大家。

一是多喝水。水喝得越多，排出咖啡因的速度就会越快，即"半衰期"就越短。

二是尝试着隔天喝咖啡，这有点像穆斯林的斋戒。这样做的好处是每次喝完咖啡可以让体内的咖啡因完全被排出体外，也不会让自己上瘾。

九、睡前一杯酒，睡得像神仙？

睡前的一杯酒可以帮助睡眠，这似乎是习以为常的事。我个人一直都喜欢喝酒，为了帮助睡眠又不过多饮酒，我常常抵制下酒菜"色香味"的诱惑，在晚餐的时候尽量不喝酒以便自己心安理得地喝两杯红酒帮助睡眠。

但是没想到自己睡眠不好的原因之一竟然恰恰是睡前的饮酒习惯！

根据科学研究，喝酒的确有加速我们入睡的功能。但是如果你自己注意观察比较，酒后入睡的质量常常欠佳。尤其是当我们应酬完了以后醉醺醺地倒头大睡之后，第二天醒过来会发现身体并没有得到充分的休息，感觉身体懒洋洋、软瘫瘫的。为什么呢？因为酒精干扰了我们的睡眠机制，入睡的时间虽然减短了，可是我们却很难进入和保持更为重要的深睡眠状态（快速眼动状态），也就是说我们的睡眠质量减低了。因为我们的梦大多是发生在快速眼动状态，所以生活中我们常说的"喝顿好酒做个好梦"其实是不符合科学的。

库珀博士的名言是"健康是一种平衡"，他虽然没有特指睡眠，但是我发现用在睡眠上也是非常贴切的。睡前的两杯红酒长期以来一直在打破我的机体睡眠平衡，导致我的睡眠品质下降！一旦明白了这个道理，我又把饮酒的时间和享受晚餐结合在了一起。

酒精饮料和咖啡因饮料还有一个共同的特性：它们都是脱水饮料（dehydrating drinks）。也就是说它们都帮助我们的身体加快排除水分，生理现象来解释就是小便多。毫无疑问，夜里起来解手的次数越多，再次进入梦乡的可能性就越小。如果你这个时候再打开手机看看微信或是电子邮件（我过去常干这些事），那你就真是把美梦变噩梦啦！

至于已经患有睡眠呼吸暂停的患者，睡前饮酒会使得患者的症状明显加重，严重的甚至有生命危险。

英文里将把被酒精干扰的睡眠称作"被打扰了的睡眠"（disturbed sleep），我觉得这个描述非常有意思。我们都知道我们平时都很不愿意被他人或事情打扰，更不要说是睡眠的时候，对不对？出差在外，睡前在酒店的房间门口都会挂上一个"请勿打扰"（Do not Disturb）的牌子。想不到的是，多年来睡前的两杯美酒却是我自扰美梦和伤害健康的恶习！

如果我们能遵循睡前3小时不吃东西的原则，那么基本就避免了酒精扰乱我们机体睡眠平衡的可能。如果酒后多喝点水，帮助把酒精排出体外，还可以避免睡前因为酒后口渴喝水导致频繁夜尿。

> **小贴士：**
>
> 夜里起来解手尽量不要开灯，瞬间的骤亮会让我们难以入睡。如果需要可以备一个夜间小灯供夜尿专用。

十、性生活改善睡眠？

有趣的是无论在西方文化还是中国文化，睡觉和性交都是一词多义，可以互用，当然，场景和上下文决定的含义是大相径庭的。

英语里"和某人睡觉"（sleep with someone）常用来表达"和某人性交"（have sex with someone）的意思；同样"和某人上床"（go to bed with someone）也常用来表达"和某人性交"的意思。至于为什么会有这样的巧合我们不得而知，或许因为这两个行为都是发生在床上，而且常常发生在睡觉前或睡觉后？

不过有一点倒是被大量科研所证明的，那就是性交有助于改善睡眠的质量。

我们前面提到"日出而作，日落而归"的生活规律会帮助我们的身体释放一个重要的神经传递物质——神经递质血清素（俗称血清素），它可以帮助睡眠。而性生活也和"日出而作，日落而归"的生活规律有着异曲同工的作用——帮助血清素在我们的体内得到更好的释放。身心愉悦，也会让我们的身体释放血清素，而美满协调的性生活常常不但让我们身心愉悦，所以性生活帮助提高睡眠质量的科学性就很容易解释啦！

说到性交帮助睡眠那就不能不提到催产素（oxytocin），因为好的性生活会提高这个能够明显改善睡眠的人体激素。虽然催产素因为被用来帮助催促孕妇生产而得名，其实这名字对这个激素的重要作用是不公平的。催产素除了可以在分娩过程中促进子宫平滑肌的收缩达到催产目的以外，还可以刺激乳腺分泌乳汁；女性在怀孕期间分泌的催产素有利于增强她们与婴儿之间的联系；它还能减少人体压力激素的水平，帮助降低血压；科学研究还证明，催产素可以帮助人变得更善于和人打交道，但是必须是"对路"的人。这个对路可以是老乡、同学，超出了这个范围，再多的性交和催产素也催产不了你的"外交天赋"；更搞笑的是催产素可以帮助已婚男子与其他对自己有诱惑力的异性保持距离。新的研究还证明催产素可缓解慢性头痛患者的症状。

最鼓舞人心的是，研究还证明催产素可以帮助增强人的同理心，使人更包容、慷慨。催产素还帮助我们的身体释放让我们感觉良好的化学物质——"内啡肽"（endorphins）。内啡肽又被称作"快感荷尔蒙"或者"年轻荷尔蒙"，因为这种荷尔蒙可以帮助人保持愉悦感。在内啡肽的作用下，我们的身心处于轻松愉悦的状态，免疫系统也因此得到提升。这些都有助于我们顺利进入梦乡且保持深睡和熟睡的状态。

还有一个帮助睡眠的激素——催乳素，它也是在性生活后得到更多的释放。男同胞们千万不要气馁，这么好的两个激素并不像它们的名字误导的那样非女性莫属，我们男性也可以分泌它，性交就是方法之一！

十一、吃什么，不吃什么

　　我们在第四章"食物是良药，吃出平衡和健康"里已经花了大量的篇幅解答了"吃什么"的问题。虽然营养和睡眠是我们保持健康身心的重要支柱，但它们之间的关系常常被忽视。大量的科研证明，营养和优质睡眠是相辅相成的关系。但是因为两者都牵涉我们机体系统非常复杂的运作和交集，所以当前的研究还没有作出某种食物或是食谱是优质睡眠的最佳选择的结论。不过，保持"食要杂"的原则已经是科学家们的共识。

　　如果你觉得自己已经基本达到本书倡导的"211"食物搭配，可是睡眠依然存在着问题，那么可以注意适当地梳理一下自己的食谱。有三种维生素和微量元素对于我们的睡眠有比较直接的影响：维生素D、镁和钾，最佳的补充方式就是补充含有丰富的维生素D、镁、钾的新鲜食物，而不是通过维生素片或胶囊获得营养。

　　如果你觉得很容易打瞌睡，这可能是体内缺乏维生素D的原因。中国人缺乏维生素D的主要原因，是晒太阳的次数少，女性尤其少。所以有机会要多晒太阳，记住，多云和阴天其实也是有太阳的，只不过被云层遮住了耀眼的一面。富含维生素D的食物有很多，如鱼类，尤其是沙丁鱼、三文鱼、金枪鱼和鱼卵，另外，鸡蛋黄、精肉及动物内脏也含有丰富的维生素D。

　　镁是对睡眠极重要的微量元素，在调节人体睡眠功能方面起到关键作用，严重缺镁元素可能导致抑郁症而辗转难眠。在富含镁的食物中我首推南瓜子仁，因为它不但含镁元素丰富，而且容易保存，方便在任何食物中添加或是当作零食享用。其他含镁元素多的食物有深色绿叶蔬菜，如菠菜和韭菜；粗粮，如小米、玉米、荞麦、燕麦和大麦；再就是大家都喜欢的坚果，如榛子、核桃、开心果等。所以在补充镁元素的同时也是在享用美食佳肴。

钾也对改善睡眠质量有着显著功效。含有丰富钾元素的食物当属黄豆、口蘑（白菇）、紫菜、香蕉和菠菜。我的首选是香蕉和紫菜，因为这两种食物都具方便做餐间小食的特点，既解决了控制饥饿感的问题，又恰到好处地补充了我们需要的钾元素。

最不能吃的是安眠药。老话说，"是药三分毒"，用在安眠药上再恰当不过！长期服用安眠药不但容易形成依赖，一旦停药还会出现不适症状，感到难以入睡、头昏脑涨、心烦易怒、失眠加重等现象。长期服用还会产生耐药性，也就是说吃了安眠药，除了伤害身体它并不能真正帮助睡眠。研究表明，服用安眠药会影响反应能力和记忆力，长期服用甚至可能导致反应减慢及认知能力、记忆力、智力减退，安眠药还可能会引发老年性痴呆。安眠药的另一个副作用就是该醒的时候不醒，俗称宿醉。晚上倒是睡了，白天却昏昏沉沉、头脑不清醒，失去了我们睡一个好觉的初衷。其他的副作用包括呼吸受到抑制、睡眠异常乃至精神异常，抑郁，并影响性功能。所以我希望大家都不会再服用安眠药！

最后，我不建议大家吃褪黑素。褪黑素确实帮助睡眠，一度美国商业界做国际贸易的职业经理人奔走相告，解决我们越洋飞行带来的时差苦恼的救星有啦——"褪黑色素"（Melatonin）。我也在同事们的推荐下开始服用褪黑素，而且它帮助调整时差的困扰还真灵。可是没有多久我就发现它的副作用大于其优势：头痛、头晕、恶心或是白天昏昏欲睡，我的有些同事还开始有了轻度的抑郁症状，原来就服用其他药物的同事则抱怨说，褪黑素和其他药物同时服用起了让他们不舒服的反应。

后来我做了些研究，发现褪黑素严格意义上根本就不是营养素，而是一种荷尔蒙，或者说是激素。更要命的是，你服用的时间越长，自身机体释放褪黑素量就越小，也就是说我们的机体开始偷懒："既然主人图方便吞食褪黑素片，我还忙个啥？"

十二、按摩改善睡眠

很多年以来，我对按摩都是嗤之以鼻的。如果有人和我争辩，我的强有力的依据就是："你看到哪个常去按摩的老板是健康的?"

我说的是个基本事实和现象，虽然不符合医学原则，但是常常让对方哑口无言。因为我们身边有太多的懒人、富人，他们非常愿意花钱、花时间去按摩院享受，却不愿意去健身。他们给我们大腹便便的身材联想。参与大健康的行业后，库珀博士关于健康的诠释为我点明了方向——健康是一种平衡。其实无论是运动，食物、心理或是睡眠的管理，都是自身体系内的一个平衡，即运动的科学平衡，食物的搭配平衡、睡眠的平衡及心理的平衡，更是互相的平衡。按摩虽然不能完全承担起健康的重责（像那些大腹便便的富人和懒人所期望的那样），但是我们绝不能因此就否定按摩对健康带来的益处，尤其是对睡眠的益处。所以今天我要为按摩"平反"。

我对按摩的重新认识源于我对睡眠的研究。我惊讶地发现，其实按摩对于健康的益处是"放之四海而皆准"的科学共识，已有5000多年的历史。尽管中西医在很多方面存在分歧，但是按摩是被东西方两大医疗文化体系所公认的。现代医学之父，古希腊的名医希波克拉底有一句名言："医生要懂得多种疗法，但尤其需要擅长按摩"。可见在缺医少药的古代，按摩早就被作为一种医疗手段。我们姑且把拥有东方医学历史悠久的按摩放一放，用西方的循证医学看一看按摩对健康的益处。下面是享誉全球的美国梅奥医疗中心（Mayo Clinic）研究的结论。

按摩的四大主要益处是减压，减少一般疼痛，缓解肌肉的酸痛和紧张；改善循环和降低心率和血压。

虽然下列益处还有待于更多的研究，但是已经有研究揭示按摩还有助于降低焦虑感；改善消化系统；减缓纤维肌痛（一种以慢性广泛性肌肉骨骼疼痛为特征，经常伴有疲劳、无恢复性睡眠、认知障碍、焦虑和抑郁的疾患）；有助减少和减缓头痛；降低因失眠引起的压力；减缓和预防筋膜酸痛；舒缓神经疼痛；舒缓软组织（皮肤和肌肉）紧张和伤痛；预防和缓解因运动引起的伤痛；舒缓颞下颌的关节（颞下颌关节是全身唯一的左右联动关节也是人体最复杂的关节之一）炎症和疼痛。

其他机构的研究还强调了按摩对提高免疫力和改善免疫系统的重要性。

综上所述，按摩对睡眠的益处其实就不用再赘述了，因为上面所说的每一个益处都会直接或间接地帮助我们改善睡眠。需要强调的是，由于按摩帮助打开我们的交感神经系统（还记得"搏或逃"的系统吧），刺激了副交感神经系统（放松，休息和消化系统），促进了血清素的生成和释放，提高了催产素（别忘了男女都有催产素）。我常常在家里的按摩椅上一边按摩一边就进入梦乡，这或许是最好的证明。

看到这里，我估计读者恐怕就已经急不可待地要放下书去按摩啦！且慢，这里还有几个注意事项。

首先"是药三分毒"，按摩和其他药物或是运动一样也是有风险的。如果你有下列情况切记要征得医生的同意才可以按摩。

①有出血性疾病或是正在服用血液稀释剂；

②有烧烫伤或是尚未痊愈的伤口；

③已知的深静脉血栓形成；

④炎症；

⑤骨折；

⑥严重的骨质疏松（当心，不注意会出现骨折）；

⑦血小板过低；

⑧怀孕期间；

⑨已被确认患有癌症；

⑩有尚未被查明原因的疼痛。

再就是梅奥中心的告诫：按摩的力度一定要适可而止，因为按摩出现的事故几乎都和用力过度有关。我们千万不要过于信赖自己"受力"的程度，一味地要求没有医疗资质的按摩师加大力度是非常危险的。如患有严重骨质疏松症的人可能很"受力"，其实骨头酥松的像麻花，一旦用力过度，可能出现严重骨折。其实有很多按摩被按骨折的说法，如果用力过度，很多可能你就算没有骨质疏松症也会被按出骨折来！

至于按摩的种类，虽然大多数关于按摩的研究都是基于瑞典式的按摩，我觉得无论是泰式按摩，日式指压按摩还是传统的中国按摩都是殊途同归，我的经验就是选择最为放松、减压及帮助睡眠的按摩方式。最方便的就是买一张好一点的按摩椅，这样就可以随时随地按摩。当然也可以学习一些简单的按摩技巧，在家里添置一张按摩床后，家人之间就可以互相按摩。我们家里是两者兼有，如果我在家，太太还是更享受我的"手艺"。

你当然可以选择去美容院按摩，但是记住如果是因病按摩，千万不要去美容院。作为医疗手段的按摩一定要去医院，接受有医疗资质按摩师的正规按摩。

十三、肥胖不是睡出来的

人们对肥胖和睡眠最大的误解就是觉得睡得越多，人越肥胖。最常见的肥胖动物是猪，所以我们常常嘲讽胖子"肥得像头猪"，连英语里都有惊人一致的对应比喻"fat as a pig"。

为什么说是误会呢？因为科学研究表明，肥胖症的一个病因恰恰不是睡得好、睡得多，而是严重缺乏睡眠的质量和数量！科研证明，只要4~5个晚上睡眠不足就会让体重增加1~2斤！这些年我从事大健康遇到不少超级胖子来减肥，他们的共同症状除了超重以外就是都是睡眠不好！

所以并不是因为睡得多和睡得好而肥胖，但由此可见肥胖症和睡眠的关系是千丝万缕。可以这么说，肥胖和睡眠不良是一对难兄难弟，它们互相让对方的症状愈演愈烈。人越肥胖，它对内分泌系统的负面影响就越大。还记得直接影响我们睡眠的一对激素——皮质醇和褪黑色素吗？它们在内分泌失调的情况下就不能正常地被释放，从而直接影响我们的睡眠，感觉好像是经历了跨洋飞行后的时差一样，日夜颠倒啦！

这里还有另一对和肥胖直接有关的激素值得一提——饱腹感激素（让我们感到饱腹，俗称瘦蛋白）和饥饿激素（让我们感到饥饿）。这对激素一个让我们感到饱，一个让我们感到饿。就像我们提过的：感觉不渴不等于你不缺水，感觉不困不等于你不缺觉，感觉饱或饿不等于你缺少热量和食物，感觉常常是一种错觉。

先说两个基本事实：

● 感觉饿了就会多吃，可是感觉饿并不等于我们的身体需要更多的食物。

● 我们的身体之所以肥胖，常常是因为我们在错觉的指导下摄入的能量大于我们身体的耗能，就这么简单。

那么饥饿的错觉和睡眠有什么关系呢？科研表明，当我们的睡眠不好的时候，我们会感到饥饿（感受会提高 14%~30%）。这是因为睡眠不好导致我们身体内的饱腹感激素下降了。饱腹感激素就是负责调节我们是否感到饥饿的激素，它可以调节脂肪储存，抑制食欲。因为它给大脑传达"我吃饱了"的信号，然后我们的食欲逐步消失，自动停止进食；一旦睡眠不足导致饱腹感激素下降，这个时候"饥饿激素"就占了上风，此时它给大脑传达"我饿了"的信号，让辗转难眠的肥胖症患者从床上一跃而起，打开冰箱门，狼吞虎咽一番。所以结果是我们越睡不好，就越觉得饿！越觉得饿，就越想去吃！而在睡眠时间进食往往让我们的睡眠质量更差，日复一日，恶性循环，我们变得越来越胖，越来越辗转难眠，越来越感到饿，吃得越来越多。

肥胖者睡不好是常见的现象，首先当然是因为"饿"得难以入眠；再就是肥胖症者普遍有较高患有睡眠呼吸暂停症状的可能性，而呼吸暂停又恰恰是严重影响睡眠的重要原因，被视作睡眠障碍症。它直接影响我们的健康，严重时甚至有生命危险。医学界的共识是，要想根治这种睡眠障碍疾病，根本的方法是减肥！

大量的科学研究已经证实，只要减肥，无论是通过锻炼、控制饮食或是两者并进，都能明显改善睡眠。所以要想睡得好，就赶快减肥。要想减肥，一定要管理好自己的睡眠。

第八章

皮带越长，寿命越短

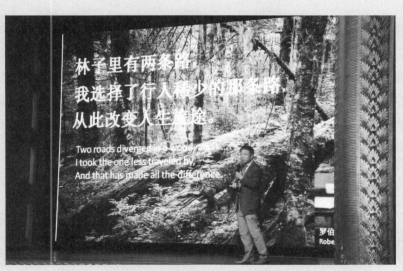

2017年笔者和院士、库珀博士在北京参加体医融合论坛

一、对话朱院士：人之初，性本胖

朱为众：这是个天大的秘密：美国人每年花 600 亿美元减重，这还不算时间！用中国老百姓的话来讲，这些都打了水漂！因为跟踪研究揭秘：减肥机构赚得盆满钵满的后面隐藏的是 95% 的减肥者都因不能坚持或是反弹而以失败告终！

朱院士：其实中国也一样，在以瘦为美的当今中国，各类减肥广告可谓泛滥成灾，越来越多的胖人逼迫自己加入减肥大军。与国外高达 95% 的减肥失败率非常接近，大多数中国胖人很努力地减肥，也不能幸免失败结局。为什么大家忍饥挨饿，意志坚定，万分努力，却总以失败而告终，很难甩掉赘肉真正瘦下来。

朱为众：那么人究竟为什么会肥胖呢？

朱院士：这个问题问得好。了解它对于战胜它至关重要。一提起肥胖，大多数人都认为它会是健康的大敌，注重外表美的女士们更是谈"胖"色变。虽然今天肥胖的确和许多疾病相关，但从人类进化的角度而言，肥胖，更准确地说是脂肪，并非总是健康的大敌，恰恰相反，肥胖对于人类生存以及进化曾经起过非常重要的作用。

朱为众：是啊，我们过去称发胖的人"发福"，我有个朋友当年插队在苏北，当地的农民评论女性的美居然是看胖不胖，女子出嫁要先过称，然后根据重量要彩礼。这在几十年后的今天听来简直是不可思议。

朱院士：我在讲课中提及肥胖对人类的重要作用时，常常会问学生们一个问题："中国年画上的儿童形象是胖的还是瘦的？""当然是胖的！"大多数学生会作出正确的回答。但如果再询问他们："为什么？"学生们回答最多的是："有福气！"

朱为众：和"发福"异曲同工！过去我们中国人可是认为发胖是福气呢！甚至"将军肚"一词也是褒义多于贬义。

朱院士：这个"福"字其实是有道理的！中国老百姓从千百年来的观察中发现胖孩子往往更容易生存，这不能不是一种福气。而这个有趣的观察已经被大量的西方科学研究所证实。从人类的进化而言，人的大脑容量有了明显的增加，与此同时，人类的身高、体重也有了不小的增加，这些增加使人类的能量需求有了明显的提高（与五谷和蛋白质中所能够得到的能量相比，从脂肪中得到的能量要有效得多。碳水化合物＝4.2千卡/克，蛋白质＝4.3千卡/克，脂肪＝9.4千卡/克），脂肪的优势由此可见。

朱为众：所以人的进化和大脑的发达都和脂肪有密切的关系？

朱院士：对，因为大脑本身是一个高脂（含30%左右的脂肪）器官，好几种脂肪酸已经被证明是大脑增长与进化的必需营养。人比大多数动物"大"的"脑"是人类牢牢屹立于世界之林并长期占据绝对主角地位的重要原因之一。同时也有研究证明，脂肪在生育、激素调节、维生素间的相互作用中扮演着非常重要的角色。

朱为众：所以脂肪曾经是好东西，胖也不全是坏事？

朱院士：对，即使在今天，适量的脂肪依然是健康的必需。正是由于脂肪的这些重要作用，人类在进化过程中积极摄入脂肪的能力才有了很大的提高。从感官（如嗅觉、味觉）到能量的转化、存贮功能都提供了一系列积极的生理行为及心理保障。喜欢糖和油是进化中老祖先为我们遗留下来的生存天性。如人们喜欢吃甜蜜的糖和香喷喷酥脆的油炸、炒过的食物，这是多年进化后老祖先遗留下来的本性在作怪，因为糖可以较快地转化为能量，多余的糖也可以很快地转化为脂肪，而油的相对能量高，两者的摄入都有益于人类的生存与发展。

朱为众：太长知识了，我们今天要改掉的恶习居然是我们祖先的生存本能！既然是生存本能，那么它是在怎样的环境中发展起来的呢？

朱院士：在人类进化过程中的相当长一段时期内，由于受生产力的制约，早期的人类大多生活在饥一顿饱一顿的状态中。由于没有长期储存食物的条件，一旦找到食物或打到猎物，人会毫无节制地大吃特吃一顿，希望最大限度地把多余的食物吃进肚子，并转化为脂肪，以备在没有食物的时候生存之用。在过去没有冰箱和有效储存食物的环境中，腹部和臀部成了人类储存脂肪的地方。因此在恶劣的生存环境下，人能迅速变胖是件好事，变胖的基因优势也在一代代人的自然选择中不断地保留下来。由于这个选择的过程，大多数人只要食物充足，活动减少，就会发胖。

朱为众：如果我没记错，电冰箱这个我们习以为常的"生活伴侣"是在19世纪才开始进入人们的生活，而这100多年的"高龄"在人类漫长的进化史中只是一瞬间。

朱院士：对，为了生存，人类一直都在为创造一个能减少能量支出（如机械化和自动化）和增加能量摄入（如食品单位能量的增加和保鲜）的环境而奋斗。所以肥胖实际上就是人类自己造成的环境所"培养"出来的结果！西方在过去几百年中（中国是几十年）随着工业革命和信息革命的完成与发生，人类为自己创造了一个只进不出或少出的能量消耗的人为环境。这个速度太快了，我们的身体适应不了这个变化！

在这个"增肥"的环境中，人们吃着过量的垃圾食品，花大量的时间看电视、上网，出门开车或乘车，上班久坐少动等行为，带来的恶果自然是一个肥胖失控的世界。

朱为众：可悲的是物极必反，在现代省力社会中，别说重体力劳动了，就连极轻的体力活动也在从我们生活中消失。尤其是汽车的发明改变了人类社会，当然也成了导致今天人类肥胖的"罪魁祸首"之一。有张美国人开着车遛狗的照片具有讽刺意义！它让我想起"有氧运动之父"库珀博士的名言——每个人每天至少要遛两次狗，有狗要遛，没有狗也要遛！（Everyone should walk the dog twice a day whether they have a dog or not）这也是 这位伟大的科学家和"治未病"的西医身体力行了一辈子的名言。

朱院士：是啊，以美国为例，33%的成年人及17%的儿童已经肥胖，与肥胖有关的慢性疾病，如2型糖尿病、心脏病、关节炎、癌症等都大规模暴发，人的生存优势突然变为了劣势。"将军肚"对健康尤其有害。

朱为众：糖尿病的大规模暴发（中美两国成年人的发病率均已高达11%）或许就是一个最好的优势变劣势的例子？

朱院士：完全正确！人吃饱以后，胰岛素还会继续分泌，血液中的糖分被转化成能量以后储备在肝脏与肌肉中，人仍旧会感到饥饿，这样可最大限度地把难得的食物摄入转化为脂肪储备起来，帮助人类度过饥荒时期。在食物不充足的环境中，越是能够多储存脂肪，生存的可能性就越大，这种能力自然是人生存的优势，遗传中这种优势会尽可能地保留下来。但在今天的"增肥"环境中，如果你吃饱了还在进食，多余的糖分还会不停地进入人体，造成胰腺超负荷工作，久而久之，胰腺及受体功能失灵，糖尿病也就随之产生了。短短15年（1994—2010年）美国的肥胖症和糖尿病像流行病一样迅速蔓延开来，现在已经是"风靡"全球了！

朱为众：遗憾的是中国不但不能幸免，而且是深受美国"汽车+垃圾食物"这个"最具杀伤力出口武器"的打击。下面这张麦当劳照片或许是最佳缩写。

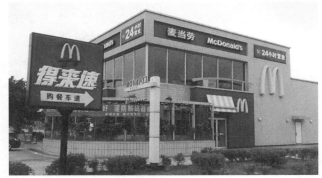

朱院士：是的，我们对"得来速"的理解就是：心脏病得来速！脑中风得来速！糖尿病得来速！多种癌症得来速！还有肥胖症得来速！

朱为众：正是成也萧何败也萧何！都是因为进化论的规律，它让我们能不动就不动，能多吃就多吃，还特别好油嗜糖！

朱院士：是啊，按照进化论的观点，一个物种的生存环境发生突变时，该物种只有两种选择：一是迁移，二是死亡。自然界中的物种因为环境突变而大规模灭亡的例子不胜枚举。人类与其他物种相比较，其中一个高明之处就是人会创造和改造环境。今天随处可见的体育馆、健身房就是人类为生存得更健康而创造的新环境，但是它们对大规模人群的作用还很有限。

下面这张照片颇具讽刺意义，本意为帮助人们耗能的现代健身房的环境设计居然也在不知不觉中考虑为人们节省能量！因此，全球性地发生"肥胖流行病"也就不足为奇了。

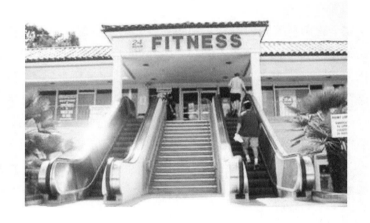

朱为众：难怪减肥那么难，我们是在和老祖先给我们留下的生存本能做斗争！

朱院士：对！这种本能竟然是"不动"和"多吃"这两个现代"恶习"的"基因"，这就是为什么95%以上的减肥计划都以反弹而结束。

二、对话朱院士：饥饿实验揭示 95% 的人减肥失败的奥秘

朱为众：高达 95% 的减肥计划以失败告终，为什么失败率这么高？导致减肥失败的主要原因是什么？

朱院士：减肥失败的原因说法很多，如缺乏意志力、饥饿感难忍、急于求成、锻炼方法不当、饮食习惯难改、老习惯难变、年龄大代谢率太低等，但都没有说到点子上。

朱为众：那么减肥失败的奥秘究竟是什么呢？

朱院士：1944—1945 年著名的"明尼苏达饥饿研究"为揭开减肥失败的神秘面纱开了一个了不起的头。当时，第二次世界大战已经接近尾声，盟军指挥部预计欧洲和亚洲都会出现因为战争造成的大批长期遭受饥饿折磨的老百姓。如何有效地"施粥"，以帮助这些饥饿的人群进行科学指导呢？该研究由明尼苏达大学的获有两个博士学位的 Ancel Keys 教授主持。36 名健康男性受试者从 200 名公务员志愿者中被选中以后，参加了为期近一年，包括三个阶段的研究。

> 阶段 1~12 周基线对照期
> 阶段 2~24 周饥饿实验期
> 阶段 3~8 周不限量康复期

朱为众：你是说自愿挨饿？

朱院士：对，这个实验特别感人是因为有一群为帮助二战中的饥饿老百姓而选择了为科学献身的令人尊敬的美国自愿挨饿者。到了1950年，美国明尼苏达大学出版社用"饥饿生物学"为标题，将研究结果用共计1385页的长文发表。

①限食对人的生理（如基础代谢率下降40%，人会骤然变老）、心理（如出现忧郁症状）和性格（变得孤僻）都会产生巨大的影响；

②停止限食15~20周后，体重和饮食才有所恢复；

③停止限食很长一段时间会更加"饥肠辘辘"，大吃狂吃的欲望很难克制；

④停止限食后的13周，受试者除了睡觉就是吃，每天每个人的卡路里摄入量平均高达5218千卡；

⑤停止限食后最先恢复的全是脂肪，很长一段时间后肌肉才能恢复。

这些研究结果为后来的战后营养救济起到了非常积极的指导作用，也成为后来科学界研究饥饿、厌食症的"圣经"。Ancel Keys博士也因为"明尼苏达饥饿研究"而名声大噪，并登上了《时代周刊》的封面。

虽然它当初是为了帮助饥饿人群而设立的，但其研究成果对于今天人们的减肥需求仍然极有借鉴之处。

朱为众：为什么节食后很长时间，人还会"饥肠辘辘"地有狂吃的欲望？

朱院士：这里不得不提到两个与减重息息相关的激素，它们的变化对体重变化起着主导作用。

①瘦素（Leptin）：它的作用是告诉身体脂肪的含量。经过10周的干预后，它的含量下降了约67%。瘦素水平下降时，食欲增加，基础代谢率下降。令人吃惊的是，干预一年后，它的水平比研究开始时还要低33%。随着受试者体重的增加，瘦素水平才会慢慢地增加。

②生长素（Ghrelin）：它的作用是刺激饥饿感。干预后它的水平立即上升，干预一年后，它的水平还是高于干预前。

朱为众：这些变化说明了什么呢？

朱院士：这些激素的变化表明，人体对体内脂肪和体重的下降非常敏感，一旦发觉两者明显下降，就会马上刺激饥饿感和食欲来提醒身体多摄入食物以维持原来的体重。也就是说我们的身体有一个非常严谨的体重防卫系统，其内部的精密配合和迅速反应力与导弹防卫系统类似。科研人员因而提出设定点（set-point）理论，即一旦体重或体内脂肪低于原来的水平，刺激饥饿与食欲的激素就会马上升高，以提醒身体多摄入食物来帮助体重或脂肪回到原来的水平。

朱为众：你把"set-point"翻译成"只进不出点"，这是因为体重或体脂减少时，该点并没有降低水平来减轻饥饿感和食欲？

朱院士：对，这个"自私"的现象还要从进化论来解释。这是因为在漫长的进化中，食物的来源往往不足，体重或体脂的减少常常是对生存、传宗接代的主要威胁，保持或提高体重或体脂的功能也就逐步在人类进化过程中被保留了下来。

朱为众：难怪中国老百姓在祝福彼此要爱护身体，注重健康时，喜欢使用"保重"这一问候语！也正是这些决定物种生死存亡的"保重"进化优势功能，使得今天庞大的肥胖人群付出的减肥努力，以"越减越饿""越减越重"的失败而告终。

朱院士：既然变肥是人类在进化过程中的结果，所以减肥可谓是人类与自己的进化优势做"斗争"。以前的中国人，在很长一段时期里吃不饱、穿不暖，谁有机会多吃点，存点脂肪，谁的生存机遇就大。可是现在食物过剩现象严重，比例严重失调。我们的基因告诉我们的身体脂肪多多益善，能吃就吃！所以我们大多数人减肥以失败告终也在情理之中。在我们决定减肥以前，懂得这个人的本性非常重要。一位智者这样说过："知也，信也，行也，为吾人精神活动之三步骤"。我们希望用科普的方式让读者知道和相信，然后行动起来的减肥就比较容易成功了。

朱为众：但"减肥失败"又究竟是如何定义的呢？

朱院士：简单两个字：反弹！减掉了的体重又长了回来，也就是说前功尽弃！比较官方的减肥成功的定义为：减掉体重的5%或更多，并能保持一年以上。美国体重控制注册研究的成功标准则为：体重至少减少30磅（1磅＝0.45公斤，即13.5公斤）并保持一年以上。反言之，如果不能把减掉的5%体重或30磅（13.5

公斤）保持一年以上，均视为减肥失败。

朱为众：在我看，这个门槛其实很低。肥胖是病，减肥是为了永远健康，如果只能保持一年，一年或几年后又反弹，其实也是失败。

朱院士：对，研究表明，只有能成功保持减肥后体重2~5年的人才更有机会获得真正的成功，时间保持得越长，永久保持的机会就越大。

朱为众：我给自己定的目标是永不反弹。要做到永不反弹，我的经验是减重要慢，减重要持之以恒。减得越快，反弹越快。

朱院士：这是减肥行业不想让大众知道的秘密，它们宣传的是"立竿见影"！这也是减重大军不得不成为回头客的重要原因！

朱为众：减肥不易，减肥要慢，要持之以恒。既然全球有如此庞大的肥胖人群，加上大多数人有志于减肥，尝遍了各种减肥方法却均以失败告终，"新"的减肥方法也就自然而然地层出不穷了。拥有古老历史的中国人则更有自己的一套——辟谷、针灸、气功、穴位按摩等，可谓五花八门，让人感到无所适从！

朱院士：科学界比较认可的减肥方法分为：饮食控制、体育锻炼、行为改变、药物控制（以抑制食欲为主）和手术（如胃切除术或胃结扎术）等。但即使是有科研的支持，据我所知用这些减肥方法也大多以失败而告终。市面上虽然各种减肥药物多如牛毛，但能够被科学研究证明其真正有效的少得可怜，且都有副作用！2015年4月12日，英国21岁的妙龄女郎Eloise Aimee Parry因为服用了8颗从网上购买的减肥药而香消玉殒。所以我是不主张用药物减肥的。

我也不主张胃切除术或胃结扎术的减肥方法，这些应该归属于"有效"减肥，但这种方法仅适用于巨胖（BMI>40）并患有与肥胖有关疾病的人群。而且不要忘记任何手术都是有风险的。而且手术减肥后，松弛难看的严重橘皮或垂挂式皮肤常常需要补挨一刀（还需要支付昂贵的医疗费用）。运动加营养仍是目前科学界最为推荐的有效而安全的减肥方法。

朱为众：我个人的经验是，体重控制的最基本原则是能量收支平衡（Energy Balance）。要想减肥则需要负平衡，即消耗的能量要比摄入的多，方式就是少吃多动。但在今天充斥"高能效"的加工食品和久坐环境，要想做到负平衡谈何容易？不经意喝下的一杯小小的奶昔就含有 458 卡路里，占了一个人每天所需卡路里的近 1/4！而运动耗去同样的卡路里却要差不多一小时！可见靠运动来抵消胡吃海喝造成的肥胖是行不通的。

朱院士：所以科普很重要，知道其中的科学道理，做起来就容易多了。

三、对话朱院士：科学成功减肥，"三个每天"有诀窍

朱为众： 关于减肥，人们问得最多的问题是：既然减肥那么难，那么还有成功的希望吗？如果有，该如何做呢？

朱院士： 答案是肯定的，虽然大多数人的减肥计划最终以失败告终，但仍有大约 1%~5% 的人成功了，了解和掌握他们的成功经验是非常重要和关键的。根据美国体重控制注册研究对减肥成功人士的调查，发现了不少成功诀窍，其中第一条就是要每天吃早饭。

朱为众： 这和很多人用不吃早饭来减肥恰好相反！

朱院士： 科学界的这一建议与中国养生一贯提倡"早好，中饱，晚吃少"的忠告不谋而合。早饭吃好了（注意要保证蛋白质的摄入），一天精神抖擞，精力旺盛，自然愿意活动，而"小劳"的行为多了，一天积累下来的能量消耗也不知不觉地增多了。2013 年的一项研究发现，早上吃得多的一组受试者的"饿素"（Ghrelin）要比吃得少的一组下降得快，为"早好"的饮食习惯提供了科学依据。相对而言，晚餐应该少吃。常言道"马无夜草不肥"，如果晚上吃多了，多余的能量就会很快转化为脂肪存储下来。

朱为众： 除了饮食方面，还有哪些需要注意呢？

朱院士： 第二条诀窍是每天称体重。我们前面说过，人体有个对体重的记忆功能。因为人类在进化过程中认为体重和脂肪是个好东西，一旦在身体内存储一段时

间以后就被记忆成为"正常"标准，再减就很难，这个现象被称作"只进不出点"（set point），所以哪怕专家告诉你已经超重或是偏肥，可是我们身体里的这个记忆功能却拼命地要保住这个体重。所以一定要随时观察体重的变化，把因大吃特吃或懒于运动而刚刚增加的几斤体重迅速把它们消灭在"萌芽"之中。一旦这些新增的体重被"只进不出点"记住，再想减掉它们就非常痛苦和艰难了！

朱为众：我自己就是每天称体重。记得看过一个研究：同为减肥的人，每天称体重者一年能减掉体重的3%，而不常称体重者则没有变化；该研究发现，每天称体重的人再过了一年后，居然仍能保持减肥后的体重。

朱院士：对的。每天称体重可以防微杜渐。第三条就是每天运动。称体重本身并不能让你减肥，但是它能让你知道自己是否在成功的减肥过程中。减轻体重最基本的原理还是能量收支的平衡，研究发现，如果你想减掉体重的10%，你需要减少摄入22%的能量，但光靠控制饮食来减肥，所带来的饥饿感太痛苦了，也非常不容易坚持，因此结合运动自然也就非常重要了。就维持减肥后的体重而言，运动更重要。

朱为众：我们俩都有多年晨练的习惯，库珀博士却是每天下午下班后运动。哪个时间段比较好呢？

朱院士：首先运动一定比不运动好！库珀博士出了诊所就可以到库珀有氧中心自己的健身房，所以他习惯于每天下班后去健身。对大多数人来说，早晨锻炼比较容易坚持，而且科学研究发现早上锻炼对减肥更有效。阿巴拉契亚州立大学的一项研究发现：如果早上做45分钟的中高强度运动，一天可以多消耗190卡路里。

朱为众：这个简单易行，三个每天要做的事可以用三句话概括：每天吃早饭，每天称体重，每天要运动。不过能不能给我们的读者一些具体的建议呢？

朱院士：根据我在美国参加的对减肥的科学研究以及我对中国浩浩荡荡的减肥失败大军的观察，我建议不要轻易加入减肥大军。目前有很多中国人，特别是年轻女性，其实并不胖，为了追求骨感美也匆匆地加入了减肥大军，结果弄巧成拙，或越减越肥或患上了饮食失调症（厌食症）。一定量的脂肪有益于身体健康，尤其是对于年轻女性的健康是非常重要的。

　　朱为众：纵观五花八门的中国减肥市场，他们的销售重点就是年轻女性，在各类狂轰滥炸的减肥广告和时尚杂志的影响与示范下，不少体重正常的女性也误入圈套，加入与健康相悖的减肥行列。同时我也注意到一个问题，很多即使是很成功的国外减肥企业和品牌进了中国以后也变了味，将矛头直指中国的年轻女性，这是非常可悲的。

　　朱院士：很多妙龄女性错误地减肥，结果患上了厌食症不说，有些人甚至因此丢了性命。美国的高中女生，每 10 人中就有 1 人出现类似厌食症的症状。最近我在国内高校讲学，交谈中发现很多中国女大学生正在用错误的方法减肥，有些人已经游走在厌食症的危险边缘了。当然厌食症不是女性的"专利"，男性患厌食症的消息也常有耳闻。

　　朱为众：国内有很多减肥速成班，基本规律是减得快，反弹得也快。

　　朱院士：我的建议是节食减肥速度一定要慢！俗话说"罗马不是一天建成的"，多出来的几十斤脂肪当然也不是从天而降的，既然这些不速之客悄然而来，请它们走时也一定不能太快。减肥速度如果太快、太猛，身体得到的信号将是"大饥荒来了"，身体的自然保护反应则是基础代谢率下降，饥饿感增强，结果必然导致减肥失败，并且可能越减越肥。因此那些自称能在短期内迅速减肥的服务项目，不但在骗人，而且是在害人！节食速度太快时，身体的第一保护功能就是马上降低基础代谢率；研究发现，慢速度节食加运动可以明显减缓基础代谢率下降的速度。另外，女性过了 45 岁、男性过了 50 岁时基础代谢率会有一个明显的下降趋势，这也是人到中年发福的一个重要原因。

　　朱为众："食色，性也"！一说到减肥，很多时候我们都败在了"饥饿"的感觉上。"管住嘴"说起来容易做到难啊！

　　朱院士：是的，难以忍受的痛苦的饥饿感是导致减肥失败的最主要原因。19 世纪末，苏联生理学家巴甫洛夫就开始对食物的"色、香、味"与饥饿感做了深入的研究，并因此获得诺贝尔奖。食品加工业发展到现代，制造商们对食品的口感、口味了如指掌，经过糖、油、色素等处理过的加工食品之美味诱人，常常令人食欲大开，这些都使立志与"饥饿"做艰苦卓绝斗争的减肥变得格外困难。"民以食为天"也是巴甫洛夫在多年对"条件反射"研究以后对人做的结论；今天的商家对食物广告的精巧设计可谓将人性发挥得淋漓尽致。

朱为众：那么减肥成功的关键何在？

朱院士：对饥饿感最敏感的身体调节是体内的血糖水平和胃的饱感，所以保证一个较为平稳的血糖水平和饱腹感是关键。

朱为众：这方面我这些年倒是在库珀博士的教导下积累了一些与"饥饿感"做斗争的技巧经验。①早饭必须要有一定量的蛋白质，这样消化起来慢，使得一天中不断地有能量供应；②每餐中一定要保证一定的粗纤维，容易有饱腹感；③午餐与晚餐之间可以吃点水果或果仁，晚饭时就不会因为感觉太饥饿而过量进食；④吃饭前先喝汤，有饱腹感后可以减少进食；⑤尽量少吃加工食品，这些食品一是太容易消化（会导致血糖水平快升快降），二是它们多数含有不利于健康和导致肥胖的过量的糖、油、色素等；⑥也可以像库珀博士那样尽可能把运动锻炼的时间放在晚饭前进行，运动以后喝点水，食欲就不会太强，"晚吃少"也就比较容易做到了。

朱院士：太棒了！最后我要补充的是尽可能避免饮用碳酸饮料（如可口可乐等）。因为这些饮料对健康没有一点好处。美国许多州的中小学校已把这些饮料请出了校门，我因为常常回到中国讲学的关系，看到的情况恰恰与美国的中小学校相反，很多中国学校（尤其是大学校园内）以及大量的现代化公共场所正在积极安装多种碳酸饮料销售机或设立便利店、销售点。需要提醒大家注意的是，所谓的果汁饮料的隐性能量也不容忽视，在水果饮料加工中，有利于健康的粗纤维大量流失，为了调节出可口的味道和漂亮的颜色，往往加入了过量的糖和色素。饮用一杯小小的含糖饮料，就能让你辛苦了半天的减肥计划前功尽弃！

四、对话朱院士：三招干掉"将军肚"！

朱为众：世道变了！曾几何时，胖还是有钱人的象征，大肚子被称作"将军肚"，而穷人当然是瘦瘦的才对！著名的美国经济学家保罗·赞恩·批责尔（Paul Zane Pilzer）在他的畅销书《健康的革命》（*The Wellness Revolution*）里面有一段话特别精彩："虽然过去贫穷总是和瘦联系在一起，肥胖是富裕的象征，在今天的社会阶梯上，大部分超重和有肥胖症的人都在社会阶梯的下层挣扎！"（Whereas in the past poverty was associated with thinness and obesity with wealth, most people who are o-verweight today occupy the lower rungs of the economic ladder）。

朱院士：既然昔日的消瘦成了成功的标志，"将军肚"当然也就越来越快地变成失败的标志。中国的经济腾飞是不过几十年的奇迹，所以概念变得虽快，身体还跟不上，相当不少的中国成功男士还刚刚在胡吃海喝中弄了个"将军肚"，突然发现它成了一种不符合身份和令人尴尬的标准。

朱为众：他们发现衣服好换，皮鞋也容易换，车子房子也不太费事，甚至太太换起来也不那么难。唯独这"将军肚"来得容易去得难。当然除了形象和身份不符，更重要的是身体出现种种衰老和生病的迹象。怎么办？我的一位朋友是个成功的男士，他决心减掉让他尴尬的"将军肚"，可是几个月猛做仰卧起坐后发现几乎没有任何改变！他在读者来信中希望院士能给个解决方案。

朱院士：有"将军肚"的男性常常第一步是做仰卧起坐，其实这是错误的。我给他支三招。第一招是先别忙着做仰卧起坐，关键是减肥。折腾了这么久，他或许已经有了六块腹肌，可是它们都藏在厚厚的脂肪下面呢！把脂肪减了会帮助他显示肌肉。

朱为众：不是减重，而是减脂肪？

朱院士：对，即使是在静止的状况下，肌肉要比脂肪消耗多得多的能量。所以改变自己的身体成分，增加肌肉量和减少脂肪才是消除"将军肚"的釜底抽薪之举。研究表明，每增加一磅重的肌肉，即使在静止的状态，你的身体每天也要多消耗 50 千卡的卡路里。50 千卡好像不多吧，可是如果这位读者通过减肥和增加肌肉，共增加了 2 磅的肌肉呢？那就意味着他什么都不做一周就要多消耗 700 卡路里，相当于一年减去 12 磅重令人讨厌的肥膘！这叫增加肌肉改变新陈代谢的自动减肥法！

朱为众：怎样才能增加肌肉，改变身体成分呢？

朱院士：虽然所有的运动都可以帮助消耗能量，达到减肥的目的，但是人们往往一想到减肥就会和跑步等有氧运动联系起来，这是错误的。这第二招就是走出误区，增加力量训练。常见的力量训练有举重等。需要注意的是，力量训练要每隔一天做一次，要让肌肉有恢复养生休息的时间。

朱为众：太棒啦！增加肌肉，自动减肥。第三招呢？

朱院士：第三招就是一定要简单易行。几乎所有不能坚持锻炼的人都有一个共同的理由——没有时间。所以不要在已经很忙的生活节奏中再勉强自己去找时间去健身房啦。而一想到举重，人们就会想到一定要去健身房。这也是一个误区。一副哑铃，甚至徒手就可以做的俯卧撑都是很好的力量训练的方法。简单易行，需要的器械也少。

朱为众：哈，原来这么简单！我赶快转告他如何三招搞定"将军肚"！

朱院士：别忘了提醒他，腹部的脂肪对健康的害处远远大于其他部位的脂肪。所以除了形象和自信心以外，他还将收获实实在在的健康！

五、对话朱院士：为什么游泳减肥却越减越肥？

朱为众：你知道，我从小爱游泳，可是游泳对我的减肥似乎没什么帮助？我的朋友们也有同感。我在游泳池也常常看到大腹便便的忠实的游泳者，这怎么解释呢？

朱院士：游泳是一种非常好的体育锻炼方式，对心血管的积极作用尤为明显，但选择游泳减肥不是一个良策。减肥非常重要的一个策略就是控制"饥饿感"，"食色，性也"！可见我们要控制的是人的本性，很不容易。经常游泳的人一定有过游完泳以后饥肠辘辘，胃口大开的体会。本来应该被控制的"饥饿感"反倒受到了挑逗，想用游泳减肥，常常是以增肥的结果而告终。

朱为众：哈，我常常看到有人刚一上岸就迫不及待地打开带来的食品袋！那为什么游泳后会有饥肠辘辘的感觉呢？是因为游泳消耗了更多的能量而令人食欲大增吗？我记得库珀博士总是选择晚饭前锻炼，他说运动有助于控制食欲，其他的运动不也是消耗能量吗，为什么游泳却能提高食欲呢？

朱院士：其实答案不难，我问你，以中国人为例，是北方人胖，还是南方人胖？相信大家都知道是北方人胖！那么南北方最大的差异是什么？是温度。人是一个由多种器官和组织所构成的"恒温"动物。人的正常（腋窝）体温在 36~37℃。保持身体温度，尤其是内脏器官的温度是人维持生命的最基本条件。

一天内，傍晚时人的体温最高，清晨最低，变化范围也仅约一度。儿童体温（新陈代谢旺盛的原因）高于成人；人在运动时，体温比安静时高；内脏温度高于皮肤温度，肝脏最高约为 38℃，肾脏、胰腺等次之；皮肤温度在 15~42℃ 波动，夏天差异多在 2~3℃，而冬天则可达 20℃ 以上。

朱为众：也就是说这是我们人类用"胖"保护自己？"天冷了，多穿件衣服"是儿时妈妈经常的叮嘱。多穿衣服的作用其实就是为身体加一层"隔热层"抵抗寒冷，以保证内脏器官的恒温。当身体经常处于寒冷状态，而又没有"隔热层"（如经常在冷水里游泳）御寒时，身体内部就会很快形成自己的隔热保温层——脂肪，来帮助维持内脏的恒温。这是因为脂肪细胞能够感应温度，并能在寒冷情况下释放能量帮助加热保温。

朱院士：是的。美国哈佛大学的一项研究发现，脂肪的加热是由一种叫作"偶联蛋白-1"的蛋白质完成的。人体在寒冷的环境中时，这种蛋白质会成倍增加。因为人的主要内脏在"肚子"里，加脂保温自然也从那里开始，我们经常见到的大腹便便的"将军肚"的产生，也就不难理解了。值得注意的是，腹部内脏脂肪太多时会释放有害物质，增加人患慢性病的可能。

朱为众：这就应了咱们中国的成语——物极必反。本来是保护心脏，最后却害了心脏！

朱院士：总结得好！最近英国学者克雷伯提（Carbtree）和布拉农（Blannin）的一项研究更是揭露了温度与饥饿感之间的关系。他们在这项研究中把一组胖子按照不同顺序在两种不同的温度条件下进行运动，结果表明：①在较冷温度下运动后，受试人摄入热量明显高于正常室温下运动后的摄入；②在较冷温度下运动后，促进受试人胃口大开的生长素也明显高于正常室温下运动后的生长素分泌。

朱为众：是不是在较冷的温度下人消耗了更多的卡路里，所以人自然会在运动后多补充一些呢？

朱院士：恰恰相反，研究人员对运动中所消耗的卡路里也做了检测，结果反而是在正常室温的情况下运动时，受试者消耗了更多的卡路里。这是因为他们体内产生了更多的热量，为了保持内脏的恒温，全身的血流就得忙于从胃和皮肤调集到皮肤表面，把内脏热通过皮肤散出去。一来一去，总的能量消耗，反而比低温下消耗的能量更多。

朱为众：怪不得，我在库珀有氧老山中心的几个月，每天早上都是绕着小湖走5圈，可是随着夏季的到来，我的减肥进度加快了！

朱院士：对，随着夏天的来临，同样的运动量带来不同的效果。我注意到你每天结束时T恤衫都湿透了。每天多出点汗不但帮助减肥而且帮助保持魔鬼身材。当然，还要记住补水哦！

朱为众：所以我们一般不建议读者朋友们用游泳的办法去减肥，对吧？

朱院士：基本对！更准确的建议是明白了这些科学道理以后，大家千万不要用游泳作为唯一的运动方式去减肥。这是因为大多数游泳池的水温要比体温低，结果是耗能少，饥饿感强。如果胖子在刚开始运动时，为了缓解体重对膝盖的冲击和伤害而需要在游泳池内运动的话，尽量要在温度较高的池水中进行。而平常运动减肥时，大家也应该记住，在温度比较高（当然也不能太高）的情况下锻炼往往会事半功倍。另外请记住，因为水的浮力作用，人体在运动中对骨骼的重力作用大大下降，所以游泳对防止骨质疏松的作用不大。所以我们也会建议游泳爱好者要额外增加一些力量训练。

六、减肥失败莫怪新陈代谢这只"替罪羊"

"我正在努力减肥，但是遭遇了一些困惑。我的同事们中有几个'吃货'真是有福，他们个个都很瘦，却食量惊人，怎么吃都吃不胖，压根不用去考虑减肥的问题。而我和另一个小姐妹却没有这样的好运气，我俩为了减肥，天天忍饥挨饿，还运动，但就是瘦不了，喝水都长肉，老天爷真是太不公平啦！我听说是因为新陈代谢（Metabolism）太慢造成的，是不是这个原因呢？"一位读者朋友留言问道。

这位读者朋友说得对，老天就是不公平！但是拿新陈代谢来说事去问罪减肥无效，不但是大大的不公平而且会误大事！那么难道一个人的新陈代谢和一个人的胖瘦真的没有关系吗？就连我自己也常常抱怨喝水都长胖，而我曾几十年如一日的坚持每天运动和控制饮食，但效果完全不尽如人意。

我随手打开了一个网站，一段关于减肥的文字介绍立即跳入眼帘：陈代谢与减肥有很大的关联，有的人新陈代谢会快一些，他们就是那些天生的瘦人。当然，相反的那部分新陈代谢慢的人，身体就很容易发福走样，所以加快新陈代谢对于想减肥的人来说势在必行。那么大家应该如何加快新陈代谢呢？现在为你介绍各种秘方……

有趣的是和中国人一样，很多美国人也误以为新陈代谢的快慢会直接影响人的体重。但科学事实是，新陈代谢的快慢虽然会影响一个人对基本能量的需求，但它和超重、肥胖没有直接的因果关系。

新陈代谢这个词对于大多数人来说是熟悉的却又似懂非懂，这个概念其实很简单，很容易理解：我们的身体把摄入的食物转化为能量的过程。虽然这是一个非常复杂的生化过程，但原理其实很简单，即把我们摄入的食物通过氧化过程转化为我们的生命存在所需要的能量。所有活着的动物都必须不断地吃食物，不断地积累和消耗能量，当然它们还必须不断地排泄出废物，这种生物体内与外界不断进行的物质和能量交换的过程就是我们常说的新陈代谢。不夸张地说，新陈代谢是生命现象的最基本特征。

需要强调的是，即便在不运动的时候，我们的身体还是需要能量来提供支持的，如我们的呼吸功能、血液循环功能、荷尔蒙的调节功能及细胞的生长和修复等。以动物为例，正处于冬眠期不吃不喝昏睡的"北冰洋之王"北极熊，仍然需要消耗能量以维持生命的正常需要。我们把身体在执行这些基本功能时所需要的能量称作基础代谢，这些基本功能所需要的能量其实是非常稳定的，但它竟然消耗了我们每天摄入能量的70%！我们姑且把它看作我们个人消耗能量不变的那一大部分。

当然啦！这个基础代谢是因人而异的，比如说个头的大小、身体肌肉和脂肪比例的大小、性别和年龄都会影响到我们的基础代谢，所以当我们的读者把自己和不同年龄、性别、身体肌肉和脂肪结构的同事们进行比较的时候，就会陷入我们常说的"把苹果和橘子做比较"的误区，所谓"人比人气死人"。这种不顾个体差异的比较常常令我们备感沮丧，陷入苦恼，却是完全没有必要的。

那么，基础代谢以外剩余的那30%热能有什么用呢？主要是有两大功能：一个是食物的消化过程，另一个是消耗我们热能的体力活动。我们可以把我们的消化系统看成是一个能量加工厂，能量加工厂加工能量需要热能对不对？这个部分所耗的热能也相对稳定，约占总数的10%，变数也不大，对体重的影响也比较小。

显而易见，除去消耗在基础代谢上的热能（70%）和消化系统产生热能所消耗掉的那10%，真正影响我们体重的是消耗我们热能的体力活动（20%）！这20%才是变数！也是我们可以控制的部分，它消耗热能的多少，会因我们的生活方式而决定。这些体力活动包括走路、跑步、骑自行车、打篮球、打网球、爬山、爬楼梯、侍弄花菜、种田，甚至包括遛狗等。这是变数，因人而异。

所以真正决定一个人体重的是运动和饮食的关系，也就是热能的摄入和消耗。

摄入的热能多于消耗的热能，体重就增长；反之，体重就减少。摄入的热能如果和消耗量持平，体重就会保持稳定不变。道理就这么简单。但是大家要记住我们前面说过的重要结论：我们身体热能消耗的大部分是稳定的，我们是不能左右的。

我们假设有两个体重、身高、性别、年龄都完全一样的人，让他们（她们）摄入相同的饮食与分量。其中一个选择参加多种体育活动，并且爬楼梯而不是乘电梯；而另一个却选择了久坐不动的生活方式，最终谁胖谁瘦的结果很显而易见了。

尽管我们很容易嫁祸于"人"，将自己体重超标的原因转嫁到新陈代谢头上去，但其实新陈代谢是一个自然的过程，只有在极其少见的情况下，我们超重的体重是会因为病理原因所导致的新陈代谢缓慢所致。但是上帝确实不公平，我们的体重超重是由一个很复杂的混合因素形成的，它是因人而异的。其混合性因素里面既有基因的因素，也有荷尔蒙的作用，其他因素包括年龄、性别、摄入的饮食及生活方式包括睡眠、体育活动的量等，甚至还包括生活和工作上的压力等。我们往往很难判断哪一个单独的因素是造成肥胖的主要原因。

所幸的是，结论并不复杂：如果你体重超重，是因为你摄入饮食的热能超过了你消耗的热能，或者是因为你消耗的热能低于你摄入饮食所含的热能。尽管有些人看起来似乎可以比另一些人减肥容易，减得更快，但那只是个表面现象，没有可比性。

虽然我们无法控制自己新陈代谢的速度，但是我们可以控制热量的摄入和消耗。很显然，控制热能的摄入（我们可以影响100%）远比增加热能的消耗（我们只可以影响20%）来得更为有效，这就是为什么有些人拼命在健身房里折腾却不见成效，甚至还长胖。

如我的一个朋友喜欢游泳，所以他就想靠加大运动量来减肥。他先是从每天游1000米，增加到每天游5000米，后来因为听了游泳教练的建议，改成运动量更大的自由泳。可是一年下来体重却长了10多斤！细究之下，原来他一游完泳，胃口大开，每天加了两瓶啤酒不说，还配上了美味佳肴。"饿了吃什么都香！所以就多吃了很多！这不，连我游泳裤的尺寸都加大了两寸！"他无可奈何地说。

这样的事每天都在发生，非常遗憾的是，世界上形形色色的减肥机构赚得盆满钵满，但是全球的肥胖症人群越来越多，真正能够减肥成功的人是少数。其实减肥没有仙丹妙药，也不需要昂贵的药品甚至是危险的手术。减肥只需要科学的减肥方法和持之以恒的坚持。所以要减肥一定要知道下面这个简单的公式。

$$摄入的热能 - 消耗的热能 = 负数$$

结论同样简单，要想得负数，要么多运动，要么节制饮食。正确的答案是两者兼顾。也就是既要控制摄入的热量，又要增加耗去的热能，通俗地说，就是少吃+多动！下面我介绍一下自己多年成功减肥不反弹的体会。

严格控制热能的来源，控制摄入的饮料和食物，不光是数量，而且控制质量。这是肥胖的源头，"源清则流清"；增加有氧运动，每天坚持30分钟，每周5天。坚持数月必有奇效；增加无氧运动，即力量训练。力量训练增加身体的肌肉所占比例，而肌肉所耗的热能超过脂肪所耗的热能（这就是为什么相同体重的人，越健壮的人越容易减肥）；运动未必要到健身房去，爬楼梯，抱孩子，做家务都是运动，关键是人要动起来！都说生命在于运动，其实更准确地说应该是健康在于运动；运动未必要一次搞定。可以是这里10分钟，那里5分钟，积少成多，"碎片化"运动的效果是一样的。不是没有时间锻炼，而是有时间的时候没有锻炼。

七、垃圾食物是"坏蛋"但不是"凶手"

"我不愿意透露我的年龄和性别，但我可以告诉你，我恨我自己！因为我总是忍不住想喝可口可乐和吃汉堡、鸡翅，我对所有的垃圾食物都上瘾！在这个问题上，我的父母是有责任的，我小时候，他们因为工作太忙顾不上给我做饭，总是塞钱给我让我去肯德基、麦当劳吃饭。我从小就比别的孩子胖，现在比同龄人重至少50公斤！因为体态笨拙，相貌平平，我也没有爱情，缺乏自信，甚至不敢照镜子，异性对我也没什么兴趣。从小到大我已经习惯了别人讥笑的眼光，告诉自己别在乎。可让我烦恼的是，我的父母因为我太胖找不到对象，急火攻心的他们反倒经常责怪我没有毅力减肥！我真的好烦恼！最烦恼的还不是对象问题，我已经这么胖了，还是控制不住自己想去吃香喷喷的垃圾食物，爆米花和冰淇淋我也特爱吃，请问有什么好办法能让我远离垃圾食物吗？"——一位公众号读者留言

从理论上讲，我们都知道肥胖症对人的精神折磨可以大于肉体折磨。美国有一项对中学生的研究，证明了有肥胖症的学生有过自杀念头的比例（18%）比没有肥胖症的学生（10.4%）高出很多，这种倾向在女孩中的比例中，尤其是10岁女孩中的比例要高于男孩，但是随着年龄的增长，自杀的念头会逐步下降。这位读者究竟是个什么样的人呢？凭感觉，她应该是个年轻的女孩子。

我知道戒掉垃圾食物有多难。她说得不错，戒掉垃圾食物的难度并不亚于戒毒，实际上有时会更难。一日三餐中你不吃，别人会吃，想戒都没有这个环境呀（戒毒所的一个重要功能就是让戒毒者远离吸毒者）！

但是她错怪了垃圾食物，垃圾食物并不是肥胖的罪魁祸首！但请不要误会我，

我绝不是在说垃圾食物是好东西。

康奈尔大学（Cornell University）最新的研究报告显示，人们的超重和肥胖是因为摄取过多的卡路里和太少的运动。这才是关键！换句话说，如果吃的是不过量的垃圾食物，并且又保持适量的运动，我们并不会超重。但最大的问题是很多人吃得太多。多到一个怎样的程度呢？美国人比40年前（1970年和2010年）每天多摄入503个千卡的热能，下面这张图显示了这些额外热能的来源。

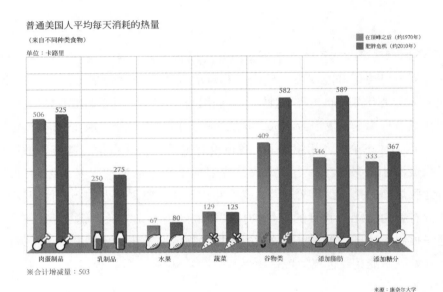

让我们用简单的加减法来解释上面康奈尔大学的图表。

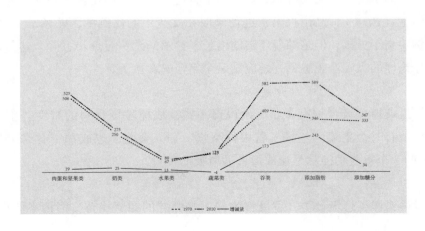

也就是说，美国人在过去的 40 年里多吃了很多谷类和脂肪，本来就吃得很少的水果也只增加了很少，至于蔬菜的摄入量还有所减少。每天一共多摄取 503 卡路里！能不胖吗？

康奈尔大学的研究表明，对于 95% 的人来说，垃圾食物和超重没有直接的关系，换句话说，如果吃得过多，不是垃圾食物也会让你超重。如果吃得适量，即使是吃垃圾食物也不会超重。这份研究的结论就是，能让你超重的食物（包括垃圾食物）本身未必是你超重的原因！

控制体重的经典做法一是控制饮食，二是运动。遗憾的是我们很多人都忽略了第一条，其实第一条更重要。人体重的增减和摄入的卡路里大小有直接关系，摄入的卡路里大于消耗的卡路里，人就长胖，反之，人就能减肥。我遇到过一些人，为了减肥去运动，结果运动完了胃口大开，吃得更多，最后越运动越重！所以控制饮食比运动对于减肥来得更有效果。至于是不是垃圾食物，其实和是否肥胖没有直接的关系（但和健康很有关系）！

大家可能有些诧异，难道媒体没完没了地对垃圾食物的揭露与谴责是冤枉了它们吗？没有人说垃圾是好东西，但解铃还须系铃人，不抓到真正的"罪魁祸首"不利于我们治病救人！我的一位曾经是运动员的朋友非常感慨地说："过去是吃不饱，现在是天天像过年，结果把自己吃出一身病！"他一边说，一遍拍拍自己的"将军肚"。他倒是不吃太多的垃圾食物，可"舌尖上的中国美食"让他一样吃出了一身肉，一身病。舌尖上的中国"色、香、味"俱全，但是照样可以像垃圾食物一样致命！

同时还需要强调的是，虽然同含卡路里，垃圾食物和健康食物对于人健康的影响是不一样的。另外，蔬菜、水果体积大、热量少，人吃下去容易感到饱，所以摄取的卡路里自然也就少。垃圾食物虽然不是"凶手"，却是"帮凶"，因为盐、糖、脂肪等含量高，味道好，所以容易多吃！其实所谓的美食很多都是超重的帮凶。很多食品添加剂让消费者上瘾，从这个角度说，它和吸毒上瘾的道理接近，想戒都难！

这个世界充满了太多的似是而非，人云亦云。误人健康，误人性命！所以说减肥第一是要控制饮食，你看下面不同食物的卡路里含量，越是好吃和不健康的食物热量越容易偏高，越容易让人欲罢不能而多吃。

White wine	=	200kal
coke	=	150kal
sugar	=	50kal

orangn	=	60Kal
Apple	=	52Kal
banana	=	94Kal

大家再看下面这张表，跑步一个小时才消耗 563 千卡，只要喝上两杯白葡萄酒加上一罐可乐，这些被燃烧掉的卡路里马上又补回来了，所以那些希望靠运动抵消掉大吃大喝带来的热量而达到减肥目的的人，总是事与愿违！

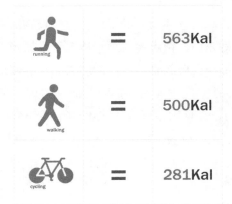

running	=	563Kal
walking	=	500Kal
cycling	=	281Kal

我的一位朋友，他每天喝 8 杯咖啡，每杯咖啡放 2 勺糖。虽然每勺糖不过 50 千卡的热量，可是他一天下来，因为习惯就多摄入了 800 千卡！难怪他总是说："怎么我天天走路半个小时（仅消耗 250 千卡的热量），还是不能瘦！"

当然，这丝毫不表示我们支持吃垃圾食物。我们需要对垃圾食物说"NO"！我们也需要运动，但是科学减肥最需要的是控制食物的摄入量。

八、对话库珀博士：总统减肥的九条方法

库珀博士倡导的"库珀化"的八个健康生活指南中的第三个是保持健康的体重（Maintain a healthy weight），2017 年 9 月，我借着体检的机会专访了库珀博士。

朱为众：库珀博士，您和美国的肥胖症战斗了一辈子，可是不知道您清不清楚，现代的生活方式，尤其是"美国的一些不良生活方式"也把肥胖症带到了中国，所以您有义务帮助我们中国人减肥！（我和博士经常开玩笑，因此趁机调侃一下。）

库珀博士（他没有替美国推脱责任，笑笑说）：我很清楚"美国的不良生活方式"给中国人带来的健康危害。20 世纪 80 年代我到中国时，很少看到肥胖的人，可是随着肉类食物的增加，写字楼里人们的久坐不动和汽车代步行为，垃圾食物的全面入侵已经改变了中国人的体重。2013 年，我再次来到中国看到大城市中大腹便便者剧增，随着中国城市的高速发展，中国肥胖症人数的增速已是世界第一。这个第一，危害太大！因为肥胖症几乎和所有的"生活方式癌"有关，如高血压、高胆固醇、心血管病、中风、糖尿病、部分癌症、风湿和呼吸系统疾病。

朱为众：肥胖症的危害大部分人已经知道。因为在中国，电视、报刊、电台、杂志、网站、自媒体等，包括大街小巷的广告牌上，美容机构、按摩院、药店里，只要有信息可以传递的地方，五花八门的减肥训练、减肥疗法和减肥药推销铺天盖地、无处不在。我们应该信什么？怎么做更科学有效，又不伤害身体健康呢？

库珀博士：美国有一亿多人（1/3 人口）在减肥，美国有一个新兴的行业叫

"减肥业"（Weight-loss Industry），我们来看看几个有趣的数字。200亿美元，这是美国减肥业的经济规模；这个行业里有1.08亿名减肥者，其中的85%是女性。遗憾的是大部分人减肥失败，要不然美国人怎么会越来越胖，心脏病患者越来越多？所以商业减肥这是一大误区，进不得！如果已经误入，赶快出来。不科学的减肥会出现两个后果，一是减肥失败，导致身体不健康；二是减肥成功，但是伤害身体健康！

朱为众：我知道您的忠实粉丝圈里不乏美国体育明星和政要，包括美国总统。那么您为他们提供的保持健康体重的小贴士能不能和我们大家一起分享呢？

库珀博士：其实在减肥上要简单，要省钱，又要保持身体健康方面，名人和美国总统跟我们并无两样！我今天主要给中国朋友讲讲怎样吃出健康，边吃边减肥。库珀博士一边说一边写下了下面的"保持健康体重"好习惯处方。

①虽然经常性的有氧运动对保持体重和减肥有一定的作用，但是一定要和控制饮食结合起来。通常这会是一个误区，很多人误认为只要我运动了，就可以多食，乱吃，这当然是错误的；

②中国有句老话说"病从口入"，"肥胖症"这个现代病是名副其实的病从口入。但是我们可以把它改为健康从口入，美丽从口入，活力从口入，尽量少吃高热量的垃圾食品；

③大家都知道要多吃蔬菜和水果，我再教大家一手：先吃蔬菜水果。这样你的胃有了满足感之后，就会自然而然地减少吃高脂肪类高热量食物的欲望（请记住，美味佳肴不一定是健康食物）；

④细嚼慢咽很重要，狼吞虎咽是病根。大家不妨试一下这个小贴士：吃一口，嚼20下，咽下以后，再吃下一口。在练习中，我们会发现自己以前赶时间时已经养成的不良习惯：吃一口，匆忙嚼几下，尚未下咽，又接着吃第二口（狼吞虎咽式）。只要你从此吃饭时细嚼慢咽，你就会发现几乎延长了一倍的用餐时间，几乎减少了一半的摄入量，还丝毫不影响对美食的享受。一般来说，一顿饭至少要吃20分钟；

⑤吃正餐期间，小口喝水、喝汤也会帮助我们少吃；

⑥尽量在规律的时间里进食，如早、午、晚餐最好是在固定的时间段内；

⑦尽量不吃自助餐。减少"不吃白不吃"带来的多吃后果；

⑧尽量少喝高糖饮料。(笔者在 2012 年库珀博士参加博鳌亚洲论坛期间,早餐时,我惊讶地看到库珀博士和太太每人拿着一听可乐在喝,看我目瞪口呆的样子,库珀博士马上意识到我在为什么而惊讶,他解释说:"其实凡事只要保持适中(Moderation)就好,与其苦行僧般地减肥失败,不如偶然找乐轻松减肥,让生活多一点喜好和情趣。"

⑨吃饭要专心,不玩手机,不读报,不看电视或上网。

九、库珀有氧的科学减肥奇迹震撼中国

2017 年 4 月 19 日，在北京举行的"当东方遇到西方，体医融合大健康高端论坛——库珀有氧助力健康中国 2030"论坛上，库珀博士的儿子，美国库珀有氧中心首席执行官小库珀博士引用了一个用运动良药帮助 Rick Salewske 先生找回幸福人生的故事来佐证父亲的观点，震撼了会场，值得和大家分享。

2000 年 10 月，38 岁的 Rick Salewske 先生的体重达到了 488 斤。超级肥胖让他的生活一团糟。Rick 回忆说，当时他到相距很远的密西根去探望姐姐时不得不开车去，因为飞机上的安全带无法满足他巨大腰围的需求，为此他已经好几年没有坐飞机了。可是等 Rick 千辛万苦地终于开车到了姐姐家，他的裤子居然被汽车安全带扣磨出一个大洞：扣得太紧了！姐姐看到 Rick 的模样，和他抱头大哭，她担心弟弟肥胖会有致命危险。

Rick 的老板也看出了问题的严重性，他告诉 Rick，如果再这样下去，他恐怕还不到退休年龄就会撒手人寰。这位好心的雇主帮 Rick 推荐了库珀有氧中心的科学减肥训练班，鼓励他去参加，并且承诺负担所需费用！Rick 的人生从此被改变。

两年以后，Rick Salewske 在库珀有氧中心成功减肥，此时 40 岁的 Rick 体重减到了 216 斤，体重减半（减去 272 斤 = 300 磅）。减肥成功以后的 Rick Salewske 变成了一名外形俊朗的帅哥，在美国一时传为佳话。Rick 因此被美国著名的脱口秀女王奥普拉邀请上节目分享他的故事。

那么 Rick 减肥成功的秘诀是什么呢？绝不是国内常见的快速减肥。

科学检测 + 循序渐进增加运动 + 科学膳食 + 科学干预改变行为 = 永久减肥成功！

超重或肥胖对身体的危害早就已经被大量的科学研究所证实，最近的科学研究发现，肥胖时间的长短是一个单独的健康危害因素，"皮带越长，寿命越短"的说法是真的。说库珀有氧的科学减肥救了 Rick 的命绝不是在夸大其词！当然我们还要特别感谢当年那位明智好心的雇主！

因为太肥胖臃肿而缺乏女人缘的 Rick 在成功减肥后不久就找到了爱情，还有了可爱的孩子们。然而 Rick 的故事并没有到这里结束。受到减肥成功鼓舞的 Rick 异想天开地要跑马拉松。严格尊重科学规律的库珀父子并没有允许 Rick 像当下很多中国马拉松参加者那样，没有经过训练就去跑马拉松。他们为 Rick 制定了一个 10 年计划，那就是在 Rick 成功减肥 300 磅后的第十年去参加 2012 年的纽约马拉松赛。可惜的是，2012 年的纽约马拉松赛因为飓风被取消，在 2013 年 52 岁的 Rick 在小库珀博士的陪同下终于圆梦，成功跑完了 2013 年的纽约马拉松赛事。

科学减肥给 Rick 带来的远不止是那些恼人的赘肉，它彻底改变了 Rick 的人生！给他自信，给他健康，给他爱情和家庭，给他幸福的生活，又让他成为一个励志故事的主角，激励着千千万万的"Rick"们去改变自己的命运！

虽然不是每个人都会像 Rick 那样在成功减肥后去跑马拉松，但是为了健康去减肥，却是中国人刻不容缓的大事，因为数以亿计的肥胖症患者正在中国涌现（中国有 3 亿人超重或患有肥胖症）。肥胖症本身就是一种慢性病，它更是许多其他慢性病和疾病的根源，如肥胖症会大大增加下列疾病的风险：2 型糖尿病、高血压、心血管疾病、中风、癌症、睡眠呼吸暂停、骨关节炎、脂肪肝、肾脏病、怀孕期出现的疾病。

所以，有人把肥胖、吸烟、艾滋病并列为人类健康的三大杀手。让我们迈开腿，管住嘴，用科学的方法向肥胖这个"杀手"大喝一声"住手"！

十、分享我的个人减肥成功经验

2007 年第一次在库珀中心体检的时候才知道自己 82 公斤的体重已经进入肥胖状态。在库珀博士的指导下，5 年内我减掉了 15 公斤的脂肪，后来的 8 年成功"维稳"在今天的 67 公斤（标准体重）。更重要的是我找回了自信，找回了年轻时的体魄美，找回了健康和青春活力。有几个体会和读者朋友们分享。

分享一：弄懂新陈代谢和"收支平衡"

越是明白病理的人，越是容易配合医生战胜疾病。既然肥胖是病，当然也不例外。想要减肥成功就要不但知其然，还要知其所以然。

人的身体好像是一个发电厂，基础代谢好比在维持发电厂自身的供热。那么我们身体这座发电厂需要多少能量来维持自身的运转呢？大约 80%！也就是说这座电厂并不是十分高效的，它把发电得来的能量大多用在内部运转的消耗上去了！还有其他 20% 呢？那就是用来支持衣食住行的人体活动。

记住：
①燃料（人吃进的食物）越多，产生的能量也就越多——"收入"；
②人的体重越重，自身消耗的能量越大——"支出"；
③人体成分肌肉的比重越大，消耗能量越大——"支出"；
④当然"电厂"以外的人体活动越多，消耗的能量也就越多——"支出"。

分享二：科学管理体重，关键是管理"收支平衡"

这好像是我们的经济收入，要做到收支平衡。收入大于支出，我们就存银行。消耗不了的能量我们就用脂肪的形式储存在身体里，尤其是腹部。

所以：
①要想保持体重不变，啥都不要变；
②要想减肥嘛，要么少吃，要么多动。但单靠少吃很难成功而且可能漏补人体需要的微量元素，因此要少吃多动双管齐下；
③当然我们还可以增加身体这个电厂的自耗能量。不过那不能靠增加体重，而是要靠增加肌肉占身体成分的比例！因为肌肉耗能超过脂肪。

简单地说就是"迈开腿，管住嘴"和"一减一加控制它（体重）"——加运动，减食物。但是"迈开腿，管住嘴"，说起来容易做起来难！这就是为什么绝大多数减肥以失败而告终的原因。

分享三：管住嘴比迈开腿更重要，更有效

道理很简单，吃进几百卡路里很容易，一大包薯片就有 500 卡路里，一个麦当劳的巨无霸汉堡包竟然含 550 个卡路里。要想靠运动消耗掉一大包薯片或是一个巨无霸，需要跑步一个小时！所以即使是"有氧运动之父"也不推崇光靠运动去减肥，那样非得跑坏了膝盖跑断了腿！

分享四：管住嘴的关键是管住"饥饿感"

"食色，性也"，管住嘴是和人的本性打交道，所以难，所以容易失败。"饥饿感"的持续时间是 20 分钟，所以切忌狼吞虎咽。

分享五：迈开腿容易但是误区多！

结合自己的体会有几个误区提醒大家注意：

①强度不够，不懂掌握心率。有氧运动每周五次，每次 30~40 分钟很好，但是大部分人都没有足够的强度。最简单的办法就是无论是走路还是骑自行车，气喘吁吁才恰到好处；

②忽视了肌肉和力量的训练。还记得肌肉占身体成分越大，基础代谢率越高吗？所以要坚持力量训练。每周两到三次足以，俯卧撑就是最简单易行的力量训练；

③运动也要杂：交叉训练，这样不但可以提高兴趣，而且防止受伤；

④把运动融入生活，不是没有时间锻炼，是有时间的时候没有锻炼。

分享六：莫着急，欲速则不达

肥胖症是慢性病，治疗慢性病要以慢攻慢。任何许诺您快速减肥的方法都是不科学的，不但不科学，而且是对身体有害的。减肥速度过快还有诱发并发症的可能，导致严重的后果。赘肉是日积月累而成，科学减肥的办法是"日减月累"，持之以恒。每周减重不多于一斤，达到目标后就在于"维稳"保持啦。

第九章

CHAPTER 9

生活方式处方

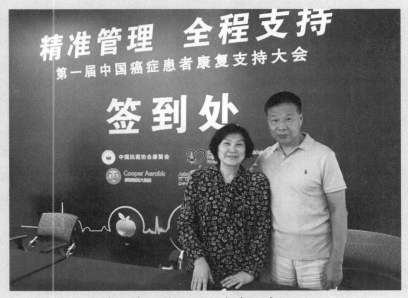

笔者和中国癌症协会负责人参加论坛

一、冬季病毒肆虐，拼的就是免疫力！

截至笔者提笔写这篇文章（2020 年 8 月 9 日星期日），新型冠状病毒肺炎疫情已经在全球肆虐快一年了，世界很多地方的疫情不但没有得到控制，还有上升和蔓延的趋势。以美国为例，已确认患者 490 多万人，已死亡人数超过 16 万人。大家可能已经注意到，对这样一个极具杀伤力的病毒，在疫苗还没有被研发出来和被大规模投入使用以前，人类对付它的手段只能是戴口罩和保持社交距离。

可是为什么同等条件下有的人被感染，有的人没有被感染？有的人虽然被感染了但很快康复，有的人却遭受折磨甚至丧命呢？其实这和免疫力有着密切关系。先不谈新型冠状病毒肺炎疫情带来的现状，美国每年仅因流感就要夺去约 36000 人的生命，全世界每年有 30 万~60 万的人死于流感！所以提高免疫力，杜绝病毒和细菌的侵入是首要任务。在新型冠状病毒和流感病毒面前，人类面对的是弱肉强食，优胜劣汰，适者生存，拼的就是免疫力。

夏天的来临意味着冬季不远了，在冬天，病毒和细菌像漫天雪花一样无处不在，学校，办公室和家庭的环境，时时刻刻在测试着我们的免疫系统！室外的寒风凛冽让我们停止了平时的户外运动，新鲜的水果蔬菜也少了，让我们的机体变得更加脆弱；冬季的光照时间短，容易引起情绪低落，这样也会减弱我们的免疫力。所以提高免疫力在冬季显得更为重要。

但是冬季完全不应该成为新型冠状病毒和流感病毒的帮凶，更不应该成为吃垃圾食物和久坐的借口！这里我和大家分享一下自己多年来亲身实践，行之有效的冬季提高免疫力的健康小贴士。

①常洗手，这在冬天特别重要。这是消灭病毒和细菌的最佳方法。规矩不变，仍在饭前便后，至少20秒钟，注意，指甲缝里最易藏病毒和细菌！

②常换牙刷，虽然牙医建议每三个月换一次牙刷，但是如果你感冒、发烧或是口腔发炎、喉咙发炎，一定在病后换掉牙刷。很多人不知道为什么总是在冬季感冒、喉咙痛，或许是那把带菌的牙刷在作怪！

③常常清洗你的鼻腔，哈，没想到吧？最好的清洗液不是药房卖的那些药水，而是我们的长辈传授的配方：一杯水，一茶勺盐，一茶勺苏打。向左鼻腔灌水的时候捏紧右鼻腔，反之亦然。好，现在很爽地擤擤鼻子，本来要让你感冒的那些细菌全没啦！

④注意脚的保暖，中国人说"寒打脚下起"！病也会从脚下起！冬天的靴子比平时的鞋重得多，透气性也差，我们的脚也会不堪重负！记住常常洗脚擦油，防止霉菌从干裂的皮肤进入身体！和很多人的误解相反的是，冬天不应该穿棉袜，化纤材料的袜子更容易排脚汗！

⑤保护你的皮肤，皮肤是你身体的第一道防线，也是最易受伤的地方。注意可以在房间里增加湿度，如果能保持空气湿度在40%~50%，可以很好滋润皮肤。洗澡的时间不要过长，水温不要过高，别忘了擦护肤霜！

⑥注射疫苗，尤其是孕妇和产妇要注射流感疫苗。虽然有很多争议，但是数据表明，注射疫苗是预防流感的有效手段！

⑦多喝水，不要被你不渴的错觉误导。寒冷的天气我们常常不感到口渴，但是照样会缺水，甚至比夏天还缺水，而缺水容易让我们生病。老规矩，一天至少要喝八杯水！

⑧管好你的食欲，冬天会激发我们的食欲，尤其是对碳水化合物（粮食类转糖快的食物）和垃圾食物的渴望。这些食物会提高体内血清素（serotonin），使人产生幸福感。但这并不是产生幸福感的正确方法。吃一顿科学搭配、富含营养的早餐，额外加两个餐间健康小点是"战胜"饥饿感的好办法。

⑨多吃蘑菇。冬天新鲜蔬菜少，但是不缺蘑菇！尤其是那种普通的"白纽扣"蘑菇！多吃蘑菇可以增加免疫能力，降低被病毒，细菌感染的机会。

⑩补充Omega-3，它不仅有消炎，减少关节僵硬，降血脂的作用，而且对于提高免疫力和缓解抑郁症都有明显的作用。如果你还没有开始补充鱼油（含有丰富的Omega-3），那么冬季是一个好时机。

⑪摄入足够纤维素，除了注意多吃含丰富纤维素的食物，需要时可以补充纤维素。

含纤维素丰富的食物如苹果、燕麦，苹果和坚果可以缓解体内炎症，加强免疫功能。

⑫坚持运动，冬季虽然使户外运动有种种不便，可是也带来了太多的独特乐趣，像滑雪、滑冰、堆雪人、打雪仗，都是特别好的运动。提醒大家进行冬季户外运动时要注意保暖和安全。

朱为模院士提醒： ----------------------------------◀

- 在雪地里走路要比在平地上走路消耗更多的卡路里，这是因为为了保持平衡，更多的肌肉参加了工作。不过老年人应尽量避免下雪天外出，因为脚滑跌倒坐地是造成有骨质疏松症的老年人股骨头、腰椎和手腕骨折的主要原因。如果必须外出，千万不要因为手冷而把双手插在口袋里！双手在外面可以保持平衡，万一跌倒可以用手撑着，不容易把腿跌坏。毕竟上肢的外伤比下肢的外伤好处理，愈后比较好，对整体健康的影响也相对小一些。另外下雪天走路时身体应略向前倾，作滑雪状，走路时两脚分开，与肩同宽，这样底盘大，重心稳。走路步幅宜小，因为迈大步走路容易跌倒。

- 铲雪时要注意安全，美国每年大雪过后都会出现多起因铲雪引发的猝死事件。因为气温低，运动量大（一小时可耗掉400多卡路里），时间紧，而铲雪者一般是根本不运动的人！记住运动是良药，是药三分毒！平时不运动，铲雪莫逞能！

另外还有一些现在冬季很流行的室内运动方式和运动场所，比如：

- 去购物中心散步，这已经成为一种健身项目了。好了，不要后悔你没有健身房的年卡啦！商家其实很乐意你去那里"健身"，因为你至少带去了人气。当然，如果你没有刻意把钱包留在家里（我总是建议太太这样做！哈哈，她从来不听我的），那么商家的生意会因你的到来更兴隆！

- 爬楼梯，其实爬楼梯不但是一项有氧运动，现在很多人还利用楼梯来做力量训练。无论是住处的楼梯还是办公室的楼梯，都是极好的冬季运动场所。

- 跳绳，再也没有比跳绳占地更小、器械更少的运动了。冬天到时或许该找出那副落了灰尘的跳绳，开始健康的跳跃！跳出健康的心脏，跳出好心情，跳走烦恼和压力！

- 跳舞，你是否和我一样一直想跳舞可是舞技却不堪献丑？趁着家里没人放起自己喜欢的音乐对着镜子跳吧！跳出青春的回忆！跳出未来的憧憬！跳出汗来，跳走一身的疲倦！

⑬调节情绪，冬天容易引起情绪低落，压力大的时候还常常会让我们寻求不利于身体健康的方式来减压，如吃垃圾食物、长时间地看电脑。减压很重要，放松是关键。压力直接影响我们的免疫功能，而我们最能够对抗冬天对机体带来的挑战的是拥有一个强大的免疫功能。

⑭寻找光亮，人类需要光明，光明带来希望！为什么我们说阳光明媚是好天气（其实有时候对农作物来说下雨才是好天气），是因为我们人类在阳光明媚的时候心情特别好！冬季光照减少，很多人会患上季节性情绪失调症（seasonal affective disorder）。适当的补充维生素 D，注意运动，补充光照非常重要，能到阳光下活动 15 分钟固然好，但其是灯光也会有效帮助人们控制季节性情绪失调症。

⑮积极思维，当冬季来临时，让我们每天都读几遍著名英国诗人雪莱的名句：冬天来了，春天还会很远吗？（If winter comes, can spring be far away?）

二、对话库珀博士：心血管杀手，中国缺了哪味药？

2017 年 4 月 19 日，在北京举行的"当东方遇到西方，体医融合大健康高端论坛——库珀有氧助力健康中国 2030"论坛上，库珀博士的"运动是良药，循证研究的结果"主题演讲引起了广泛的关注。演讲刚结束，我就见缝插针地抓紧时间采访这位有氧运动之父和"治未病"的大师。

朱为众：库珀博士，您在刚才的报告中提到美国人死于心血管病的死亡率是呈下降趋势的，而在中国这个"第一号杀手"是愈杀愈勇，呈上升趋势。这是为什么？

库珀博士：这是一个很尖锐的问题。如果用一句话说，那就是美国用了最有效和最便宜的药，而中国没有用！请不要误会我，在美国，心脏病依然是"第一号杀手"！这里有几个家喻户晓的数据：

①心血管病依然是美国"第一号杀手"，男性死亡的原因有 50% 以上是因为心脏病！

②每年有 61 万美国人死于心脏病，也就是说每四个死者就有一个是死于心血管病；

③每 42 秒就有一个美国人发心脏病！每分钟就有一个人死于和心脏病有关的疾病；

④美国每年花在这方面的费用高达 2000 多亿美元！

但是有一个好消息，美国人患心脏病的死亡率在 1969—2013 年的几十年中持续稳定地下降了 68%（脑卒中死亡率下降了 77%）！这是一场了不起的世纪之战的胜利！

朱为众：但中国的情况很糟糕，根据 2015 年中国心血管病报告发布的数据显示：2014 年中国心血管病（CVD）死亡率仍居疾病死亡原因的首位。更令人担心的是，中国人心血管病危险因素流行趋势明显，导致心血管病的发病人数持续增加。报告预测，今后十年心血管病患数仍将快速增长。

库珀博士：慢性病不慢！86%的中国人的死亡原因就是慢性病！而在中国平均每 15 秒钟就有一个人被冠心病夺去生命！

朱为众：那么这一个降，一个升，差距究竟在哪里呢?"

库珀博士：很简单，心脑血管病基本都是生活方式病，而现代中国的生活方式和美国 20 世纪 60 年代末的生活方式极其相似：汽车代替了步行和自行车，垃圾食物代替了健康食物。若想改变心脑血管发病率的上升趋势，只有一条路，开过去没有开的处方（unfilled prescription），那就是运动，再配以健康饮食。有了这样的生活方式处方，中国也一定能像美国一样扭转这个致命的上升趋势。否则不论搭多少桥，放多少支架，建多少三甲医院，都是杯水车薪，无济于事！

朱为众：我们都知道改变生活方式的重要性，可是如果已经得了心脏病，甚至已经搭了桥，放了支架，运动这副良药还有效吗？会不会太迟了呢?

库珀博士：当然有效！中国有句成语叫亡羊补牢对不对？其实这时候的运动变得更为重要，回报也更大。我的朋友胡大一医生已经在中国推动有氧运动和心血管康复的结合很多年了。遗憾的是像胡医生这样的中国医生还不多。这不怪医生，他们既没有时间也没有受过这方面的训练。而传统的概念认为，心脏病的患者是不可以运动的，几十年前的美国也是这样，但今天，运动不但用在心血管病院前的预防和院后的康复上，而且已经是院中治疗不可缺少的辅助手段。更有甚者，最新的理念是"事先康复"（Pre-Habilitation）。

朱为众：什么叫"事先康复"?

库珀博士：比如过去运动常常是在手术后用来康复，可是你想一想，一个身体相对健壮的患者和一个身体相对衰弱的患者，哪个人在手术台上的风险大呢？当然是后者对不对？所以这个时候我们就会选择运动处方 + 饮食处方，让患者更健壮起来，然后再做手术。这样不但大大降低了手术风险，而且能加快术后的康复速度和质量！所以'事先康复也是良药'（pre-rehabilitation is also good medicine）。这方面美国已经积累了很多成熟的经验，有证可循。当然，心脑血管病人用运动做良药的关键是剂量和服药的时间，即多大的运动量和什么时候运动。这是科学，艺高人胆才大。暴虎冯河之勇在这里是没有地位的。库珀有氧中心建立 40 多年，为很多有心脑血管病的人开过运动处方（包括运动心电图检测），迄今没有出现过一例死亡！这是用循证医学战胜传说中的恐惧，既然有证可循，当然是愈战愈勇！

朱为众：朱为模院士这次在全世界的范围内邀请这方面的专家到中国传经送宝，您是这次参会专家中年龄最长的一位。您的动机和激情从何而来？

库珀博士：首先我觉得这是一个医生的天职，医生的职责是没有国界的；其次是由于我的内疚，美国向中国出口了开汽车和吃垃圾食物的生活恶习，我作为一个美国人觉得内疚，我要赎罪；最后是我对中国人民有着极其深厚的感情，他们勤奋，奉献，热情好客，爱好和平。这是我第十次来中国了，我爱中国，我要帮助她；我爱中国人民，我要帮助他们！我见过你们的习主席，他是一个智慧领袖。"健康中国 2030"是有希望的，中国是有前途的！

三、对话 Colberg（科尔伯格）博士：糖尿病运动处方

2017 年 4 月 19 日，在北京举行的"当东方遇到西方，体医融合大健康高端论坛——库珀有氧助力健康中国 2030"论坛上，谢里·科尔伯格（Sheri R. Colberg）博士的演讲主题是"帮助糖尿病患者动起来"（Helping People Be Active with Diabetes），直攻糖尿病。

Colberg 博士是美国运动医学学会的资深会员，欧道明大学体育科学专业教授，曾任东弗吉尼亚医学院内科医学专业教授。她是糖尿病运动康复方面国际公认的权威，并为很多专业组织进行健康运动指导，包括美国糖尿病协会、美国运动医学学会、美国糖尿病教育协会等。Colberg 博士共出版过 10 本专著，发表期刊文章百余篇。在过去的二十年中，她一直致力于为糖尿病人进行安全运动提供有效的指导和帮助。有意思的是，Colberg 博士本人就是一个 1 型糖尿病患者。

我在论坛间隙，抓住机会就糖尿病和运动处方这一话题快速采访了 Colberg 博士。

朱为众：很不幸的是，中国的糖尿病发病率已经超过美国！中国是人口大国，患糖尿病的绝对人数一直遥遥领先，目前中国有 11400 万名糖尿病患者，493 万名糖尿病前期患者，这还不算超重和患肥胖症者。更值得警觉的是中国糖尿病的发病率已经高达 11.6%，正在向世界第一冲击！更要命的是，这是在中国人的健康意识逐渐苏醒与加强，医疗条件在逐步改善的情况下发生的（2007 年的发病率为 9.7%）。照此速度发展下去，这是建多少三甲医院都必输无疑之战！ 您有什么建议呢？

Colberg 博士：人们常说运动是"良药"，用运动作为良药干预，疗效最显著的当属糖尿病！虽然美国人的糖尿病发病率也很高，饮食习惯也很差，但是美国人爱运动。如果不是因为这个爱动的习惯，中国的糖尿病患病率绝不可能在这么短的时间内赶超美国。

朱为众：中美两国还有一点不同的是，在美国糖尿病是"穷人病"，在中国糖尿病却是"富贵病"。因为"民以食为天"的中国人向来是以能吃饱肚子、吃得好、吃得满足过瘾为大事，所以以前见面一定问候"吃过了吗？"现在这种问候仍然很常见。

Colberg 博士：在中国，糖尿病最终一定会变成"穷人病"，因为"吃得饱，懂健康！"而新的礼貌用语最终一定就是大家关心的健康问题，所以富裕起来的中国人一定会加入健康行列，更何况中国政府正在大力推行全民健身和全面健康运动。

朱为众：Colberg 博士，您的演讲题目是"帮助糖尿病患者动起来"，为什么糖尿病病人要动起来呢？糖尿病人的运动和其他人有什么不同吗？

Colberg 博士：对，既然运动是"良药"，当然要对症下药。对于糖尿病患者来说，力量和肌肉训练尤其重要。这是因为在正常情况下，随着年龄的增长肌肉量会减少。而糖尿病则会加速肌肉量流失，形成恶性循环。肌肉就好像汽车的油箱，是人体碳水化合物的储备仓，肌肉越发达，储备仓就越大，患者受糖尿病干扰的机会就越小。所以我们主张患者每隔一天就要进行一次力量训练。有氧训练可以有助于健康和体重管理，而柔韧性训练可以预防摔倒和损伤，综合训练可以保持最佳的健康状况。总之要找到有兴趣的活动，让自己动起来！

朱为众：最后您想对中国的同行们说点什么？

Colberg 博士：中国的医生很辛苦，也很能干，临床经验丰富。他们也意识到光是靠胰岛素和其他药物无法解决中国面临的糖尿病问题，他们也知道锻炼身体的重要性，但是往往因为自身缺乏训练，开不出具体的适合糖尿病患者的运动处方，这也是我们倡导这场"体医融合"国际论坛的初衷。我们希望和中国同行们交流，帮助他们一边用右手继续开吃药打针的处方，一边用左手开运动处方和健康饮食的处方。当千千万万名中国医生能够开出因人而异的运动处方和健康饮食处方的时候，中国对糖尿病的防治就会得到本质性的突破！

四、对话 Newton（牛顿）博士：癌症运动处方

2017 年，借澳大利亚著名的癌症和运动康复专家 Newton（牛顿）博士到南京讲学的机会，我就运动和癌症康复的话题采访了这位享誉全球的专家。

朱为众：癌症恶魔"逞凶"中国，30 年中癌症发病率骤升 400%，而在美国，20 年稳降 25%，我读到这个数据对比后太震撼了。这是怎么回事？

Newton 博士：先看美国。2017 年初，美国癌症学会（American Cancer Society）在顶级癌症学术期刊 *CA*（*Cancer Journal for Clinicians*）发表了名为《2017 年癌症统计》的年度报告。报告指出，在过去的二十多年里（从 1991 年到 2014 年），美国的癌症总体死亡率下降了 25%，而且还将继续下降。发病率也同样稳步逐年下降。美国癌症死亡率曾在 1991 年达到最高峰值，但得益于广泛的戒烟运动和癌症早诊早治方面的进步，此后每年以 1%～2% 的速度稳步下降，相当于癌症死亡人数减少了 210 万。

再看中国，2017 年中国癌症大数据报告公布，平均每 1 分钟就有 7 个人得癌症，发病率和死亡人数急速递增。更可怕的是在未来几十年，中国癌症患者的数量还将持续增多。本来癌症就吓人，中国的这种超过美国的高速和反趋势实在是令人不安！

朱为众：Newton 博士，您是澳大利亚艾迪斯科文大学（Edith Cowan University）运动与健康科学学院运动科学专业的元老级教授，您的研究方向包括癌症病人的体成分及体适能研究、癌症引起的疲劳研究、癌症患者的运动适应研究和控制乳腺癌继发的淋巴水肿研究。总之，您的研究和癌症息息相关。中国多数人目前的做法哪

里不对呢？我们应该如何做？

Newton 博士：我非常震撼但是并不对此感到意外。癌症虽然因类型而异，但是都可以归纳为生活方式病，而且致病的生活方式极为相近！中美癌症发病率和死亡率的一升一降反映两国在对待这个让所有人都谈癌变色的"杀手"的战略方面有很大差异：前者依然是在以治疗为主的"防洪"战略，结果是堵不胜堵；而后者已经转入以预防和早查早治的"治水"战略，所以效果显著不同。其中一个重要的被完全忽略了的手段就是运动，它是防治癌症的最有效的"良药"！

朱为众：我们都知道运动是"良药"，但是这味"良药"居然对癌症这样的绝症也有效果？

Newton 博士：不但有效，而且有奇效。库珀有氧中心在经历近半个世纪的跟踪研究后发现，运动加上健康饮食、戒烟等良好生活习惯可以降低死于癌症的风险！美国癌症的发病率和死亡率在过去 20 年稳定下降的主要原因就是通过生活方式的干预，包括禁烟和鼓励人们多运动。运动不但是"良药"，而且是"奇药"，它除了可以帮助人们防治癌症，还可以预防几乎所有慢性病的发生。

朱为众：运动可以代替化疗和放疗吗？

Newton 博士：不可以也不应该。不过运动虽然不能用来取代化疗和放疗，治疗中结合运动却会大幅度增加化疗和放疗的疗效，大大增加生存率。而且，医学证明了运动可降低患十三种癌症的风险。

朱为众：防癌方面中美差距那么大，我们应从哪追起呢？

Newton 博士：差距是很大，几乎差了半个世纪。现在无论是患者还是医生，一听到运动就大惊失色！而很多人恰恰就是在"不能动"这个陈腐的观念下错失康复甚至痊愈的良机。这和 50 年前的美国惊人的相似。但是在今天的美国，运动这味"良药"不仅用来防止癌症，更是被用在癌症的治疗和康复过程中。

朱为众：最有效的也是最重要的是科普和宣传教育。很多人凭想象认为，患了癌症若还活动，那癌细胞岂不是要扩散到全身？其实恰恰相反，日常的适量运动可以帮助杀死身体内的癌细胞。

Newton 博士：对！当然最理想的是通过健康的生活方式远离癌症！如果不幸患了癌症，治疗的时候千万不要忘了运动这味"良药"！生命在于运动，对癌症病人尤为重要！

Newton博士对癌症患者的运动小贴士：

①每天至少做30分钟的中等强度有氧运动，每周至少5天，即每周至少做累计150分钟的中等强度有氧运动。常见且适宜癌症患者的有氧运动有快走、慢跑、骑自行车等。

②每周适量的力量训练也非常重要，按照力量训练的特点，建议每隔一天做一次。最简单最全面的力量训练就是俯卧撑！

③每天做几分钟的拉身运动对于康复有很明显的帮助。

④如果配合有氧、力量、拉身再做一点深呼吸或是冥想的练习，效果会特别好。

⑤如果患者平时不经常运动，则不建议患者立即达到上面的频率，而应该循序渐进逐步达到上述要求。

⑥如果患者平时经常运动，在被确诊和治疗后应该尽快恢复运动（Keep it up），因为治疗后的副作用和被确诊后的焦虑感常常会让他们放弃这个非常好的生活习惯。

⑦运动种类并不重要，这个时候选择自己喜欢的运动比较容易开始和坚持。如果有可能结伴而行，效果尤佳，因为患者会在此时得到需要的支持和鼓舞，增加动力和信心。

⑧记住：不管参加什么活动，动比不动好。确诊后或治疗后停止运动不利于康复。

⑨此时的运动关键是循序渐进。无论如何，确诊和治疗都会对心理和生理产生痛苦和折磨，需要给自己时间恢复，切忌放弃，同时又不能操之过急。

⑩越简单越容易开始和坚持。运动完全可以因地制宜，不一定需要去健身房。关键是动起来。

- 用爬楼梯取代乘电梯。
- 用手机记录自己的日行步数。
- 常常从休息或工作中抽空做一点"小劳"，伸伸腰，散散步，做个广播操。
- 双手各拿一瓶矿泉水做做举重练习。
- 做点家务事。

注意事项：

①虽然运动总是难免有风险，但是研究表明，癌症患者的运动风险与普通大众运动的风险相比没有很大不同。

②癌症患者在运动中可能比常人存在多一点的心脏方面的风险，所以在参加中等强度和高强度运动前，做一个全面的体检、征得医生的同意后再开始比较稳妥。

③记住，确诊后或是治疗后整天坐在沙发上或是躺在床上绝不是康复的好办法。

五、对话朱院士：遗体告别上的俯卧撑——
　力量抗癌处方

在美国，只有对国家做出杰出贡献的人才能享受遗体被放在国会山让公众瞻仰告别的殊荣。2020 年 9 月去世的德高望重的美国第二位女性大法官露丝·巴德·金斯伯格（Ruth Bader Ginsburg）享年 87 岁，是第一位享此殊荣的女性和犹太人。在 2020 年 9 月 25 日的遗体瞻仰告别仪式上，一位身材高大的黑人的举动让人大吃一惊，他突然在大法官的灵前趴下，做了 3 个标准的俯卧撑（大家都以为是中国式表示景仰的下跪姿势）！何人如此大胆和不同寻常？网上议论纷纷，我拨通了朱院士的电话。

朱为众：这家伙有意思，三个俯卧撑做得不但标准，而且是高难度的手指撑地！在那么庄重的场合虽然出格倒也协调。他是什么人？大法官和俯卧撑又有什么关系？

朱院士：这位叫科比·约翰逊（Bryant Johnson）的黑人是大法官金斯伯格 20 多年的私人教练。1999 年，60 多岁的大法官得了直肠癌，治疗后体重急剧下降，瘦小的她看起来更加弱不禁风了，她的丈夫笑她好似刚从"纳粹集中营"出来的幸存者，建议她开始做力量训练。经人推荐她认识了科比，一段训练后大法官体重恢复，认识到了运动，尤其是力量训练的重要性，这也开始了他们二十多年的"师徒"情谊和（包括家庭间）友谊。这也是为什么大法官在前不久的一次采访中称科比为"我生命中非常重要的一部分"（A very important part of my life）。值得一提的是，一位犹太白人女性能在 20 多年前选择一位黑人男性做私教，这也恰恰显示了大法官崇尚平等和自由的心，也是她备受尊敬的原因之一吧。

朱为众：看来大法官一定是通过抗癌健身获益匪浅才有了这段 20 多年的忘年交！

朱院士：是的，大法官的抗癌与事业的齐头并进早就不是新闻。两年前，美国的一家叫《政治杂志》的刊物准备写一篇关于大法官进行锻炼的报道。让科比带着名记者本·史瑞金格和大法官一起做她平常的练习。结果是大法官把史瑞金格好好"折腾"了一番，文章的标题也因此变成了"我跟着金斯伯格练了一回，差点被累死！"文章一经报道马上引起公众和出版商的关注。有出版商马上联系科比，问是不是可以把大法官的日常训练教程写本书让更多的人分享。科比赶紧征求大法官的意见，结果这位亲民的大法官不但一口答应，还专门为书写了序言。

朱为众：书名《RBG 训练教程》中间的"RBG"就是大法官名字 Ruth Bader Ginsburg 的缩写，这不，连 2021 年的《RBG 训练教程》日历都出来了。估计科比这三个俯卧撑会让书和日历很快脱销。

朱院士：你可能注意到，不管是采访还是书中的内容，大多都和力量训练有关。其实对大法官以力量训练为主的设计是有道理的，因为：

第一，大法官已有 60 多岁，30 岁以后人的肌肉就开始走下坡路，若不加干预，80 岁以后每 10 年肌肉的萎缩率可高达 30%，所以力量训练对老年人来说太重要了！

第二，癌症本身和很多相关的癌症治疗都会导致肌肉萎缩和体重下降。很多病人错误地认为我已经很疲劳，再运动会不会加重病情。大量研究的结论恰恰表明，有氧和力量训练不仅会帮助减轻疲劳，还能延缓或逆转肌肉萎缩和体重下降的情况。

朱为众：可不可以这么说，大法官能够在患直肠癌后生存、高负荷工作 21 年和她几十年坚持运动尤其是力量训练分不开的。俯卧撑是力量训练的经典代表动作，所以科比用俯卧撑来送大法官最后一程变得特别有意义。

朱院士：是的。最后需要指出的是，虽然大法官每周两次的训练是在美国最高法院的健身房里完成的，但是她所做的基本都是轻器械（哑铃、弹力带、健身球等）和无器械（俯卧撑、平板支撑、下蹲等）运动，完全可以在家里完成。并且运动一定要因地制宜，才能坚持。

朱为众：最后我想与读者朋友们分享科比在《RBG 训练教程》一书的副标题中向他的新书读者推出的挑战：大法官这样变得强壮，你也一样可以！（How She Stays Strong and You Can Too!）

除了大家都熟悉的俯卧撑，我再分享几个大法官的弹力带力量训练抗癌小贴士。

1. 坐姿推胸

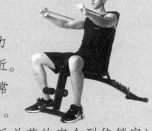

坐在椅子上，把弹力带从背后绕过，双手抓住弹力带两端。弯曲双臂让双肘部朝两侧，双手向胸外侧靠近。然后将双臂向前直推（如图所示，这其实就是一个平常人们在健身房的卧推运动，不同的是卧推变成了坐推）。注意双臂直推伸直时不要达 180°，频繁锁节（伸直后关节的完全到位锁定）会导致肘关节受损。回到起点完成一次动作，重复 10~12 次为一组，三组即可。

2. 坐姿腿屈伸

坐在椅子上，弹力带的一头套在一只脚腕上，两头打结系在与练习腿同侧的椅后腿上（如图右腿右侧椅后腿）。开始时膝关节呈 90°，然后抬腿至几乎 180°（同样避免笔直导致频繁锁节，损伤关节）。回到起点，完成一次动作。重复 10~12 次为一组，三组即可。

3. 坐姿下拉

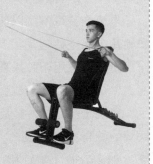

把弹力带穿过房门铰链上端门缝，坐在门的侧前方（门在两脚之间），双臂向前上方伸直（如图所示）。曲肘向身体下方拉近，直至双手分别靠近胸外侧。回到起点，完成一次动作。重复10~12次为一组，三组即可。

4. 扩胸

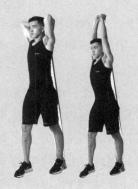

将弹力带穿过门缝（门呈开启状态），高度在自己的肩高左右。将穿过门缝的弹力带中间用小手巾打结使得弹力带保持在所需肩高不下滑、不脱落。关门（将打结端关在门的另一面）。抓紧弹力带两端，离开门适度距离（一步左右）。双臂低于肩头为标准呈伸展状，双肘微曲。将双臂向前方拉近靠拢至双拳接触。回到起点，完成一次动作。重复10~12次为一组，三组即可。

5. 过顶臂屈伸

一脚稍稍在前，用在后面的一只脚跟踩住弹力带的中间落地端。双手分别抓紧弹力带两端，双肘在头部两侧向后弯曲90°。将双臂向上伸直，至双手在头部垂直向上。注意避免肘部接近180°，过于平直导致频繁锁节会损伤关节。回到起点，完成一次动作。重复10~12次为一组，三组即可。

六、对话朱院士：骨质疏松症的运动处方

自从我们的微信文章《库珀博士发警告：你的骨头亮红灯！美国院士支高招：亡羊补牢不要等!》发表后，读者电话和留言络绎不绝，他们急切地想要知道，除了改变饮食结构、多喝牛奶以外，已经患有骨质疏松症的人是否还能继续运动？如果能，应该如何运动。我带着读者朋友的问题采访了朱院士。

朱院士：骨质疏松症患者不但应该运动，而且运动和体力活动是第一道防线。这和我们国内的很多医生以及老百姓的认知有很大的差异。这本来就骨质疏松了，再一运动不是更增加了骨折的风险吗？其实用进废退，运动不仅仅可以减缓骨质疏松的速度（虽然不能逆转），而且通过锻炼增加的肌肉会大大降低老年人跌倒的概率（达25%）！可谓一箭双雕。所以我把它称作"第一道防线"，而且这第一道防线与国内老百姓一窝蜂地补钙因此，更容易，更经济，更安全，还没有副作用。

朱为众：那么哪些运动是骨质疏松症患者的良药呢？

朱院士：可以这么说，几乎所有的运动都比坐着不动强，其中力量训练，也是我们老百姓常说的举重，特别适合骨质疏松症患者作为干预和康复的手段。其实很多人忽视了地球引力给我们带来的奇妙作用，就连我们也没有意识到的走路、登山其实也是一种负重运动，对骨骼健康非常有益。力量训练、走路、登山都可以归纳为"负重运动"，前者重量来自器械，后者来自人的自身体重。所以我们在科研中常常观察到一个有趣的现象，超重或肥胖的人虽然有氧能力或心血管机能一塌糊涂，但他们的骨密度往往都不错，这是因为他们天天在举（自己的体）重！同理，游泳和自行车运动虽然对有氧能力有很好的促进作用，但对防治骨质疏松的效果就

不是很理想。

朱为众：还有哪些运动可以帮助骨质疏松患者呢？

朱院士：其他很好的运动如爬楼梯、跳舞也都是非常好的运动，适于骨质疏松症患者的运动可以总结为五花八门，因陋就简，随处可做，效果立竿见影！

朱为众：运动强度对骨质疏松有没有影响呢？

朱院士：运动强度的大小也扮演着很重要的作用。强度越大，肌肉收缩时产生的力和身体移动时产生的重力对骨头的刺激越强。所以和走路比，跑步的护骨作用就明显要比较强。最近我们对国内的一批业余马拉松运动员进行了检测，发现他们的骨密度都非常健康！原因很简单，他们的主要运动就是跑步！

朱为众：那么对于骨质疏松症患者，怎样的一个强度比较合适呢？

朱院士：关键是找到安全和有效之间的平衡，显然，每个人的情况不一样，我们的运动处方也不一样。第一步是检测，查查骨密度的状况，检测一下目前自己的力量然后循序渐进，不怕慢，慢一点安全，就怕不坚持、不进步。只要做到坚持不懈，不断进步，都会取得第一道防线的巨大成功！

朱为众：很多骨质疏松症患者年龄比较大，有哪些老年患者不宜做的运动呢？

朱院士：对于年龄较大，骨质疏松症比较严重的患者，我们不主张他们做下列冲撞力比较强烈的运动（high-impact exercises），比如：篮球、跳绳和跑步。如上所述，骑自行车和游泳虽然安全而且也是很好的有氧运动，但是对于刺激骨头的成长和防止骨质疏松的效果不如走路、爬楼梯和举重等运动。因此二者应该互相搭配。无论是选择哪种运动，一开始的强度要小，重量要轻。另外力量训练的一个误区就是坚持天天锻炼。力量训练最好隔一或两天一次，重量以能举到 8~12 次为宜，即每组重复动作 8~12 次，每次训练 3~4 组。当然也可以每天轮流对不同的肌群进行练习。

下面是几个骨质疏松症患者运动的小贴士。

①重量要有刺激，但应避免让自己的骨头承受过重压力，以能重复8~12次（为一组）为好，每次练习3~4组；

②采用的练习应该包括身体所有的大肌群，包括腿、臀部、背、胸、腹、肩和臂膀；

③举重的速度要慢，做到伸张度的最大化，同时降低受伤的风险；

④用力时不要屏气要吐气，以避免血压增高；

⑤让自己的身体有足够的休息时间，初练者可以隔两天练一次；

⑥应该和平衡（如太极拳）以及拉伸练习结合起来；

⑦一定要做准备（warm-up）和整理（cool-down）活动；

⑧把练习融入生活中，如上楼梯可以有意慢一点，让身体重量充分作用于支撑腿。从扶手椅站起来时，脚先不用力，用臂膀把身体撑起来；

⑨可以有意识地进行交叉训练，增加趣味性，降低枯燥感；

⑩和其他的干预（如合理的营养，戒酒，戒烟）结合起来。

七、对话朱院士：帕金森病运动处方

"我的太太刚刚被确诊为帕金森病，听说你们用运动处方治疗慢性病，冒昧地问一句，运动可以治疗帕金森吗？"这是来自一个绝望的读者的留言。

我拨通了这位读者的电话，原来这是一个在中国从事旅游业的新西兰商人，他的中国太太今年刚刚 46 岁，居然就被确诊了这个平均发病年龄是 60 岁的病。我们决定为他来一个"越洋问诊"，拨通了在美国芝加哥的朱为模院士的电话。下面是听完情况介绍后的电话会议的真实记录。

朱院士：其实也不能怪医院和医生，传统的吃药、打针和开刀其实都对帕金森患者没有什么用处。这些年人们对帕金森病的认识随着众多名人患者效应而得到提高，但还没有仙丹妙药可以治疗它。就连当年打遍世界无敌手的拳王阿里也被帕金森病折磨得痛苦不堪，英姿不再。

朱为众：运动这个"良药"对于帕金森病的康复有用吗？

朱院士：答案是肯定的，运动这帖"良药"特别适合治疗这个让医生束手无策的病。用运动干预帮助帕金森病患者康复已经有了大量的成功经验积累，是不折不扣的循证运动医学。但是要注意，这不是一般的运动康复，这是非常有针对性的运动康复。而对症下药的运动处方却在这个难症面前大显身手，我们在这方面积累了大量的经验。

朱为众：那么运动康复的主要作用是什么呢？

朱院士：一言以蔽之，大大改善患者的生活质量。这要从帕金森的病状说起，患者最初症状常是一侧肢体的震颤或活动笨拙，然后累及对侧肢体，主要表现为静止性震颤、运动迟缓、肌肉强直和姿势步态障碍。近年来，人们越来越多地注意到抑郁、便秘和睡眠障碍等非运动症状也是帕金森病患者常见的症状，它们对患者生活质量的影响不亚于运动症状。帕金森病还有一个特点就是并不特别折寿，所以是让患者受长罪的一种不要命的"要命病"，对患者家庭的生活、经济及精神的打击更是巨大的。

朱为众：就我所知，在美国每年会有 6 万多名患者被确诊，目前有 100 多万名患者，而全世界的患者竟然高达 600 万人，其中每三个患者中就有一个是中国人，我们读者的太太不幸就是其中之一。尽管大家都知道此病的平均发病年龄在 60 岁左右，但是这些年我们有证据证明此病开始呈现年轻化趋势。快说如何康复吧！我们的读者心急如焚，急不可待！

朱院士：大量的研究发现运动这个"良药"不仅对改变平衡和步态有好处，它对减缓其他症状如丧失味觉、便秘、失眠及抑郁症等都有康复和缓解的作用。所以我们大力主张运动康复。可以说运动是治疗帕金森病的最好"良药"，没有之一！研究还发现，拳击能帮助帕金森病人把帕金森病"打下去"！帕金森康复运动的主要目的是改善平衡和步态（balance and gait）。这些方面我们已经有了大量的积累和经验，可以和我们的读者分享。马上请这位患者的太太到我们健康中心来！

小花絮：后来那位读者带着自己的太太到健康中心体验后感觉病状明显被改善，又数次到中心来"学艺"，回到上海后自己开了一家帕金森病运动康复诊所！

虽然各种运动都有利于帕金森患者的康复，但是由于帕金森病给患者带来的困扰不同，每个人的症状也不同，运动也应该因人而异。下面我们和大家分享几个小贴士供大家选用。

1. 金鸡独立

这项运动帮助患者改善站立平衡和走路平衡的能力。
坚持这项运动还能增加稳定性、力量和自信心。初练者如
有需要，练习时可以用手扶墙或椅子。

①把体重放在相对较弱的腿脚上。
②慢慢地将另一条腿从地面提起，做金鸡独立状。
③持续高抬腿动作20秒，尽量避免用手帮助身体保持平衡。
④落地。
⑤换另一条腿重复上述动作。

2. 手腕转动

这项运动可以增加稳定性，减少颤抖并改善手
指和手掌的敏捷和灵活度。

采用一对适合自己的哑铃（1~2公斤）：
①将你的双臂放在一个板凳上，凳面不要太宽，让手和手腕可以悬空承重
哑铃。
②手持哑铃，手心向上。
③将手腕尽力向上卷动。
④然后让哑铃在最上方状态持续数秒。
⑤每组重复12次，做2~3组即可。

3. 婴儿式俯卧（Balasana）

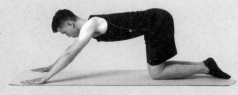

这是一个常见的瑜伽动作，温柔地前
后俯卧撑压会帮助患者减低心理和生理的
疲倦感，同时给练习者带来内心的平静。
这个练习还会放松臀部、大腿和脚腕的关节，帮助减轻腰部和背部的紧张和不适。

如果需要，可以在额头、躯干和臀部落地处放上一个软垫做额外支撑和保护。

①向后爬坐在你的脚后跟上，双膝合拢或微微分开。
②把手臂向前伸出或是让双臂顺着身体两侧保持平衡。
③将额头轻触地面或是软垫。
④做深度放松，释放身心的所有紧张和不适。
⑤保持这个姿态约 5 分钟。
⑥如有时间，重复时让你的臀部向头部前方做铰链式的翻动。

4. 战士系列II拉身（Virabhadrasana II）

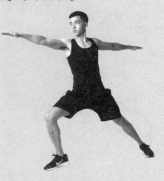

这是锻炼耐力的瑜伽姿势，它不但能帮助拉伸，还能增加你的力量，更是帮助患者增加恢复正常生活所需的持久耐力和稳定性。

站姿，将左脚后移，脚尖转向左侧保持身体稳定。

①右脚的脚尖对着前方，髋部向左右侧放开，如骑跨姿态。
②举起双臂，让它们和地面保持水平，手心向下。
③弯曲右膝直至它超过脚腕。
④按压双脚，拉伸脊椎骨。
⑤寻找能量从右手（在前）手指流向左手（在后）手指的感觉。
⑥凝视前方右手的中指。
⑦保持这个状态约一分钟。
⑧交换左右腿、脚和手臂的姿势，重复上述练习。

5. 无接触拳击

拳击运动对敏捷性和稳定性的要求特别高，所以它也自然而然地成为帕金森患者康复的"良药"。除了稳定性、灵活性，拳击还帮助患者提高耐力和速度。当然，通常我们见到的都是无身体接触和非竞技比赛的拳击。

我们一般建议练习拳击的患者能有一个私教或是通过一个课程学些基本拳法，丰富自己的生活。当然，纯粹地为了运动康复，按照下面的小贴士也可以基本达到效果。

6. 戳拳练习

①双腿稍稍张开，直立，膝盖稍稍弯曲保持最佳平稳状态。

②双手握拳状，护在自己的肩前胸上。

③先出左拳，将手臂向前伸直，身体随之自然前后左右摆动。

④回到原位。

⑤右拳重复上述动作。

⑥这样成为完成一对戳拳动作。

⑦建议每组做 20 对动作，做一到两组为宜。

八、对话朱院士：产后乳房运动处方

"我知道母乳喂养的种种好处，怀孕以后我就决定要母乳喂养自己的宝宝，可是我的死党闺密们知道后都劝我千万不要母乳喂养，她们说母乳喂养以后乳房会变得松弛难看，不仅美丽大打折扣，傲人身材一去不返，还会影响到夫妻关系。尽管如此，我还是觉得小宝贝儿的健康要比什么都重要，但代价是失去做女人的天然之美，似乎又很不甘心，有没有什么不吃药的好方法，可以让我们这些年轻的中国妈妈们做到两全其美呢？"———一位忠实的读者留言说。带着这个问题，我采访了朱院士。

朱院士： 首先我们向这位年轻的中国准妈妈转达对她的敬意，在过去的几十年里，已经有越来越多的科学研究证明了母乳喂养对于孩子身体的益处。母乳喂养不但可以降低儿童的死亡率，而且它给健康带来的益处可以延续到孩子的成人期。如果给 2 岁以下的所有幼儿进行最佳的母乳喂养，每年可以挽救大约 80 万名 5 岁以下因营养不良夭折的儿童的生命。

朱为众： 80 万名儿童的生命！这绝不是一个可以忽略的小数字！然而根据统计，实际上仅有 36% 年龄不足六个月的婴儿得到了纯母乳喂养。这么低的比例，原因有很多，母亲为保乳房不变形而不愿给婴儿进行母乳喂养的确是其中一个原因，而且越是经济发达地区越明显。

朱院士： 我认为这种担忧虽然可以理解，却完全没有必要。妈妈们要想在母乳喂养以后继续保持乳房的丰满和弹性，首先应该了解一下为什么女性的乳房会在哺乳后出现难看的下垂和干瘪。

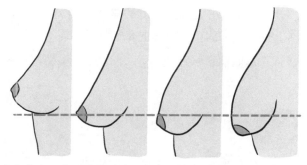

说明：从左至右分别为正常，稍有下垂，中度下垂和严重下垂。

在妊娠期，女性的双乳通过特别的荷尔蒙为即将到来的哺乳做好准备，乳腺导管的数量增多，同时变得粗大，乳房变得前所未有的丰满和挺拔，这是妇女在怀孕期间自然丰胸的生理现象。

朱为众：可是等孩子诞下，奶水自然而至。经过婴儿的小嘴吸吮和不断刺激，乳房组织变得更加紧密，此时它们变成了两座小型的"乳汁工厂"，乳房及其周围的皮肤被不断膨胀的双乳撑张开来。充血和炎症甚至会在此时导致乳房变形，更让人尴尬的是，有些妈妈还会出现乳房不对称的现象。这也是很多妈妈不愿意哺乳的顾虑之一。

朱院士：不要紧，先教大家几个运动绝招，以帮助解决辣妈们的现实烦恼。但在开始之前，请切记，你不能像锻炼身体其他部位那样来锻炼乳房，因为乳房不是用肌肉和韧带组成的（要是那样的话，你的孩子就没有奶吃啦！双乳里面充满了高脂肪的组织，这恰恰是它们容易垂挂的原因）。

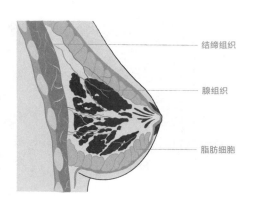

结缔组织

腺组织

脂肪细胞

但是你可以努力托起乳房，并且保持良好的体姿，其实只要你挺胸直腰，几乎可以立竿见影地让原本下垂的胸部从视觉上马上变得好看起来。女性天然而生的胸托是她们的大胸肌和小胸肌（它们藏在胸骨和乳房之间），还有大家想不到的背部肌肉！

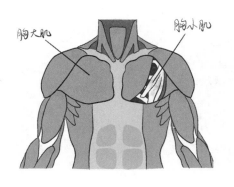 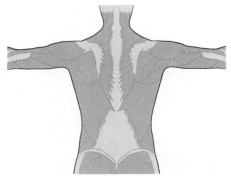

第一招：哑铃头后拉举

①仰面躺在健身凳上，双脚落地；

②双手各举一只哑铃，两臂与地面垂直，让哑铃对准天花板；

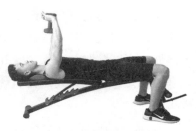

③双臂微屈，向头后部下放，直到上臂处于水平位置；

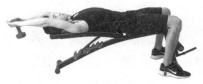

④重复这样的动作数次（根据自己的体力，哑铃重量调整在每次能举 10 次左右）。

第二招：俯卧撑

对臂、背部和核心肌群的帮助很有效，能让人保持很好的体姿。

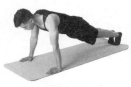

①面向地面，双臂并行撑起自己的身体。双腿可以是直的，膝部也可以微曲；

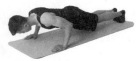

②使身体呈一条直线，让自己的胸部和身体同时向下靠近地面，越低越好，你是在举着自己往下放；

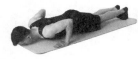

③然后再将双臂伸直，把身体再举起来；

④重复（视体力和锻炼时间长短来决定数量，每组 15~30 次，2~3 组为宜）。

第三招：坐卧推胸

这是另一个对臂、胸和背部肌肉很有效的动作。

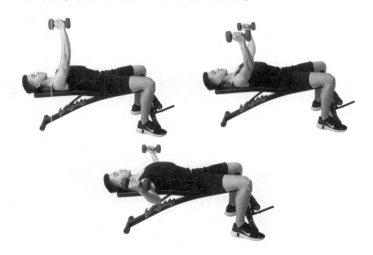

①坐着，躺着，或是斜坐着，双手各持一只哑铃，双脚落地；
②双臂向两侧伸展开（扩胸）；
③再向胸部合拢；
④重复（视体力和锻炼时间长短来决定数量，每组 10~15 个，2~3 组为宜）。

这个动作也可以是自胸部向前方（躺着就是向上方）的推举（见下图）。

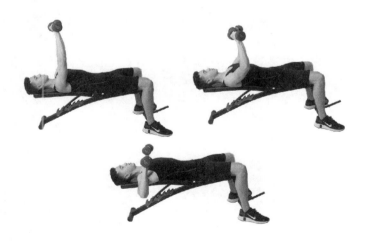

朱为众： 太棒啦！简单易行，打造随时携带永不洗换的"天然胸托"。练胸肌可以在产前就开始吗？

朱院士： 很多女性怕练出男性的胸肌既难看又喂不了孩子奶，在懂得了乳房结构后就知道这是不可能的。所以要特别强调，这些运动绝招应该在怀孕前和怀孕中就开始坚持锻炼，让乳房为自己当妈妈时可以母乳喂养做好最佳的准备。

除了这三个运动绝招以外，朱院士还给我们的读者们附赠了几个小贴士：

①提醒中国年轻的母亲们在哺乳时要坐正。那种向下和向前倾斜的哺乳动作特别容易导致乳房的垂挂。在孩子很小的时候，可以试着用一个枕头垫在宝宝的身体下面将他（她）托高以接近乳房，而不是妈妈用向下和向前倾的姿势去喂奶。

②不哺乳时要选用尺寸合适的胸托将双乳托起，在哺乳期间不该用胸托的说法是没有科学依据的，但注意不要穿戴过紧过小的胸罩。此时，你怀孕前使用的胸罩都会变得太小喔！

③淋浴的时候用冷热水交换冲洗乳房，以加强血液循环。淋浴结束前使用比较凉的水，这样容易让你乳房部位的皮肤更有弹力和韧性。

④给孩子断奶时要逐步渐断，循序渐进，切忌突然断奶。

⑤要注意不要在断奶后或是哺乳期间突然大幅减体重。

⑥如果计划生更多的孩子，最好在两次分娩之间给自己2~4年的休息调整期。

如果你坚持做到了以上这些，在母乳喂养了几个孩子以后，仍能保持乳房丰满、对称、富有弹力并且不下垂。

九、对话库珀博士：增加"好胆固醇"的处方

2015 年 7 月 28 日，我借和太太在库珀有氧中心做年度体检的机会，就自己体检结果的一个疑惑，在库珀博士的办公室里向他请教了改善胆固醇的问题。

"库珀博士，我的体检报告出来了，'坏胆固醇'（LDL）降了不少，可是'好胆固醇'（HDL）也降了一些。虽然胆固醇总数降下来了，显得比去年好，可我自己觉得还不够完美。您能不能给我指点一下迷津呢？我自己觉得该做的，我都已经做了。"我开门见山地说，一屁股坐在他老先生的办公桌上，直入主题。

库珀博士接过我的体检报告，仔细看了一遍说："有进步，但还要调整。让我先来讲讲什么是胆固醇"。

"胆固醇是一种类脂，也是生物膜的基本成分，它在血液中存在于脂蛋白中，其存在形式包括 HDL（高密度脂蛋白胆固醇，即我们常说的'好胆固醇'）和 LDL（低密度脂蛋白胆固醇，即我们常说的'坏胆固醇'）。之所以说它'坏'，是因为低密度脂蛋白超标是心血管疾病的前兆。你的'坏胆固醇'降了，这无疑是件好事！"库珀博士说。

库珀博士以他那特有的快语速接着说："胆固醇可以帮助形成胆酸，构成细胞膜，合成激素，在人体内有着广泛的生理作用。但当胆固醇过高的时候，就会影响我们的健康，引发高胆固醇血症，出现动脉粥样硬化、静脉血栓症与胆石症等病状。而'好胆固醇'则像是清道夫，它帮助保持血管的流畅无阻。所以关键是保持平衡。保持胆固醇的平衡能保持体内血液的质量，而血液的质量越好，血液的循环

就越好，人的健康和这两者均有着密切的关系。"

说实话，胆固醇这种物质大家并不陌生。但就我本人而言，把胆固醇和血液质量、血液循环及身体健康直接挂钩的说法，我还是第一次听说，心里不由地暗暗钦佩老先生的科普功力。

胆固醇主要来源于动物性食物之中，因此，控制动物性食物的摄入量，显然是一个关键。但是库珀博士强调，并不是所有的动物性食物含有同等量的胆固醇（not all food from animal sources is created equal），要区别对待。所以我们强调多吃禽类，多吃鱼类，少吃猪、牛肉，尤其是肥肉（喷香软糯的红烧肉，虽然吃得解馋过瘾，可是含大量的胆固醇）、蛋黄（想想双黄月饼，我的最爱！还有腌制的咸鸭蛋黄，有一次我在上海虹桥机场候机时，居然一口气吃了8个咸鸭蛋黄！）和动物内脏（爆炒猪肝，也是我的最爱！）。为改善胆固醇指数，过去的六个月中，我在饮食习惯方面已经作出了巨大的牺牲，或许这也是我的"坏胆固醇"（LDL）降下来的原因。可是我的"好胆固醇"（HDL）为什么没有提高呢？

作为老朋友，库珀博士早就读懂了我的心思，他说："你看下面这张表，一个人的体能越好，'好胆固醇'就越高，胆固醇总数和'好胆固醇'的比例数就越小。所以目标是增加'好胆固醇'（HDL），降低比率。"

体能评估	胆固醇总数	好胆固醇	胆固醇总数/好胆固醇
很差	224.50	37.0	6.06
差	226.60	40.0	5.66
一般	213.50	41.5	5.14
好	216.30	44.5	4.86
很好	211.20	49.3	4.28

注：这是一组对732名男性进行跑步机压力测试和验血结果得出的报告。

"其实你的'好胆固醇'是50，已经很好了！比例也不错。但对于一个习惯追求完美的人，你要求是60或者更高，怎样才能满足你的愿望和理想标准呢？其实不难！我给你开个生活方式处方把'好胆固醇'提高上去！"库珀博士信心十足地说。

那么库珀博士的处方灵不灵呢？截止到最近的一次体检（2019 年 10 月 9 日），也就是我刻意执行库珀博士的增加'好胆固醇'的处方 4 年后，奇迹发生了，我的"好胆固醇"从 50 提高到了 64！虽然我的胆固醇总数 234 并不低（其实属于还稍稍偏高，正常范围在 130~200），可是因为"好胆固醇"大幅度提高，比例却大大下降，让我的胆固醇比例进入很好的范畴（4.28 或以下）。我的体重也从四年前的 157 磅降到了 147 磅！

现在我和读者朋友们分享库珀博士给我开出的增加"好胆固醇"（HDL）的健康生活方式处方。

①减轻体重。你的体重（157 磅）虽然达标，但若能再减 7 磅会更好，达到运动型体型。同时减轻体重有利于增加"好胆固醇"；

②增加运动强度。总体来说，运动，尤其是有氧运动（步行、快走、慢跑、竞走、滑冰、长距离游泳、骑自行车、打太极拳、跳健身舞、跳绳、韵律操、球类运动等）都会帮助你增加"好胆固醇"指数。我知道你每天都运动，时间也够了，可以试着调整的就是运动的强度。加强运动强度对你来说就是把跑步机的速度调得快一点，坡度大一些。让心跳更快一点，多出一点汗！如果选择游泳，则游得快一些，要能感到心速的明显增加。

③适量饮酒。我知道你爱喝酒，虽然不过量。适量地饮酒被大量的研究证明对增加"好胆固醇"有一定的作用，这对你来说虽然是个好消息，但这方面没有改善的空间，不能再多喝了！（每天一杯葡萄酒或是一罐啤酒即可，不超过两杯或两罐）别忘了你要减肥，而酒也是含有卡路里的（一杯 6 盎司的葡萄酒约含有 144 卡路里）！

④不吸烟或是戒烟。我知道你不吸烟，但是请务必转告我们的中国朋友，千万不要吸烟！我们的研究证明，戒烟者可以提高约 10% 的"好胆固醇"指数！

十、对话库珀博士：降低三酸甘油酯的生活方式处方

2017 年，一位中国企业家朋友（以下简称戴总）到美国德州出差期间，慕名来到位于达拉斯的库珀有氧运动研究中心做全面体检，结果发现自己的三酸甘油酯数值大大超出了正常指标。他说自己过去一直都比较关注血压和胆固醇，却没有特别重视过三酸甘油酯。虽然过去在国内体检时知道超标，但由于体检机构既没有讲清楚来龙去脉，也没有提醒过它的危害性。这次到库珀研究中心体检机会难得，抱着敬仰美国总统私人医生库珀博士的心情（这或许是品牌效应？），戴总迫切希望在体检完毕之后拜会库珀博士并当面请教。以下是他们见面寒暄以后关于三酸甘油酯的有趣对话。

戴总：库珀博士，克林顿医生说我的三酸甘油酯严重超标，必须改变生活方式！情况有多严重？我平时需要注意什么？应该怎么治疗？

库珀博士：（拿过戴总的体检表认真看了一遍）你的三酸甘油酯太高（too high）了！这事关重大（they matter），切不可掉以轻心！和你一样，我们很多病人都已经在关心自己的血压和胆固醇指数，这很好。但是三酸甘油酯经常被很多人忽视，这就形成了一个危险区，好像一颗被埋在地下的地雷，随时可能引爆人体！因为缺乏常识，它常常被忽视。这首先说明我们目前的健康科普有漏洞。

戴总：实话说，我连到底什么是三酸甘油酯都不太清楚，您能不能给我简单讲讲？

库珀博士：简单地说，三酸甘油酯是血液中的脂肪（fat）类物质，有些人把它

简单地说成是"一种脂肪",但恰恰是这些时髦的词汇和所谓的科学名词让我们的健康科普进展缓慢。三酸甘油酯对于人类的生命极其重要,它是我们体内最主要的一种脂肪。在美国,有 1/3 的人三酸甘油酯超标,其中大量像您这样的人并不知道三酸甘油酯为何物。这种脂肪主要是从食物中获得的,它的形成却是在我们身体这座"油脂工厂"内完成。

戴总:什么叫超标?我的指数是多少呢?为什么您说太高了?

库珀博士:一个血常规检查就能给出准确和科学的结果,并告诉你指数是否在界定的健康范围之内。目前医学界普遍认同的标准如下。

①小于 150 mg/dL(milligrams per deciliter)为正常;

②在 150 ~ 199 mg/dL 为偏高(亮红灯,要引起注意);

③在 200 ~ 499 mg/dL 为高;

④到了 500 mg/dL 或是更高,那就是太高了。

美国心脏学会(The American Heart Association,AHA)建议理想的三酸甘油酯标准是 100 mg/dL 及以下,看您的检查结果是 579 mg/dL,所以我们中心的克林顿医生才告诉您指数太高了!但是该学会并不建议采用药物手段把三酸甘油酯降到理想的标准。

戴总:看来我的情况很严重,像我这样三酸甘油酯指数太高了的情况会对我的身体健康造成什么影响?

库珀博士:当你体内这种脂肪含量超标时,你的心血管被堵塞和患心脏病的概率也随之提高。过高的三酸甘油酯会让你的血液更黏,更浓,所以更容易形成血栓。大量的研究已经证明,过高的三酸甘油酯会增加患心血管病的风险和中风的概率。当它和胆固醇问题(两者并不总是同时存在)共存的时候,它对心脏的杀伤力就更大了!曾经有一项著名的研究表明,过高的三酸甘油酯对提高男女性心血管风险的比例分别为 14% 和 37%;当它和过高的胆固醇相结合的时候,这一比例飙升至 32% 和 76%。

戴总：哎呀库珀博士，快救命！我胆固醇也超标哇！

库珀博士：有一个好消息是，虽然高胆固醇和高三酸甘油酯不是同时存在，而是因人而异的，但降低和改善它们的方法是一样的，所以我们今天的处方是一箭双雕，两病同防。

戴总：谢谢！这次到美国来真是不虚此行，这个处方，我回去一定不折不扣地执行。您怎么说，我就怎么做，赶紧把我的两高降下来！

库珀博士取笔唰唰写下了给戴总的处方，也是我们今天和大家共同分享的生活方式处方。

①体检，如果你不掌握自己的三酸甘油酯情况，你就无法采取行动；

②保持健康的体重。如果你超重，那么减肥可以帮助你降低三酸甘油酯；

③控制和减少卡路里的摄入量，请记住，三酸甘油酯是人体内含量最多的脂类，它来自多余的热量。要控制蛋黄、动物脂肪和全脂奶的摄入量；

④减少高糖类和精粮食物的摄入，它们更容易转化为体内脂肪；

⑤多吃鱼类，如三文鱼，少吃红肉（如猪肉和牛肉）；

⑥彻底告别反式脂肪（Trans fat），大量研究证明，反式脂肪会增加你的三酸甘油酯指数和患心血管病的风险；

⑦戒酒或是减少饮酒。酒中含有很高的卡路里和糖分，导致高三酸甘油酯指数；

⑧运动，运动，还是运动；

⑨不到不得已，仍是不要轻易用药。用药时，一定要遵医嘱。

十一、库珀博士解密总统减压处方！

库珀博士常常和我们津津乐道的就是他的好友布什总统，即使是在白宫当总统的那些年里，他也总是能把压力管理得恰到好处。为此我专门请教了他是如何帮助布什总统管理压力的，并且讨到了他给布什总统的压力管理秘方。

"压力"是什么？

"压力"好像是个隐形人，我们似乎人人都很熟悉它，可是真要描述这个"熟人"时，却常常说不清。压力不像骨质疏松、血糖、高血压和胆固醇那样，通过检测可以有数据证明，也不像骨折、腰椎间盘突出那样，可以通过科技显像手段准确显示。现在我们知道了，压力是身体对变化的反应，对我们来说它是一种感觉，也可能出现一些生理上的症状（如我自己就常常表现为过敏，皮炎或是头痛）。

压力的分类

需要说明的一点是，压力有正压力和负压力之分，如运动员的竞技比赛和演员的表演，其实都需要正压力来让自己达到最佳状态，所以压力也有它有益的一面，是一把名副其实的"双刃剑"！即使在现代生活中，我们还是完全离不开压力的正面作用：让我们面对挑战时充满激情，面对最后限期冲刺时完成我们的工作和目标，面对考试时全力投入备考等。但此时，我们往往并没有意识到那其实也是"压力"，那些激发人奋斗的压力，可以称为"正压力"。现在人们常常抱怨的是"负压力"。"负压力"是隐形杀手，大量的研究证明，负压力和高血压、心脏病、抑郁症、免疫系统失调、哮喘、肠胃功能性失调，甚至与癌症息息相关，所以决不可掉以轻心。

负压力产生的心理和生理症状：

①很容易激怒，非常情绪化；

②感觉失控，感觉被笼罩在巨大的压力之下；

③不能放松，静不下心来；

④对自己不满，失去自信和自尊；

⑤不愿意见人；

⑥没有精力，备感疲劳；

⑦经常性头痛，腰背痛；

⑧胃痛，包括痢疾性腹泻、便秘和反胃；

⑨肌肉紧张，疼痛；

⑩胸闷痛和心动过速；

⑪失眠；

⑫经常性的感冒和发炎；

⑬丧失了性生活的愿望和能力；

⑭紧张、发颤、耳鸣，手脚冰凉或是冒汗；

⑮口干，吞咽困难；

⑯牙关紧闭，磨牙；

⑰不孕和流产。

看到库珀博士描述的这些"负压力"症状，想到当年我和太太刚到美国时，曾笑话过美国医生凡是看不懂的病都一概推说是"压力"。几十年过去了，我们逐渐意识到，当年对美国医生的误解，其实是出于我们自己的无知。压力真的是无处不在、无孔不入地用各种形式影响着我们的身心健康！

压力的来源

研究表明，在美国有 1/4 以上的人有极端的压力（extreme stress），他们的压力主要来自金钱（75%）、工作（70%）、经济（67%）、人际关系（58%）、家庭责任（57%）和家庭健康（53%）、个人健康（53%）、工作的稳定性（49%）和住房的费用（49%）。与美国人比较，中国人当然也是"压力山大"，就业难，就学难，就医难，房价高，物价高，收入低，食品不安全，环境受污染，贫富差距悬殊，社会浮躁，人情淡漠，急功近利等都是压力源（stressors）。虽然大多数人都知道极端的压力对健康有害，但真正引起重视并采取行动的人微乎其微，这是非常遗憾的。

总统减压法

库珀博士常常和他的病人说："你的压力再大，总不会比美国总统的压力还大吧？今天，我就来教大家总统减压法！"

下面就是他让我和大家分享的总统减压处方：

①经常性的有氧运动对减压有奇效，散步就可以立竿见影；

②压力会使胆固醇升高，要通过健康饮食将胆固醇降到最低；

③因为大多数压力是从精神侵入肌体，所以学会放松自己的精神非常重要。做瑜伽，听喜欢的音乐，深呼吸和冥想等都是非常好的放松方法；

④按摩是同时放松身心的好办法；

⑤和朋友们一起聊天；

⑥培养一个爱好，如读书、唱歌、书法、写作、绘画、刺绣、园艺活动等；

⑦保持幽默感，中国俗话讲"笑一笑，十年少"，科学证明，开朗、爱笑的人压力更少；

⑧学会祈祷。人不一定要有宗教信仰，但一定要有信仰。信仰会给予人内心的力量，当遭遇"负压力"时，念念有词地默诵自己的信仰，就是一种有效的减压祈祷；

⑨有张有弛，懂得休息的人最具抗压能力；

⑩最后不得不用的一招是遵照医嘱用药物减压。但是如果我们的中国朋友做到了上面的9条，我可以很有把握地告诉大家，这第10条已经完全不需要了。

十二、找回"青春活力"的处方

健康不能退！锻炼不能休！"有氧运动之父"与"婴儿潮"们分享找回青春的经验！

在美国，"婴儿潮"是特指二战结束后，因美军从战场上返回家园以后引发的出生大潮中诞生的一代人，具体指在1946—1964年出生的大约有7800万美国人，后来泛指现在说的40后、50后和60后。而"婴儿潮"恰恰是所有慢性病的最大受害者。

在这一点上，中国和美国有着惊人的相似之处，除了战士返回家园造成大批婴儿诞生，中华人民共和国成立初期的新中国政策是鼓励多生和争当"光荣妈妈"，那时的中国家庭，一家生四五个孩子很正常，我本人也是中国第一次"婴儿潮"中的一员。

以我青年时代在中国度过，而立之年后到美国留学、定居，而后举家移民美国的社会观察与体验来看，中国第一代"婴儿潮"和美国"婴儿潮"遇到的困惑是一样的：已经退休或正在面临着退休的人终于有时间关注自己的健康问题了，却发现青春不再，力不从心。多么希望世间真有可以让人返老还童的仙丹妙药，能够唤回珍贵无比、稍纵即逝的青春啊！

作为世界上人口最多的国家，以恶性肿瘤、脑血管病、心脏病、高血压及糖尿病五种慢性病为首的中国慢性病群体数量惊人，慢性病发病率和死亡率都呈持续上升趋势，超重和肥胖患病率快速上升，根据一项调查报告显示，中国城市和农村因慢性病死亡的比例高达85.3%和79.5%，对中国人民的健康造成严重威胁，这种现状非常令人焦虑和担忧。而"婴儿潮"是受到威胁最大的一个群体。

常有同龄人请教我健身之道，"我马上要退休了，终于有时间来改善自己的健康状况，可是我觉得自己的身体就像一台年久失修的老机器，锈迹斑斑，部件老化，功能失灵，该从哪儿下手呢？"最近一位企业家朋友发来微信问道。

这个问题很有代表性，库珀博士有一部专著叫《找回青春的活力》，就是专门为这个年龄段的"婴儿潮"而写的。

能够读英文原著的朋友，我推荐您读一读库珀博士的原著 *Regaining The Power of Youth at Any Age*，请大家注意，标题最后用小字体显示的三个词"at any age"是什么意思呢？在任何年龄！连起来翻译应该是《找回青春的活力为时不晚》。

仙丹妙药是不可能有的，但是找回青春的活力不但是可能的，而且是被大量科学研究反复证明了的。"退休"，应该只是工作和不工作上的变化，但是健康不能退，锻炼不能休！这是保持健康、找回健康的最佳时机。机不可失，时不再来！

那么究竟什么是青春的活力呢？让我们闭上眼睛，回忆一下那久违了的，似乎无穷无尽的能量和旺盛不竭的精力；那种经受挫折，反败为胜的韧性；那种敏锐快速的思维和天马行空的思维与想象；那种初生牛犊不怕虎、敢于颠覆一切陈规陋俗的性格；那种过目不忘的惊人记忆力……

可是，那些曾经的美好对于已经进入老年和即将进入老年的 60 后们来说，似乎都化为对昨天的回忆和对今天的叹息：力不从心，青春不再！

库珀博士写《找回青春的活力》这本书的时候已经 67 岁。一转眼，18 年过去了，如今已经快 90 岁的库珀博士依然神采奕奕，精神健硕，每天上班为病人诊断。他老人家不但健步如飞，而且思维敏捷，语速特别快。但凡和他有过面对面交流的年轻人、中年人都惊讶不已，有些人甚至自叹不如。我认为，库珀博士本人正是身体力行地证明了《找回青春的活力》所倡导的理论与精神。而库珀博士在 2007 年送给我的第一本书恰恰也是《找回青春的活力》，从此成为我的健康圣经，获益匪浅，受益终身。

那么库珀博士在书中给"婴儿潮"保持"青春不老"的秘诀是什么呢？

①学会 Targeting。即学会和掌握有的放矢自我诊断和自我调理的方法与手段。虽然 Targeting 不能取代医生的帮助，但是我们最需要的是要开始一个自我审视和自知的过程。这是找回青春活力的第一步！

②学会使用短平快的小贴士消除常见的各种疼痛。随着人的衰老，常常伴随着各种疼痛，消除疼痛会大大恢复自己的青春感。绝不要让疼痛缠身，习以为常；

③坚持有氧运动来保持活力。但请注意一点，要针对自己健康的薄弱环节，甚至是疾病，有目的地选择合适的运动方式。换句话说，放弃爱好（如你喜欢打网球，可是你的肘关节和膝关节却因多年的运动爱好而受损）和告别比赛，只为健康和康复而锻炼；

④如果没有整段的时间或是足够的精力锻炼，用短时间的锻炼（哪怕一次只有5分钟）穿插在日常生活中进行也可以，以保持和提高自己的活力与精力；

⑤选择在早晨的时训练自己的思维，如学习一门新的外语，背古诗或是读书，甚至漫无边际的冥想；

⑥有选择地针对自己的衰老特征（每个人都不一样）精心康复和护理，如对腰部的锻炼和康复是不同于对膝盖的锻炼和康复的，需要区别对待；

⑦给衰老的身体补充健康食物能帮助我们找回青春活力！坚决告别垃圾食品，告别不健康的"舌尖美食"，讲营养，讲新鲜，讲有机，讲搭配，吃出青春的活力；

⑧遵循"库珀化"的八个健康指南：每年一次体检；每周五次运动；保持健康体重；健康科学饮食；适当补充多种维生素；不抽烟；适度饮酒；管理压力。（本书根据作者的经验将指南提升归纳为"五大支柱十个习惯"）。

十三、乳腺癌预防和康复生活处方

这些年，一个又一个年轻美丽的女性死于乳腺癌，乳腺癌这个"头号癌症杀手"的受害者们越来越趋于年轻化，开始引起社会的不安与关注。

我们先来盘点几位因乳腺癌去世的演艺圈女明星和网络名人。

闭月羞花的"林妹妹"陈晓旭。1965 年出生于辽宁鞍山的陈晓旭是 20 世纪 80 年代中国家喻户晓的著名女演员，因其在 1984 年饰演经典电视连续剧《红楼梦》中的林黛玉一角而一举成名。2006 年，陈晓旭被查出身患乳腺癌。不到一年就于 2007 年春天在深圳病逝，年仅 41 岁。

"电视剧歌后"叶凡，2007 年 11 月 27 日，中国著名歌唱家叶凡因乳腺癌引发肝功能衰竭伴随大面积出血，医治无效病逝于广州，年仅 37 岁。

拥有美妙声线的流行乐女歌手阿桑，2009 年 4 月 6 日早上 8 点 30 分，台湾流行乐女歌手阿桑（Judy）因乳腺癌在新北市新店区慈济医院病逝，年仅 34 岁。

最让人记忆犹新的该数姚贝娜，1981 年出生于湖北武汉的姚贝娜毕业于中国音乐学院声歌系。2012 年姚贝娜因演唱大型电视连续剧《甄嬛传》的主题曲成名，成为炙手可热的当红明星。2015 年 1 月 16 日下午 16 时 55 分，姚贝娜因乳腺癌复发在北京大学深圳医院病逝，年仅 33 岁。

如果说陈晓旭、叶凡、阿桑、姚贝娜等明星是因为其公众人物的身份而令她们的病情和病逝广为人知的话，那么复旦大学年轻女教师于娟则是因为在与乳腺癌的抗争中写下的博客日记而出名。

青年女教师于娟生于1978年，是复旦大学社会发展与公共政策学院海归青年教师。她的抗癌日记拨动了千千万万网民的心弦："如果有时间，好好陪陪你的孩子，把买车的钱给父母亲买双鞋子，不要拼命去换什么大房子，和相爱的人在一起，蜗居也温暖。"2011年4月19日，年仅32岁的于娟结束了与癌症艰难的抗争，离开了心爱的丈夫，可爱的孩子和事业，离开了关心她病情的千千万万的网民。

提起这些名人的案例是想提高大众对乳腺癌的关注，其实在全球，每年有200多万人被诊断为乳腺癌患者；乳腺癌是最常见的癌症，患病概率超过肺癌；女性乳腺癌患者占女性癌症患者总数的25%；自2008年以来，全球的乳腺癌患者增加了20%，死亡人数增加了14%！

全球年轻乳腺癌患者的发病率有明显的上升趋势，值得大家注意的是，亚洲的年轻患者比例要高于西方国家。在中国，上面的几个案例似乎证明了这一点。从数据上看，中国每年乳腺癌的新确诊发病病例有20多万人，以城市人口为主，确诊数量和死亡数量分别占世界的12.2%和9.6%，是乳腺癌大国，也是乳腺癌发病率增长最快的国家之一，每年以3%的速度递增，比全球增速的2倍还多！而值得注意的是，美国的乳腺癌患病比例从2000年开始呈下降趋势。

但是乳腺癌和其他癌症一样，在很大程度上是生活方式病，即使有遗传因素，依然可以通过改变生活方式来预防它的发生及降低它的风险与杀伤力。虽然乳腺癌的风险因素和年龄、遗传、是否生育及月经史这些无法控制的因素有一定关系，但更多的是肥胖、抽烟、酗酒、不运动等不健康的生活方式所导致的。

下面给大家几条生活方式处方。

①别忘了问你的老爸！

很多人都知道乳腺癌家族基因的遗传性，但很少有人知道其实女性不但应该关注自己的母亲及母亲家族的乳腺癌史，同样应该关注自己父亲家族的乳腺癌患病史。乳腺癌（包括子宫癌）的基因遗传是一样的。虽然男性本身患乳腺癌的概率大大低于女性，但他们的遗传风险并不因此而减弱，你的老爸或许忽略了这一点，所以我们提醒你："别忘了问你老爸！"

②塞翁失马，焉知非福？

绝经期或绝经后的妇女常常会抱怨那段时间让她们夜不能寐的阵发性热感（Hot flash），令人尴尬的阴道干燥，膀胱不适，夜间出汗，甚至是抑郁症状。可是请不要再抱怨，最新的研究表明，那些绝经症状越强的女性比那些没有绝经症状的同伴们患乳腺癌的风险越小，最多可以减少一半的风险！

③喝红酒比喝白酒好！

你知道吗？如果你每天喝一杯酒，将会增加的乳腺癌患病率！所以建议你最好不要喝酒。美国洛杉矶的一家医疗中心研究证明，如果你喝酒，最好喝红葡萄酒（就乳腺癌而言），因为喝红葡萄酒的女性与喝白葡萄酒的女性相比，雌激素更低（雌激素越高，风险越高）。有趣的是如果你到美国的一家餐馆或是酒吧，你会发现大多女性喜欢喝白葡萄酒，而男士们则是多选择红葡萄酒，所以如果你一定要喝酒，在红酒和白酒之间，选择红酒。

④多吃西红柿！

西红柿里含有大量的番茄红素（Lycopene），而番茄红素已经被研究证明有降低乳腺癌患病的作用。更有意思的是，和人们的猜测恰恰相反，烧熟了的西红柿会含有更多的番茄红素，所以无论是中国人爱吃的西红柿鸡蛋汤，还是西红柿炒鸡蛋，都是很好的抗乳腺癌佳肴呢！

⑤卸掉定时炸弹！

停经后的超重肥胖的女性是乳腺癌的高风险群体。每磅赘肉都是乳腺癌的"定时炸弹"。减掉多余的赘肉就是在降低乳腺癌的风险！研究表明，如果一个停经后的超重妇女仅仅减掉5%的体重，居然可以大大降低体内与乳腺癌有关的荷尔蒙，导致降低22%的患癌风险！请注意，这里所说的减肥主要是指控制饮食和坚持健康饮食，而不包含运动。

⑥有氧运动好，走路有奇效！

其实大量的科学研究早就证明了运动对于降低患乳腺癌风险的作用。哈佛大学的一项最新研究表明，常规的运动（主要是走路）会在很大程度上（高达68%）降低乳腺癌患者的死亡率！其实研究表明其他的有氧运动也有着同样的效果。所以预防和康复乳腺癌的第一步竟然如此简单——穿上你的运动鞋，走起来！

⑦远离香烟，一手、二手都不抽！

研究表明，抽烟能大大提高绝经前女性的乳腺癌风险。然而令人震惊的一点是中国女性的抽烟人数正在呈上升趋势，有72%的女烟民认为抽烟可以减压。岂不知，这是饮鸩止渴，雪上加霜！中国女烟民的特征是一低两高，即年龄低，学历高，收入高。奉劝时髦的中国女性精英们，抽烟不酷，抽烟致癌！或许更能让你们警惕的是，吸烟会让你红颜不再。请今天就戒！

十四、孕妇运动处方

2017 年 4 月，"有氧运动之父"肯尼斯·库珀博士父子在中国时，有一个小小花絮特别有趣。

小库珀博士告诉大家，自己还是个胎儿的时候，他的父亲库珀博士就让怀孕中的库珀太太经常上跑步机跑步，观察小库珀在娘胎里的情况。小库珀出生以后，不但身体强壮，聪明健康，长大后还当过专业运动员，拿到了博士学位。他的妈妈库珀太太多年来不仅身材保持得不错，而且美丽优雅，仪态万方。

已经 40 多岁的小库珀博士是现任美国库珀有氧中心的首席执行官，他风趣地说："我的库珀有氧之旅在妈妈肚子里就开始了！"这位库珀有氧第二代传人的言语和举止中充满了自豪和自信。

库珀博士的半个世纪前的试验的科学性不但被健康的儿子所证明，更是被这之后大量的科学研究所验证——运动是保证母子健康的重要手段。科学研究表明，怀孕是一个特殊的"可教"时期，它可以影响母亲和孩子两人的健康（Pregnancy is a special teachable moment that can affect the health of both mother and child）。

但在 40 多年前的美国，无论是医生还是孕妇，大家都觉得孕妇不宜动。

自古以来，中国就有产妇要"坐月子"之说，其中一个"坐"字自始至终贯穿在孕产妇怀孕和产后长达一年甚至更长的时间，这其实严重影响了母子的身心健康。

大量的科学研究表明，怀孕期间运动（包括轻度的力量训练）不但是安全的，而且是必需的。这是因为女性在怀孕期间运动不但可以帮助她们预防和治疗血糖增高（也叫孕期糖尿病），而且可以帮助控制体重，有利于产后的体型康复以及预防和治疗孕妇抑郁症等。

美国妇产科协会、美国运动医学协会都曾经发表过科学声明，鼓励孕妇们参加运动：每天进行 30~60 分钟低中强度运动，可以分几次完成，如果其他指标正常，适量的力量训练也非常有益；如果个别指标不正常，运动强度和方式则应该个性化。但基本原则是要动，而不是静养。

英国凯特王妃在 2015 年 5 月 2 日上午诞下一位小公主后不到 10 小时，凯特王妃就光着双腿、踩着高跟鞋，露着半截胳膊出现在镜头前（伦敦当天气温仅 10度），神采奕奕，线条迷人。有趣的是，凯特王妃的高调亮相引起了中国老百姓对中西方孕妇、产妇生活方式和健康理念的大辩论。最后一些人得出的结论是"西方人行，东方人可不能这么玩！"

对于这样草率和充满偏见的所谓"结论"，时任库珀有氧中心的首席健康师 Ed先生却完全不认同，因为他曾经做过一项对他的家庭来说至关重要的实验——为自己的中国太太 Monita 亲自制订了一套完整的孕妇健身计划，整个孕期包括产后恢复阶段，太太 Monita 都完全按照计划进行。结果他们大获成功，Monita 不但为 Ed 顺利生下了两个聪明活泼、精力旺盛的儿子，还以快得惊人的速度恢复了曼妙的身材，惹得闺密和亲友们一阵惊叹和艳羡。

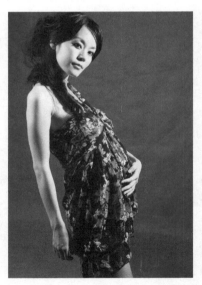

Monita 摄于 2009 年初，初次怀孕留影纪念

像很多年轻的孕妇一样，Ed 的漂亮中国太太 Monita 也曾经有过担忧，害怕儿子出生以后就此失去俏丽的姿容。但事实证明，有一个健身的教练丈夫贴身指导，这种担心完全是多余的。

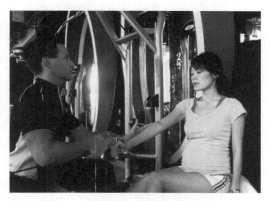

Ed 和 Monita 摄于 2009 年，一人运动、两人健康的训练计划为母子健康护航

　　准爸爸 Ed 没有让太太少动保胎，更没有把太太送进现在流行的月子中心，而是根据科学的健康理念为太太定制了一套孕妇运动训练计划和产妇康复计划。与几十年前库珀博士的"所作所为"如出一辙！

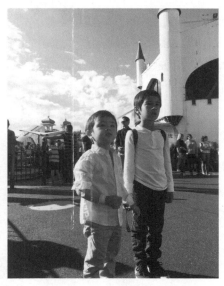

这对中澳混血的兄弟是 Ed 和 Monita 的心肝宝贝儿，哥哥叫 Nikolas，7 岁，弟弟叫 Samuel，3 岁，兄弟俩聪明活泼又健康，非常的可爱

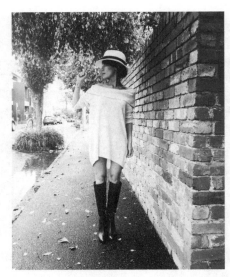

摄于 2017 年，辣妈 Monita 依然性感窈窕如昔，更添一抹成熟与妩媚的风韵

八年后的今天，Ed 的太太窈窕不减当年，有着健美身材高颜值的夫妻俩带着孩子们走在街头，常引来行人羡慕的目光。

库珀太太和 Monita 以亲身经历为中国的准妈妈和新妈妈们做出了一个表率：运动是"良药"，怀孕和产后都要进行健康运动。一人运动，两人健康！（当然，如果是双胞胎，那就是一人运动，多人健康啦!）

下面我们和大家分享几个孕妇运动的小贴士。

1. 哪些运动既安全又适合孕妇

这是一个常见的问题。虽然大部分运动应该都适合孕妇，但是对运动量和运动强度的把控显得比平时更为重要。一般来说，快走、游泳和室内自行车都是很好的运动。它们的共同特点是安全，有益孕妇和胎儿的健康，而且可持续到临产。跑步、网球和壁球虽然不被禁止，但是运动中快速调整身体的平衡容易带来不必要的风险。尤其在怀孕后期一般建议避免做这类运动。

2. 下面这些伸展和拉身运动对于孕妇特别重要

● 脖子的转动：先低头，然后慢慢地转向右肩，回到中间，转向左肩。做

4~5次。

- 肩膀的转动：把肩膀向前向上耸起，好像让它们去碰到耳朵一样，然后向后落下。重复4~5次。

- 脚腕的转动：坐在凳子上，双腿悬空，脚趾放松。转动你的双脚，好像用它们在同时画两个圆圈。顺时针和逆时针各转4~5次。

- 旱地自由泳：基本就是站立式的自由泳。用左右臂轮流向前做划水姿，身体前倾，随着手式自然转动，重复10次。

- 大腿拉身：两腿一前一后，胯间约两尺，双脚脚尖一致朝向前方。向前倾斜身体，用在前的大腿承重，在后的大腿仅作平衡支撑。交换前后腿，重复数次。

- 晃腿：坐在凳子上，双腿悬空伸出，轻轻上下晃动双腿。重复数次。

3. 下面这些运动可能给孕妇和胎儿带来危险，应该避免

- 任何需要屏住呼吸的运动。
- 有可能导致跌落的运动，如攀岩、骑马和滑雪。
- 有肢体接触的运动，如摔跤、篮球、足球、垒球和排球等。
- 需要猛烈的跳跃或躲闪避让以及快跑的运动，如拳击、击剑。
- 双腿倒立，仰卧起坐，深蹲或芭蕾舞蹈。
- 跳跃式的伸展运动。
- 呼啦圈运动。
- 长时间没有运动后突然进行大运动量的运动。
- 在过冷、过热或过于潮湿的气候里锻炼。

4. 其他注意事项

- 和平时一样，注意至少让自己有5~10分钟的热身和拉身时间，这在孕期显得尤为重要。

- 有氧运动后要有5~10分钟的"降温"（cool down）时间，即降低速度和强度的过程。

- 结束时应该再有几分钟的拉身。
- 注意穿宽松的运动服和舒适的胸罩。

- 鞋子要注意匹配所选择的运动。

- 尽量在平坦的地面运动。

- 注意摄取足够的热卡和营养，比未孕时每天多摄取大约300卡路里。

- 运动前一个小时停止进食。

- 喝水，喝水，喝水。运动前、中和后都要补充水。

- 如果做瑜伽类的运动，从地面上起身时要注意缓慢而立，防止因为眩晕而摔倒。

- 防止剧烈运动，还是老规矩，如果运动时不能说话，意味着你的运动量可能过大了。

十五、无须"伟哥",我有运动处方

一位自称"不好意思的男士"在给我们微信平台的留言中这样写道:"我才40岁不到,可是已经有快两年没有性生活了。从35岁开始我就断断续续地服用'伟哥',刚开始挺管用,可是后来就越来越不行了。偶尔'性趣'来了,身体也不争气。听说有氧运动对改善男性的性能力有效,不知是真是假,也不知该从何处下手。能不能请老师给我一点建议?"

其实这没有什么不好意思,这样的情况在美国也很普遍。根据《时代》杂志的一份调查显示,在美国,36~55岁的夫妇中竟然有9%的夫妇对"性"失去了兴趣,夫妻间已经没有了性生活,还有11%的夫妇每年偶尔有一次。更糟糕的是心有余而力不足的ED,即勃起功能障碍。根据研究,5%的40岁男性长期存在勃起功能障碍,到了65岁,这个百分比在15%~25%。这里面的原因很复杂,因人而异。但是现代社会的快节奏、高压力和工作、家庭生活中的种种矛盾和焦虑,都会促使男性性生活质量和数量双双下降。

那么有氧运动是否真的对改善男士们的性能力有效呢?2010年,美国杜克大学(Duke University)的医生艾琳-麦克纳马拉(Erin McNamara)根据科研结果宣布:保持中等强度运动的男性,如每天快走30分钟,保持每周4天,或是保持同等量的其他运动,就可以让他们比那些不运动的家伙减少2/3勃起功能障碍的风险!

其实,几乎所有的运动都能改善男性的性生活质量,有氧运动如此,无氧运动也一样。关键是要正确地运动,科学运动。至于吃"伟哥",一定要遵医嘱。我们常说"运动是良药"(Exercise is medicine),在改善男性性能力方面,这句话尤为贴切,运动胜良药——"伟哥"!

我一贯认为运动可以改善男性性能力。健身能够减肥、减压和降低患心血管病的风险等益处似乎对男性的诱惑力还不够大,但许多男性对运动能提升他们的性能力，享受鱼水之欢更感兴趣。其实只要你坚持健身，在"壮阳"的同时，其他的好处也就自然而然地得到了。所以因人而异地强调运动的好处，这叫"对症下药"的个性化服务。

虽然几乎所有的运动都对改善男性性能力有效，但是我还是挑选了一组特别适合男性恢复性功能的运动和大家分享。

①快步走。哈佛大学的一项对3100位50岁以上的男性的研究表明，有氧运动能够减少30%的勃起功能障碍风险。每天快走2英里可以消耗至少200卡路里，释放体内的内啡肽（endorphins），让人放松并帮助增加血液循环，所以快走和其他有氧运动能够让男性勃起更强更持久。

②游泳。哈佛大学的另一项研究发现，坚持游泳能让60岁的男性人群和比他们年轻20岁的对比组人群在性生活的能力和质量上旗鼓相当。研究人员认为，游泳是一种依赖耐力的运动，而性生活质量的好坏与男性的耐力和持久度有很大关系。每周3次，每次30分钟的游泳训练就可以有明显的改善效果。在较高温度的泳池内游泳还是一种颇为有效的减肥方法，研究证明，减肥成功后的男性普遍改善了性能力与品质。

③瑜伽。或许你想换换姿势，给你的性伴侣带来惊喜，或是增加一些情趣和新鲜感。且慢，你最好先开始练习瑜伽，否则你有可能会在"性"致勃发的关键时刻，感到心有余而力不足。千万不要被好莱坞大片中的各种高难度性爱动作所迷惑，那只是为了表演！如果你真的想试试新花样，一定得有灵活的肢体，练瑜伽就能帮助你实现，同时还能增强人的耐力，这对改善性生活的品质是非常奏效的。

④举重。举重虽然属于无氧运动，但它对改善男性的性能力和质量有着有氧运动不可取代的作用。因为举重让你的身体内产生睾酮（testosterone，即睾丸素，男性荷尔蒙的一种），它是男性性欲的主要先驱力量。举重时不要选过轻的重量，一般一口气能举10下的重量为佳。另外其他的无氧运动如仰卧起坐、俯卧撑都是很好的运动，都能够提升男性的性能力。

⑤凯格尔体操。这是一套增强盆底肌肉的体操，这套体操以美国洛杉矶的一位医生Arnold Kegel的姓Kegel命名。它专门用来锻炼盆底肌肉，带来的结果是加强耐力和控制力，增加对耻骨尾骨肌（pubococcygeus，PC）肌肉的控制（男性小便时能在中途止住，靠的就是对PC肌肉的控制）。千万不要小看了这块微小的肌肉，它可以帮助你提高性能力，男人们可以通过对PC肌肉的锻炼获得推迟射精时间的

能力，延长性爱时间，以增加快感。

　　还有一个小贴士可以让男性快速省时地锻炼 PC 肌肉。在练习之前，不妨到洗手间尝试反复停止小便，熟悉 PC 肌肉的部位和作用。习惯了以后，你其实可以在任何场合和任何时间锻炼你的 PC 肌肉。锻炼的方法就是像中止小便那样收紧你的 PC 肌肉，持续 10 秒钟以后放松，反复重复，直至疲劳。这是一块被大多数男人忽视了的小肌肉，它或许不像发达的胸肌和腹肌那样容易招来女人们的目光，却是获得性快乐的重要保证。

十六、抑郁症患者生活处方

第一是运动。无论是抑郁症患者或是有抑郁感觉的非患者，朱院士呼吁：运动防治抑郁症！他说："有氧运动已经被研究证明是非常有效的预防和治疗抑郁症的方法。一般对抑郁症患者的治疗是药物和心理咨询，或者是二者相结合。近年来，运动已经被西方发达国家积极地运用到对抑郁症的预防和治疗中。而瑞典科研人员的一项新研究更是从细胞水平角度揭示了有氧运动抗抑郁的机理。原来，在有氧运动中，肌肉会产生一种叫作 PGC-lalpha 的酶，而这种酶又能提高人体中 PGC-lalpha 的酶的水平，进而帮助大脑抗抑郁。我还清楚地记得当年我在威斯康星大学麦迪逊分校攻读博士学位时，在一门运动处方课上教授讲解的一个经典案例。他让一位抑郁症病人每天独自（以便同时思考自己的抑郁原因）快走（越快越好）60分钟，每周见面咨询一次，咨询内容完全是关于针对症状的运动干预细节。4周以后，病人基本走出抑郁状态；之后几个月继续跟进，一共8次咨询以后，病人完全走出抑郁。而库珀有氧运动中心 Dunn 博士的一项研究结果表明，每周6天，每天进行35分钟中等强度的有氧运动可以帮助减低抑郁症症状47%！这和百忧解（Prozac）等抗抑郁的药物具有同等效果，但没有药物的副作用！"

运动小贴士：

● 以提高内啡肽分泌为核心。因此运动的时间和强度都很重要，要尽可能地保持在中（心跳加快，微微出汗，还可以讲话）或高（心跳很快，大汗淋淋，喘气急促已经不能讲话）强度运动30分钟左右。

● 把各种运动混合在一起练，心率要有上有下。例如，用快走和慢跑把心率加上去，用太极、健身气功和瑜伽把心率降下来，再结合深呼吸。

●一定要和力量训练结合起来。做俯卧撑或举重时，在已经做不动的时候，一定要再坚持几次（想象一下你正在从虎口里拼命逃生），以补上身体"搏或逃"的生理作用。

第二是寻求帮助，保持自己与社交团体的联系。此时患者最容易陷入孤独，但此刻能保持和朋友的交往恰恰是化解抑郁症状的重要手段。患者不仅仅需要医生的专业指导，更重要的常常是亲人和朋友的关爱和支持，孤军独战往往愈陷愈深。患者此时常常感觉身心疲惫，无意去和亲友交流，同时还会因为忽视了和亲友的关系越发觉得内疚，反倒加重症状。其实当你寻求帮助的时候，你会发现患难之交见真情。记住，除了电话、微信，一定要安排面对面的谈话，这样的交流是不能被科技取代的，在患抑郁症的时候尤其如此。

第三是帮助别人。不光是寻求帮助，研究表明做义工去帮助别人也会改善自己的情绪，减轻抑郁症状。

第四是建议养个宠物。虽然任何东西都不能取代亲情，但大量的研究表明养宠物会减少我们的孤独感，而且饲养宠物还会让我们有被需求的感觉（存在感和价值感）。两者都对减轻抑郁症状有帮助。

第五是经常与病友分享交流。研究还表明，抑郁症患者在病友群中更容易释放自己的心怀，更没有顾忌地同对方分享病症和康复的愉悦和经验。这样的同病相怜其实有益于康复。

第六是做自己喜欢做的事。无论是看电影、读书、滑雪还是逛商店。平时太忙没有时间，现在反正没有心思工作，干脆放下工作，做点自己喜欢做的事。没准心里一开心，抑郁症就无影无踪啦！

第七是保证每天八小时的睡眠。本书第七章介绍科学管理睡眠的方法。抑郁症患者几乎都有睡眠问题，结果是病症越重，睡眠越少、越差。大家可以参照第七章介绍的方法保证睡眠时间，改善睡眠质量。

第八是拥抱大自然。研究表明接触大自然有益于健康，尤其对于抑郁症患者更是有着重要的意义。阳光、鸟语、花香、绿叶和泉水流淌的声音都会给人的心情带来意想不到的愉悦！

第九是常做点冥想、深呼吸等放松心情的活动也会帮助改善心情，减轻抑郁。

第十是泡一个痛痛快快的热水澡，或是温泉和桑拿浴，抑郁的感觉会被驱散不少。

走出误区

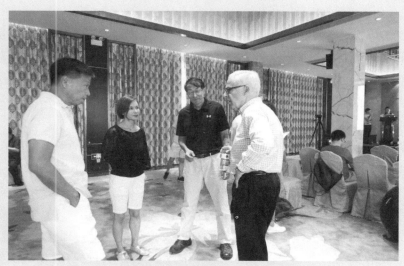

笔者和美国心脏运动康复专家富兰克林在南京讨论心脏
运动康复的要点

一、对话朱院士：走出十大引发猝死的恶习的误区

　　我们的话题是从春雨医生创始人张锐先生的猝死开始的，当朱院士听出我俨然一副局外人的口气时，提醒我说："不要以为自己很健康，和猝死'无缘'，很多人都通不过我的十个导致猝死的恶习的测试！"他很有把握地说。看来他已经测过无数"病人"了！我知道院士厉害，不敢挑战他，不过心里还是有点跃跃欲试。下面是我们的一段对话。

　　朱为众：第一大恶习是什么？

　　朱院士：你会不会在大便的时候用力去排便？

　　朱为众：我不得不承认，虽然我越来越科学地管理自己的饮食和排便，不过遇到旅行饮食不正常的情况时，或是压力大的时候还是会有便秘症状。我是一个坚持每天大便的人，如果不能排便会心里不爽，所以揉肚子和用力屏住呼吸去努力排便的事还是常有的。

　　朱院士：其实这样的屏气排便非常危险，也是诱发猝死的恶习之一！因为此时人往往是从一个静止的坐态突然发力，血压会在人为的努力下突然升高，心脏所承受的压力也会随之骤然增大，这个时候血压常常不稳，容易引发猝死。虽然这恶习对有心脑血管病、高血压和糖尿病的患者风险更高，但是对于其他慢性病患者，包括老年人和肥胖者、久坐者其实都一样有引发猝死的危险。即使对于健康的年轻人，这也是有风险的恶习，必须戒之。（作者：我回想自己有时候一次努力不行，再进行多次努力的场景，不禁后怕！）

朱为众：那第二大恶习是什么？

朱院士：久坐是诱发猝死的恶习之一。我知道你不吸烟，不过"21世纪的吸烟"是久坐。不要说你了，连我每天都在提醒自己不要久坐！这几乎是现代人，尤其是白领阶层不可避免的生活习惯。

朱为众：必须坦承，我虽然每天坚持锻炼，但是我常常一坐就是好几个小时。有时我的创作欲望上来，废寝忘食的情况也是有的。

朱院士：久坐的坏处多多，也是诱发猝死的原因之一，而且这样的生活方式本来就是诱发多种慢性疾病的原因，而一次性久坐对于已经患有慢性病的人来说常常又是诱发猝死的直接原因。很多研究都证明了久坐的危害，我们可以下结论——坐得越久，寿命越短！坐得越多，疾病越多！来来来，我俩现在就都站起来动一动！（院士一边说，一边从椅子上拉起了我！）

朱为众：没想到我已经是两大恶习染身，那第三大恶习是什么？

朱院士：在闹市骑自行车是诱发猝死的恶习之一。虽然我对中国的自行车已被汽车取代的现象感到非常遗憾，但是在今天的中国，城市街道上骑自行车除了容易出交通事故以外，追在汽车后面呼吸排出的有毒尾气也是一件非常危险的事。骑自行车的时候，因为人在运动，需要氧气也更多，却因为运动吸进了更多的有毒尾气就很容易引起供血不足，甚至诱发心脑血管病，乃至猝死。

朱为众：我在中国既不开车也不骑自行车，所以这第三大恶习我算是幸免。那么第四大恶习是什么？

朱院士：过量喝咖啡和饮酒是诱发猝死的恶习之一。虽然我不反对喝咖啡和饮酒，但是这两样东西都能让人上瘾，过量喝酒和喝咖啡都会加快心跳，导致血压升高，如果是长期过量的喝咖啡和饮酒，那么就会破坏心肌组织，导致心脏功能衰竭，甚至引发猝死。对于不能自控的人来说还是不喝为好！

朱为众：我自己还好，两者都喝，但都不到过量的份上，但是再少点会更好。我想起了30多年前我的一个美国同事，他倒是没有猝死，但是每天喝8杯咖啡，再加4~5罐啤酒，50岁刚过就中风瘫痪在床！而咱们中国人的"大口喝酒"的干杯文化也已经引发了很多的猝死！据不完全统计，中国每年因酒精死亡的人数就在十万人以上，这还不算长期酗酒埋下的猝死隐患。第五大恶习是什么？

朱院士：大家都知道抑郁症是杀手。即使没有严重到得抑郁症，仅仅是长期不开心都是致命的，也是诱发猝死的恶习之一。心情不好，尤其是抑郁症常常会导致酗酒，吸毒，失眠，暴饮暴食。心情不好甚至可以让丝毫没有心血管病征兆的人突发心脏病，甚至诱发猝死或是自杀。

朱为众：发生在我们身边的这样的案例太多了。我就有一个加拿大朋友，他事业成功，家庭美满。可是突然有一天在他上班之后，他太太在把两个心爱的儿子送去上学后上吊自杀了。后来大家才得知，是因为她长期心情不愉快，最后发展成抑郁症。其实我们每个人都会有过短时间的心情不好，关键是要意识到它的杀伤力，要及时调整。这一点我自己做得比较好，有一套行之有效的压力管理办法。说说第六大恶习是什么吧？

朱院士：暴饮暴食是另一个诱发猝死的恶习之一。我注意到，在中国的晚宴上"大口吃肉，大口喝酒"是一种文化。要知道人在暴饮暴食以后，需要大量的血液帮助胃和肠道消化食物，这很自然地减少了对心脑血管的供血量。对于本来就有心脑血管疾病的人来说，这种由暴饮暴食引起的供血问题很容易引起心梗或是脑梗。至于那些吃东西的比赛在我看来是最愚蠢不过的事了。

朱为众：我年轻的时候还真的参加过吃东西比赛。记得有次和同事比谁吃的面条多，吃完了肚子痛得不行，跑到街上转了两个小时才缓过来。现在回想真是太蠢啦！第七大恶习是什么？

朱院士：吃得太咸或太甜是诱发猝死的恶习之一。卫健委推出了全面健康生活的"三减"和"三健"，而三减其中的两减就是：减盐——健康成人每人每天摄入不超过6g的盐，2~3岁幼儿不超过2g，4~6岁幼儿不超过3g，7~10岁儿童不超过 4g，65 岁以上老年人不超过 5g。这项行动真是太好了！因为吃盐过多不仅会升高血压，同时还能使血浆胆固醇升高，导致动脉粥样硬化。

减糖——每人每天摄入糖不超过 50g，最好控制在 25g 以下。因为糖多同样有害，美国的大量研究显示，饮食中含大量甜饮料或是爱吃甜食的孩子，成年后患心脏病的风险会大大增加。

所以摄入过多盐或是过多糖对健康都有副作用。

朱为众：这是我过去的饮食恶习，不过已经远离。第八大恶习是什么？

朱院士：纵欲过度是诱发猝死的恶习之一。适当的性生活虽然会让人身心愉悦，对健康有利，但纵欲过度会让人心脏衰竭。性生活时如果过度兴奋或是次数过于频繁，容易引起猝死。下列人群和情况比较容易出现过度性生活引发的猝死。

①患有疾病的人，尤其是患有高血压、冠心病者，因为性冲动可使中枢神经系统高度兴奋，血压升高，血管痉挛，易诱发心肌梗死或脑出血；

②夫妻长期两地分居、长期出差、旅游归来之夜或重体力劳动后身心十分疲劳时发生性关系；

③酗酒后借酒兴增强性欲；

④在精神紧张、情绪不稳定的情况下性交；

⑤男女之间年龄相差过大。

朱为众：我还真听说过纵欲过度引发猝死的事情。都说凡事要适度，虽"食色，性也"，但也依然不能违背适度原则。第九大恶习是什么？

朱院士：无论是吸烟还是被动吸烟都是诱发猝死的恶习之一。吸烟或被动吸烟的人患心肌梗死的风险是常人的 3 倍！我知道你不吸烟，但是宣传吸烟的害处刻不容缓！

朱为众：我很幸运，虽然在农村七年，大多数知青都抽烟，但我因为早早听说过"亲吻吸烟的人好像舔烟灰缸"，所以一直没敢吸烟。迄今依然是太太欣赏我的优点之一。第十大恶习是什么？

朱院士：吸毒是诱发猝死的恶习之一。在美国，每 19 分钟就有一个人死于吸毒过量，长期吸毒对人体的毒害主要表现在中枢神经系统，同时伴有机体其他器官功能失调和组织病理变化。此时，人的主要症状有：精神萎靡、感觉迟钝、运动失调、出现幻觉、妄想，有定向障碍和性功能障碍等。另外，吸毒对人体的免疫功能有严重损害。在突然终止吸毒或减少吸毒量后，会因严重的戒断反应及各种并发症而死亡，甚至还有人因痛苦难忍而自杀身亡！

朱为众：我对吸毒一直是深恶痛绝，所以是绝对远离。好家伙！猝死的十大恶习听了让人一身汗。不知道不为过，现在知道了就要有则改之，无则加勉。

二、对话朱院士：走出久坐"生活方式癌"的误区

库珀有氧运动研究中心通过大量的研究数据证明，久坐是一种危害极大的"生活方式癌"，坐的时间越长，血糖和胆固醇就更易增加或恶化，患心脏病和糖尿病的风险将上升。朱院士支持这一论证，提出"人之初，性本动"的理论及创造"动物环境"的解决方案，我就这个话题采访了他。

朱为众：库珀有氧运动研究中心的翔实研究数据证明，习惯久坐的现代人，其生活习惯已经成为一种"生活方式癌"！坐的时间越长，患心脏病和糖尿病的危险因素就越多；而体重、腰围、血糖和胆固醇就更容易增加或是恶化。您是怎样看这个研究结果的呢？

朱院士：非常认同。其实早在 20 世纪 50 年代，美国著名微生物学家、被誉为"20 世纪拯救最多生命的科学家"的莫里斯·R. 希勒曼博士，对伦敦双层巴士上久坐的司机和来回走动的售票员进行对比研究发现，司机的冠心病发病率与死亡率都远远高于售票员。这是人们第一次用流行病学的研究方法证明运动对健康的重要性。

朱为众：也就是说这是一项"无心插柳柳成荫"的对照组实验，其实这个结果证明的就是我们人类在进化过程中赖以生存的多动少坐的生活方式。

朱院士：说得好！一项针对生活在加拿大的阿米什人的调查报告也支持了上述观点。他们是美国和加拿大安大略省的一群基督新教再洗礼派门诺会信徒，以拒绝汽车、电力等现代设施，过着简朴、无欲无求和与世隔绝的生活而闻名。每天，他

们是这样开始生活的："清晨伴着日出醒来，空气里漂浮着隔壁邻居刚刚耕过的土地的清新味道。我们赶上卡罗尔和辛迪两匹马，到玉米地里灌溉。"研究的对象包括阿米什人18~75岁的成年人，其日常饮食为高脂高糖的食物，包括肉类、土豆、鸡蛋、蔬菜、面包、馅饼、蛋糕等，但阿米什人的肥胖率仅为4%，而同期加拿大人的肥胖率为14.9%，美国则高达30.9%。导致这一差异的原因不言而喻：适当的体力活动。阿米什人中的男性平均每日行走18000步，女性平均每日行走14000步。

朱为众：您提出"人之初，性本动"的观点，是因为其实人也是动物，只有不断地运动才可以生存。在漫长的进化过程中，人必须通过运动——狩猎或耕作——来获取食物，因此人的骨骼、体型及生理功能都是为"运动"而生的，是为了适应周围的环境不断进化的选择性结果。

朱院士：其实中国的先贤对于运动与生命的关系早有深刻的认识。唐代医药学家、"药王"孙思邈以"流水不腐，户枢不蠹，动也"（出自《吕氏春秋·尽数》）来做比喻，并提出"养性之道，常欲小劳"之说。"小劳"就是适度劳动，即今天世界卫生组织所推荐的轻/中等强度的体力活动。现在，运动对于生命的重要作用已经被大量的科学研究所证明。

朱为众：然而，有趣的是人的本性又很"懒"，不愿意运动。

朱院士：其实人类"懒"得很有道理。这个现象的答案同样可以从进化论中找到：在漫长的人类进化史中，我们常常是饱一顿饥一顿。维持生命的能量常常供不应求，因此，如果有可能节省能量时，人会尽量地减少运动养精蓄锐，就好像冬眠的熊。

朱为众：虽然运动至关重要，但是现代人类运动的客观环境正像世界上很多河流和湖泊一样，在迅速缩减和消失，这和人类长期以来为节省体力、提高效率而发明的农业与工业机械——吸尘器、洗衣机、汽车等省力器具有直接关联。

朱院士：是的，最近一项研究显示，美国在过去50年里，与日常工作相关的能量消耗量下降幅度超过了 100 卡路里。省力器具的应用，加上久坐、能量过量摄入的现代生活方式，使得肥胖成了人类健康的"杀手"。20 世纪 90 年代，肥胖在全美各个角落肆意蔓延，超过 50% 的美国成人被界定为超重；22% 的成人为肥胖（超重至少 13.5 公斤），肥胖人群比例由 1991 年的 12% 上升到 1998 年的 17.9%。除肥胖以外，久坐同样会引发并加重很多其他疾病，这种因体力活动减少导致机体代谢紊乱，进而引发死亡的症候群，被统称为"体力活动缺乏综合征"。

朱为众：不良的生活方式，已经正在成为一种大规模的"生活方式癌"，它的致命性和不可治愈性，与任何一种让人谈之色变的癌症相比毫不逊色。随着生活水平的迅速改善，尤其是喜欢"宅"在家里煲"电脑粥"的中国青年一代，正在复制西方"久坐加能量过量摄入"的生活方式，"生活方式癌"患者增长速度甚至远超西方。我们应该怎样对付这个"生活方式癌"呢？

朱院士：人为地创造"动物环境"！在中国的思想史上，起源于春秋战国时期的"天人合一"是一个基本的哲学思想。季羡林先生对其解释为：天，就是大自然；人，就是人类。然而在今天，太多健康的问题恰恰出自"天人不合一"。人的动物属性是要动的，运动是人生存的本能，但是随着工业化的兴起和人口的剧增，面对逐渐被蚕食的"天"，动物们的生存环境被压缩或恶化，别无选择地迁移或是灭绝。值得庆幸的是，拥有发达大脑的人类会创造有利于生存的环境，健身房就是一个"解救运动缺乏症"的好去处。但这些人造环境其规模、数量远不能与自然运动环境迅速消失的规模相匹配，更何况中国大多数人并没有去健身房的习惯，因此文明病的大规模流行在意料之中。运动既然如此重要，不可缺乏，我们更需要动手拯救自己的健康，创造一个"动物环境"以治疗"运动缺乏症"。现代人每天在工作岗位上的时间至少占到总时间的 1/3，所以在公共环境和公司（包括各种单位）里创造一个"动物环境"非常必要。

朱为众：其实这方面，国外已经有一些成功的经验可供借鉴。我自己在公司多年负责"健康就是领导力"的活动，取得了非常好的效果。几点体会和大家分享，帮助大家走出误区：

①鼓励走楼梯。改造楼梯，把它打造得明亮安全。国外一处地铁为鼓励人们用楼梯，把楼梯每层台阶改造成钢琴的"琴键"，走上去音乐即起，人们当然也就愿

意兴致勃勃地去"弹钢琴"了；

②进行办公室革命。使用可以升降的桌子，鼓励员工定时站起来工作一段时间。企业高管更可使用办公室专用慢走步机，边慢走边用电脑办公；

③改变开会方式。30分钟以下的会议一律站着开，既提高了效率又锻炼了身体。2~3人的会议则走着开，美国著名的梅奥（Mayo）诊所专门设了一个走着开会的空间，开会人可以随时停下来用周围的"黑板"或"电脑"。对必须坐下来的长会，每一个人发言完毕，大家全体起立鼓掌，借机站一会儿；

④投资健身房供上班时使用。如果许多单位能像谷歌那样提供健身房，很多人一定会好好抓住这个"方便"，利用上班的空闲或上班之前、下班之后完成锻炼；

⑤对员工运动给予政策支持。例如，上班不需要穿西装打领带，上班时可随时去健身房锻炼，对生病少、医疗费报销少的员工实行分等级奖励，定期组织包括员工及家属在内的体育竞技、娱乐活动，定期邀请健身专家到公司开展讲座等。

三、对话朱院士：走出"抗衰老"误区

近些年来中国老百姓虽然越来越重视锻炼身体，但普遍存在着严重的有氧和无氧运动的比例失调问题，导致力量和肌肉出现未老先衰的现象。我就这些问题采访了朱院士。

朱为众：中国人健身抗衰老的巨大误区指的是哪些方面呢？

朱院士：很简单！有氧运动和无氧运动的比例严重失调，这和科学的锻炼方法恰恰是相反的，如果不纠正，正在步入老龄化的中国社会将不得不面临因此留下的无穷后患！我注意到一个现象，去健身房的人多数是 20~30 岁的年轻人，他们当中又有很多人把大量的时间花在无氧运动上（力量和肌肉的训练，比如举重）。大家的目的很明确，俊男多以力量训练为主，为了练出肌肉；美女们偏重于塑形减脂，为了练出线条美。但问题是，40 岁以上的人群很少有做无氧运动的。

朱为众：他们这样做错在哪里呢？

朱院士：其实越年轻，越应该多做有氧运动（如跑步、快走、游泳和骑自行车等），因为有氧运动带来的健康益处比如提高有氧能力，几乎是解决所有现代生活方式病包括三高和很多癌症，以及生活与工作压力的仙丹妙药。这对已经人在职场，正面临着巨大的生活和职业挑战的年轻人，如 80 后、90 后来讲尤其重要。但是年龄越大（大约从 40 岁开始），越要多做无氧运动，要加强肌肉和力量的训练。

朱为众：为什么年龄越大越要增加无氧运动，要加强肌肉和力量的训练呢？

朱院士：大量的科学研究已经证明，随着年龄的增长，人的功能逐步下降，这是个自然规律，肌肉和力量尤其如此。人的力量在 30 岁以后开始走下坡路，在50~70 岁，每年下降的速度达 1%~1.5%；在 70 岁以后每年下降3%。

老年人力量下降的主要表现是肌肉萎缩。然而幸运的是，无氧运动对肌肉和力量的训练可以起到积极而有效的抗衰老作用。

朱为众：这里有个认知的误区。几乎很少有中国老人知道力量训练对他们的健康如此重要！

朱院士：在美国，人们对肌肉和力量的训练有着普遍的认知，因为大家锻炼的目的是健康，而力量对于健康的作用是至关重要的，主要表现在日常生活上。而拥有足够的力量对防止意外受伤也很有作用。力量对疾病（如糖尿病、高血压、骨质疏松、关节炎、忧郁症、意外摔伤等）的预防与治疗的积极作用也都已经被大量的科学研究所证实，所以对肌肉和力量的训练在美国蔚然成风。

朱为众：与美国人形成巨大反差的是中国人习惯于过了 30 岁以后基本不做力量训练。昔日的俊男美女们在成家立业之后往往上有老，下有小，要供房，要买车，压力很大。大家忙着挣钱和履行家庭义务，培养小孩，往往忽略了自己，对衰老的肌肉和力量顾不上关注，或根本就是浑然不觉，直至"大祸"临头！

朱院士：中国的老年男子一般更爱静，不爱动。他们养鸟、下棋、打牌和打麻将。力量和肌肉训练许多人甚至连听都没有听说过。广场舞在中国的中老年女性中颇为流行，但大家热衷的动作与节奏基本与肌肉和力量训练无关。

朱为众：我在中国的一对夫妇朋友，他们最近的遭遇就特别能说明失去力量和肌肉就是失去自由、财富、生活品质和人生梦想的机遇这个问题。这对朋友夫妻刚刚退休没几年，过了几年好日子，也抱上了孙子、孙女，属于那种有钱，有闲，有后代的"无忧一族"。没想到，不久前老太太半夜里上厕所跌了一跤，躺在地板上半天动弹不得。她老伴还算警醒，半梦半醒间琢磨着不对劲："怎么老伴儿上厕所老半天没回来？"等他赶到洗手间里一看，老太太正躺在地上痛苦地呻吟。慌忙中，他赶忙去拽老伴儿，哪知力不从心，把自己也给拽倒在地。后来等他们儿女赶到把二老送进医院，一检查，老太太是胸腰椎椎体压缩性骨折，老先生是髋骨骨折！老夫妻的双双骨折一下子颠覆了全家人的生活。我的这对朋友现在不仅没有和儿孙共享天伦的心情，生活也完全不能自理。更糟糕的是，两位意外骨折的父母不但彻底打乱了儿女们的正常生活，更是把一辈子辛辛苦苦攒下来的积蓄大把大把地花在请来的护工、治疗以及康复上，结果不到半年，原来他们准备买一辆车实现夫妇自驾游玩遍中国的梦想已经变得遥不可及，因为钱也已经花得差不多了。我的朋友后来跟我说："为众，我以前就很羡慕你健康的身体和充满活力的肌肉。但一直聊以自慰于我的心血管健康，和'三高'无缘。没想到，人的身体和汽车一样，光主机完好还不够，一个车胎漏气就能让你抛锚！我早就该听你的忠告呀，现在真是后悔莫及！"他后悔的是我在十几年前就多次提醒过他锻炼肌肉和做力量训练的重要性，但我的这对夫妇朋友一直不以为然，完全当作耳边风。

朱院士：这个故事太典型了！但这其实是完全可以避免的，遗憾的是以我的观察来看，大部分中国的中老年人在肌肉和力量上是"未老先衰"！

朱为众：根据您对中国人普遍缺乏力量训练的观察，我们有理由相信很多中国的年轻人在测完自己的实际力量年龄以后，一定会惊叹自己未老先衰！很多中老年人更是会发现自己已经力不从心。

四、对话朱院士：为了您的心脏健康，走出力量 训练的误区！

缺乏力量训练是中国老百姓尤其是老年人健身里的一个误区。为了纠正这一不足，上海体育科学研究所急百姓所急，在 2020 年举办的线上《科学健身大讲堂》里专门邀请朱院士讲了一堂"提高生活质量：老年人需要练点力量"的课。我就这个话题采访了朱院士。

朱为众：过去讲运动对心脏病的预防和干预，大家马上想到的一定是有氧运动，如快走、跑步、骑行、游泳、滑雪等，但最近好几个研究都发现，力量训练对心脏病的预防和治疗也有积极的作用！对吗？

朱院士：对！2017 年科学家对美国运动医学学会杂志关于 35000 名女性十多年的跟踪数据进行分析后发现，进行力量训练的人比不做的人患 2 型糖尿病的概率降低了 30%，患心血管疾病的风险（包括心脏病发作、中风、冠状动脉搭桥术、血管成形术或因心血管疾病死亡）降低了 17%！

朱为众：有其他的研究支持这一结论吗？

朱院士：有，2019 年科学家们也在 MSSE 上发表了他们对近 13000 人的一项研究：力量训练能够减少患心血管疾病（包括心脏病和中风）的风险并可以延长寿命。他们的研究还发现，排除有氧运动的影响，每周即使参加少于一小时的力量训练也会使心血管疾病发病率和全因死亡率降低大约 40% 至 70%！

朱为众：这个道理我也听库珀博士讲过。我的康复过程中原来是用力量训练保持肌肉和骨骼的健康（从护照年龄来讲我也属于骨质和肌肉加速衰老的年龄组），可是无心插柳柳成荫，我惊讶地发现自己的心肺功能比以前光练有氧运动要显著改善。

朱院士：2019 年美国医学会杂志发表的一项对比研究更有意思。科学家们发现：接受力量和有氧训练干预（两组都是每周 3 次，每次 45 分钟）的肥胖、久坐的成年人的心外膜脂肪组织（心脏周围两种脂肪沉积之一）都有了下降。其中，力量训练组的心包脂肪组织（另一种脂肪沉积物）减少了 32%，而有氧运动组没有变化。心包脂肪组织也被称作"心袋中的脂肪"，最有可能增加患心脏病和中风的风险。

朱院士：需要注意的是，力量训练对心脏健康的积极影响并非多多益善，研究发现，每周超过一小时力量训练的人的心血管疾病或死亡的风险并没有进一步降低。

朱为众：为健康而运动与为兴趣运动和竞技比赛拿奖品不一样，运动是"良药"，剂量合适很重要，要严防过量的副作用。

朱为众：那我们是不是应该放弃有氧训练专注力量训练呢？

朱院士：No！答案是否定的。这是因为大量的研究证明有氧运动对心脏病的预防和治疗也是有积极作用的。美国心脏协会在 2016 年发表科学声明，认定有氧能力是"临床生命体征"！还是你常说的那句话："运动是'良药'，搭配很重要！"

朱为众：也就是说，有氧和力量之间的关系不应该是矛盾、互相排斥的，而是搭配、互补、相得益彰的。但因为肌肉随着年龄会萎缩，力量训练的比例应该逐年增加。有氧之父库珀博士推荐的有氧—力量比例是：

①如果您不满 40 岁，则将 80% 的锻炼时间用于有氧训练，而 20% 的时间用于力量训练；

②如果您的年龄在 41 岁到 50 岁，70% 的有氧运动和 30% 的力量训练；

③如果您的年龄在 51 岁到 60 岁，60% 的有氧运动和 40% 的力量训练；

④达到 60 岁后，二者的比例是 55% 的有氧运动和 45% 的力量训练。

五、对话朱院士：马拉松"九星跑者"的猝死误区

据《太原晚报》报道，2020 年 8 月 14 日早上 7 点多，当地跑者群中颇有名气 70 岁的"九星跑者"任老在晨跑时突然晕倒在地，附近锻炼的跑友立刻上前进行了心肺复苏抢救，并拨打了急救电话，任老随后被送往医院抢救，但令人遗憾的是这名长跑老将还是没有被抢救过来，不幸离世。我就此事采访了朱院士。

朱为众：任老常年坚持跑步，多次参加马拉松比赛，全马最好成绩是 2018 年北马跑出的 3 小时 23 分，年龄组第二名，达到北马星级评定九星跑者标准。"九星跑者"是北京马拉松制定的一个业余选手的水平标准。九星，是最高水平了。不是说运动能够促进心脏健康和帮助心脏康复的吗？为什么一个长期坚持跑步的马拉松高手反而会在运动时猝死呢？

朱院士：回答这个问题，还要从心脏的功能及它和运动尤其是和运动强度之间的关系说起。形象一点说，心脏就好比发动机和水泵，是维持人体新陈代谢最重要的动力器官。通过心脏收缩所产生的动力，血液得以循环，把氧和营养物质输送到肌肉和器官的其他组织，把代谢的废物（二氧化碳和尿酸等）带出体外，以保证细胞维持正常的代谢和功能。另外，身体的许多功能和激素调节，维持体温相对恒定等也都是通过血液循环完成的。"人之初，性本动"。在漫长的进化中，人必须通过运动（获取食物或者逃生）来生存，运动时心跳加快，久而久之，人体就会练就一个强健的心血管系统，其表现为安静时的慢而强健的心跳。

朱为众：对啊，那么任老先生的猝死不是很奇怪吗？他不是应该有一个非常健康的心脏吗？

朱院士：对于绝大多数人而言，运动的好处胜于风险。经常参加运动（如快走）的人，心脏病发作和心源性猝死的风险可降低 50%，因为我们现代人的实在是太缺乏运动啦。

朱为众：任老先生显然不是缺乏运动，但他的猝死会不会是运动过度了呢？

朱院士：完全对，我们常说"运动是良药"，那么和其他药一样，运动"剂量"太多也会产生副作用。

①威廉姆斯·汤普森（Williams Thompson）（2014）在对 2377 名跑者进行研究后发现，随着运动量的增加，与心血管疾病有关的死亡率逐渐下降，但到了每周跑步 50 公里或快走 75 公里的水平，死亡率不再下降，反而是运动越多，死亡率越上升，形成所谓的（反的）J 形趋势。Mons 等（2014）对 1038 人的研究也得出同样的结论。

②最新和最权威的对马拉松类长时间运动猝死的认识应该是 Franklin 等最近（2020 年 3 月）在对 300 多个研究进行梳理后，在著名的《循环》（Circulation）杂志上所发的科学声明：

● 如果不经常运动的人参加极限耐力运动（如马拉松和铁人三项）会增加心脏骤停的风险，房颤（心律失常）或心脏病发作；

● 运动是"良药"，适度的体育锻炼对整体心血管健康有益。但是，像药物一样，运动不足和过量都不好，而且过量可能导致心脏"生病"，尤其是久坐少动、身体不适、患有已知或未确诊心脏病的人在参加剧烈运动时；

● 马拉松运动中的男性跑者心脏病发作或心源性猝死的风险是女性的 3.5 倍，这些患者很多具有潜在或未诊断的心血管疾病，如心律异常或有心脏病发作的历史，或还没有经过系统的运动训练；

● 运动中心脏出现不适多半发生在马拉松或半程马拉松的最后一英里（约 1.6 公里），因此建议跑者这时保持平稳的步频而不是冲刺；

● 在高海拔地区，心脏不适的风险更大，至少要花一天的时间适应海拔高度，才能降低风险；

● 房颤可能增加中风的风险，可以通过低中强度的运动干预将其有效降低。但研究发现，久坐和经常进行大高强度训练，如每周跑步 60~80 英里的人的房颤比例最高；

• 对于想参加马拉松之类运动的人，建议从轻度运动开始，逐渐过渡到中等至剧烈强度的运动；如果运动中曾有胸痛、呼吸过度急促等不适症状，或患有已知心脏病（如先前的心脏病发作，搭桥手术或血管成形术），则应该先做个体适能检测和运动风险评价，在开始锻炼计划之前获得医生的批准（注：目前中国除了个别医院外，都没有也不能提供这个服务，急需改进）。

以上这些都证明不科学、长时间和大强度的耐力训练对心脏可能是有害的。

朱为众：那么，什么是对心脏健康有益的量呢？

朱院士：虽然这个问题还需要更多的科学研究来回答，但科学界（哈佛大学Shiroma 等，2010）一般认为：每周至少要有 150 分钟中等强度运动（每天 30 分钟，每周 5 次为佳）；或每周 75 分钟大强度运动，能增加到每周 300 分钟中等强度，或 150 分钟大强度运动最佳。最近美国南卡大学的 Lee 博士及团队（2014）利用对库珀研究院长期跟踪研究发现：

①每天只要慢跑 5~10 分钟就可以使死亡率下降 30%，患心脏病的概率可能下降 45%；

②经常参加适度运动的人得心脏病的可能，要比久坐不动的人减少 3~4 倍；

③每周跑（快慢没有差别）50 分钟，即可预防过早死亡（Prematuredeath）；

④死亡与不运动的关联性要超过与肥胖、高胆固醇，或者家族心脏病史的关系！

⑤但运动并非多多益善，过度训练的人，反而会增加得心脏病的可能（有研究说可高达 7~8 倍）！

朱为众：那么任先生那天的问题出在哪呢？或是说误区是什么？

朱院士：网上两个信息应该能给我们很好的推测。

第一，当时的运动强度可能太大了。据现场跑友说，在事发当天，任老的配速在每公里 4 分半。众多的研究表明运动中突然增加的强度（如爬坡和球类比赛当中的突然加速）往往是心脏病发作或运动猝死的导火线；

第二，任老可能已经是过度训练并且伴有心脏病隐患了，任老在 2 月对参加马拉松比赛反思感悟中提到"降低免疫力、透支健康、生死关头和一身伤"等都露出了隐患的蛛丝马迹。对40岁以上、有长跑训练背景男性运动猝死人群的研究结果发现，潜在心脏病和运动中大运动量的结合是猝死的主要原因。

朱为众：任老已70岁，是不是年轻人跑马拉松就不会出现这样的猝死呢？

朱院士：任老猝死未必和年龄有直接关系。2014年12月13日，特种兵出身的方勇猝死在珠海国际半程马拉松终点前的消息引发了人们的讨论，一个性格开朗，体魄健壮且有着丰富户外运动经验的年轻人，怎么会在半程马拉松赛上猝死呢？而仅在2014年一年中，类似的猝死悲剧居然有三起，而且都是青年人。很显然，年轻，健康以及保持运动的习惯都不是跑步猝死的防火墙。

朱为众：我记得因跑步猝死在全球引起巨大轰动的当数2007年11月23日美国奥林匹克马拉松选拔赛上猝死的著名职业长跑运动员瑞安·夏尹（Ryan Shay）。瑞安（Ryan）曾多次荣获冠军，是一名人气甚旺的运动员。

朱院士：尸体解剖的结果表明，瑞安（Ryan）是死于心脏病突发。应该这么讲，心脏病突发是导致死亡的真正原因，而跑步只是诱因，这个结论可以用来解释很多跑者猝死的不幸例子。而身为心脏病专家的彼得·麦卡洛（Peter A. McCullough）医生也曾经是一位马拉松跑的爱好者，但他现在已经退出了这项曾经让他非常热衷的运动。他的解释很值得我们思考：我本人已经退出马拉松比赛，我有足够的忧虑和理由让我深信我不应该为过度（跑步）而付出终极代价（生命），我现在更享受短距离赛事。

朱为众：我自己是不跑马拉松的。因为库珀博士说过，每周跑步超过15英里（24.14公里）你就不是在为健康跑步。显然，这26英里对于跑马拉松的人来说，如果不达到训练量是不足以取得好成绩的，如果达到26英里就违背了我为健康跑步的初衷。

朱院士：其实即使不跑马拉松，普通的跑步也有猝死的风险。2015年6月17日，华尔街顶尖投资银行家之一、金融家、摩根大通副董事长詹姆斯·班布里奇·李（James Bainbridge. Lee）在家中的跑步机上跑步健身时，突然感到气短胸闷，呼吸急促，在被送医后不久便撒手人寰，享年 62 岁，留下了妻子和 3 个孩子，业界惋惜不已。跑步猝死一向不是新闻，但是华尔街这位人缘极佳、口碑特好的金融大佬的跑步猝死，却把猝死问题再一次推到了公众的视野之中。2012 年 4 月 8 日，54 岁的爱立信（中国）有限公司总裁杨迈（Jan Malm）由于心脏骤停，在北京突然辞世，死亡的原因同样是跑步猝死。

朱为众：那么您对一般跑者的建议什么？对准备或已经参加马拉松的人来说，他们应该如何注意避免猝死或受伤呢？

朱院士：参加跑步的基本原则是一样的。
①跑步一定要循序渐进，罗马不是一天建成的，有氧耐力的提高也是如此；
②先做个有氧能力的测定和风险评估，并在这个基础上制定切合实际的目标和科学的运动处方及训练计划；
③不要被自己健壮的体魄和发达的肌肉所迷惑，它们可能掩盖着一颗有瑕疵的心脏；
④没有任何更科学、更有效的方法能够取代每年一次的全面体检；
⑤要了解、掌握自己的家族心脏病史，并与医生坦陈了解到的情况。很多心脏病是有家族史与遗传基因的，有时不易被察觉；
⑥猝死常因过度疲劳，所以我们切忌在过度疲劳和缺乏休息的时候用运动来"解乏"；
⑦要及时捕捉、聆听身体发出的危险信号，没有人能比你自己更了解自己的身体，甚至医生也无法做到。如果发现气短、胸闷等不适，或头晕、心跳大幅加速并快慢不均等症状，应该马上停止运动并及时就医。宁可虚惊一场，也绝不可掉以轻心。

对于正在参加或是准备参加马拉松的人：
①提前准备。即使是有跑步的背景，如果你准备参加半马拉松赛，至少要有 12 周的准备时间；全程马拉松至少要有 16 周的准备时间；
②循序渐进。每周跑的量不应超过前一周的 10%，初跑者每周总量不应超过 36 英里，而训练有素的人，每周总量可以达到 40~55 英里；
③有张有弛：每周训练建议不超过 5 天。

朱为众：2017 年 4 月 23 日上午，库珀博士为"2017 中国南京·有氧老山国际山地半程马拉松赛"和由他领走的"5 公里越野执杖走"扣动发令枪扳机！随后库珀博士在"马拉松科学训练入门"（Basic Recommendations for Running a Marathon）的演讲中形象而风趣地把马拉松比作跑步的"博士学位"。他说，一个人如果不念小学、中学和大学就去读博士，显然是揠苗助长，显得愚蠢和不可思议，苗伤苗死的结果是必然的。（但遗憾的是，在中国进行得如火如荼的马拉松赛事热潮中，揠苗助长绝不是个别现象，这是非常危险的迹象，无论是组织者，还是参与者，大家都要立刻警觉起来，行动起来，这是人命关天的事。"有氧运动之父"的话引起了在场听众们的强烈共鸣！

六、走出滥服止痛药的误区！七种健康止痛食物

你知道"疼痛杀手"同时也是健康杀手，甚至是生命杀手吗？（英语中，止疼药 Painkiller 的意思恰恰是"疼痛杀手"）。我们中国人常说"是药三分毒"，而止痛药不但有毒，更容易上瘾。它不但伤害身体，而且能致人死亡。在英国，因为处方和非处方止痛药而上瘾的人数高达 100 万人，远远超过吸毒人数！美国也一样，2010 年美国妇女因为服用处方止痛药过量而致死的人数是因可卡因和海洛因死亡的 4 倍之多！2013 年类鸦片（opioid）止痛片导致 16000 美国人死亡，而 10 年前的 2003 年，仅为 4000 人！

所以我们一定要谨慎使用止痛药，因为"是药三分毒"，严重时能致人死亡。

其实，食物中就有很多天然的止痛药。要知道在我们人类生存和发展的几万年中，有止痛药只是最近几百年的事情。师从库珀博士以后，我就再也没有服用过止痛药，一是健康的生活方式大大减少了我的头痛的频率，二是哪怕偶然有头痛，我也有了一套运动、冥想加食物消痛的处方。

您在遭受疼痛之苦吗？大家可以先尝试用常见的健康食物去战胜疼痛，用更自然的方法来缓解关节炎，肌肉酸痛，关节肿痛，头疼和肠易激综合征。

樱桃、富含 omega-3 脂肪酸的鱼类、咖啡、酸奶、黄豆、生姜、姜黄 7 种食物都是天然的止痛药，既有利于人体健康，又能够止痛，在您需要服用止痛药止痛之前，请先对号入座试试它们。

①关节炎和肌肉疼痛——樱桃。

黑樱桃中含有大量的抗氧化剂——花青素，它的作用像阿司匹林、布洛芬或者其他非甾体类抗炎药一样，可以减少机体疼痛的信号。更多有效的营养存在于黑樱桃的果肉内，所以大家不要饮用樱桃果汁，因为它含有高热量和高糖分，而应该选择食用低热量和含有更多纤维的樱桃鲜果。

小贴士：

　　每天可以享用一小碗樱桃甜点。夏季是采摘新鲜樱桃的最佳时节，可以尽情享用；冬季可以选择一些冰冻樱桃制成沙冰进食。

②颈部和关节疼痛——富含脂肪的鱼。

鲑鱼、鲱鱼等中含有丰富的omega-3脂肪酸。众所周知，这种脂肪酸可以使血管变得畅通无阻，并能减轻炎症。其产生的抗炎因子可以作用于类风湿性关节炎、偏头痛、自身免疫性疾病产生的疼痛。其他富含Omega-3脂肪酸的食物包括左口鱼、金枪鱼和湖鳟鱼。但如果你不喜欢吃鱼，则可以根据医嘱进行相关营养素的补充（因鱼类含有大量的胆固醇，患有糖尿病、高血压等疾病的人应当避免）。

小贴士：

　　将富含omega-3脂肪酸的鱼类加入你的食谱，至少一周2次才可以见效。

③头疼和运动后疼痛——咖啡和咖啡因。

咖啡因常常在阿司匹林和乙酰氨基酚类的止痛药中被发现，因为它可以增强这些药物的效应。就其本身而言，咖啡因可以减轻运动后的酸痛。研究结果发现两杯咖啡所含的"中等"剂量的咖啡因，可以产生有效的止痛效果。

小贴士：

　　每天喝2杯咖啡，同时添加脱脂牛奶，可以补充额外的蛋白质和钙。

④肠易激综合征——酸奶。

酸奶中富含活性益生菌，它可以抵抗肠易激综合征引起的胃疼、腹胀和炎症。有多种酸奶菌株可以产生此种效应（购买那种标有"活性菌"的牌子）。

⑤骨关节炎和膝关节疼痛——黄豆。

目前已经有大量研究表明黄豆中的异黄酮具有抗炎植物激素作用，可减轻30%的骨关节炎性膝关节疼痛。服用大豆及相关补充剂数月后就可以看到效果。

⑥运动后的疼痛——生姜。

大量研究发现，生姜含有阻断诱发炎症的一种酶，进而减轻运动引起的疼痛。推荐每天服用2~3勺生姜汁。

⑦关节炎——姜黄。

姜黄素是姜黄中含有的一种抗炎物质，可以保护神经细胞功能，同时保护机体抵抗关节炎和组织损坏。

建议大家可以充分利用这些天然食物的止痛成分，又能受益于这些食物的其他营养。

七、走出"腰痛不是病"的误区

国人常说"腰痛不是病，痛起来要人命！"其实腰痛不但是病，而且是很多人的病。腰痛是 80% 的人不能幸免的痛苦！

根据美国国家神经系统疾病和中风研究所（National Institute of Neurological Disorders and Stroke，NINDS）的研究，80% 以上的成年人都会在他们的人生中被腰痛折磨。没见过具体的中国数据，但是以笔者的观察，这个数字应该也非常适合用在中国人群中（那就是十多亿），不幸的是，无论是 36 年的中国生活还是美国的 34 年旅居，我一直患有这个"痛起来要命"却还真的没有听说过因为腰痛夺命的慢性病！

我的第一次腰痛是在 1975 年，当我在 2007 年第一次见到库珀博士的时候，我已经被腰痛折磨了整整 32 年！当时公司替我们高管买的库珀有氧中心健康管理中并没有提到包含腰痛这个病（对于库珀有氧来说，不健康都要管），所以对我来说真是喜出望外和大喜过望的收获——永远告别了腰痛这个"恶魔"。你如果想复制笔者的幸福，就让我们一起看看应如何改掉十大恶习，降住"恶魔"！

第一大恶习出乎意料：没有通过体检排除更大隐患！

腰痛一般情况下和其他疾病，尤其是致命的疾病没有太大的关联，所以民间有"腰痛不是病，痛起来要人命"的说法。但是库珀博士完全不同意这个说法，他说："腰痛就是病，更怕还有隐藏在深处的其他致命病"。所以当我第一次告诉库珀博士我的腰痛史的时候，他的认真程度让我实在觉得他是在小题大做。库珀博士很严肃地告诉我，腰痛有可能是其他隐藏（underlying）在腰痛症状表面之下的疾病，甚至是致命疾病的症状，如肿瘤尤其是腹主动脉瘤（Abdominal aortic aneurysms）、癌症（尤其是扩散期）、肾结石、体内的各种炎症和马尾综合征（Cauda equina syndrome）。我的体检报告出来了！上帝保佑，我的腰痛就是"痛起来要人命"的腰痛病！

朱院士忠告：

> 腰痛先体检！这样的排除法是救人命的。切莫把要人命的病当不要命的病来治！

库珀博士的忠告多年后在我的一个挚友身上兑现：他因为腰痛，去拔火罐、针灸忙活了半年。最后体检一查——肺癌全身转移！

第二大恶习：久坐

这在大多数人的意料之中，久坐几乎人人难免！久坐被称为"21世纪的抽烟"，可见它对健康的危害。至于坐久了就会腰痛，这个已经成为常识。

朱院士忠告：

> 朱院士忠告：改变久坐的第一个办法当然就是不要久坐，比如站着开会，短坐后常常站起来活动筋骨和肌肉，还可考虑在办公室使用站式办公桌。

第三大恶习：站没站相，坐没坐相！

不知道读者朋友小时候有没有被父母训斥过："站没站相，坐没坐相"。我当年最恨听到父母说这话，可是回头看，他们是对的。你或许浑然不知，但如果站姿或坐姿不对，即使是短走或短坐，也会导致腰痛。根据笔者的观察，80%以上的人都站姿不对或是坐姿不对。

朱院士忠告：

> 朱院士忠告：正确的站姿是挺胸，不勾头，眼睛平视前方；正确的坐姿是

把电脑屏幕放在离眼睛 50 厘米远并和眼睛保持水平状态！腰要直，头莫低，头莫勾！上臂和下臂，腰部和大腿形成两个90°！

第四大恶习：让孩子长时间打游戏（包括家长本人）

这是第二大恶习和第三大恶习的合并：久坐＋坐姿不对！多项研究已经证明，玩游戏是孩子们抱怨腰痛的一个主要原因，而且会严重影响他们的骨骼发育。最不负责和最懒惰的家长就是给孩子们一个游戏机，然后自己去做自己的事！

朱院士忠告：

让孩子打游戏好像让成人喝酒，没开始的别开始，开始了的千万别上瘾。让孩子玩游戏而不是打游戏。

第五大恶习：睡姿不对！

不光是前面说到的坐姿，其实睡姿也影响一个人脊椎骨的健康。很多人抱怨自己该做到的都做到了，为什么还是腰痛。最后发现是睡姿不对。别忘了，我们每天1/3 的时间都用来睡觉！

朱院士忠告：

趴睡是最糟的姿势，加上高枕头那是错上加错。仰面最佳，枕头要小。侧睡亦可，可以考虑在两腿之间添一个小枕头，关键是保证脊椎骨在一条线上。

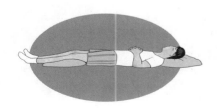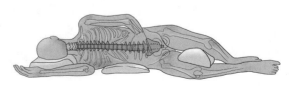

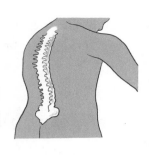

第六大恶习：攒出一身赘肉

无论是超重还是肥胖症，我们都给了我们的骨骼和肌肉过多的负担！重量越大，负担越重。超重的时间越长，对我们的骨骼和肌肉损害越大。尤其是将军肚！

朱院士忠告：

立马减肥。肥胖本身就是病，更是其他多种疾病的症状。

第七大恶习：不运动

大量的研究证明了运动对防止腰痛的生理上和心理上的双重作用，而不运动的反作用则不言而喻。

朱院士忠告：

立刻开始力所能及的运动，尤其是对腰部肌肉的力量训练。即使是在腰痛发作期间，做一些冲撞力比较小的运动也是有利于康复的，如游泳和放松的拉伸动作。

第八大恶习：忽视了"压力山大"这只虎

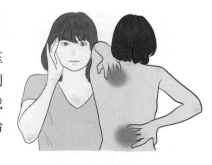

很少有人把压力大和腰痛联系起来，其实压力大是腰痛的一个非常直接和重要原因。记得刚到美国的时候，我的家庭医生告诉我压力大是我腰痛的原因，我还笑话他把找不到的病因都推给压力。现在回头看，可笑的是我自己！

朱院士忠告：

管理压力最好的办法是运动。除了典型的有氧运动和无氧运动，像瑜伽、气功这类有放松功效的运动特别适合腰痛的防治和康复。

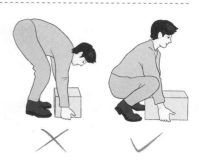

第九大恶习：弯腰提重物

还有比弯腰提重更天经地义的事情吗？且慢，弯腰提重错！错！错！你注意到举重运动员是如何"轻轻一抓就起来"的吗？

朱院士忠告：

像举重运动那样不是弯腰提重物，而是弯腿直腰提重物。

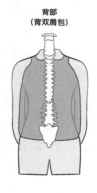
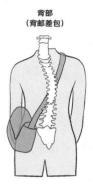

背部
（背双肩包）

背部
（背邮差包）

第十大恶习：长期背单肩挎包

我们都离不开包，从小学时代的书包到今天的公文包，尤其是酷爱各种包的女性们更是以拥有众多品牌挎包和拎包为荣耀。可是我们却很少意识到单肩挎包对我们的脊椎骨有着多么巨大的伤害！

朱院士忠告：

尽量不要背单肩挎包，使用双肩背包。尤其是孩子，他们正在长身体，书包甚至比他们的父母重得多，看看上面的对照图，你就懂了！

八、走出"慢性病"和"非传染性疾病"的误区

我们都知道"chronic disease"在中国被翻译为"慢性病",我出国前是学习中国语言文学的,从事大健康这个行业后,发现这个翻译非常糟糕。其实 chronic disease 强调的是病的长期性,通常指病症会持续三个月以上。虽然 chronic disease 往往随着年龄增长而多发。慢性病不但对健康的危害巨大,而且传播速度极快!这个翻译里的"慢"字有相当大的误导性,它会让人们放松警惕!如在中国每15秒钟就有一个人被冠心病夺去生命!而冠心病就是我们说的"慢性病"的一种!这样的速度夺命还慢吗?当初是谁做的这个翻译?误导呀,误导呀!

其实很多人得冠心病以后的第一症状就是死!也就是说,很多人一直到死都不知道自己患有冠心病!这样的病无论如何也和"慢"字沾不上边!比如2016年国庆节期间猝死的春雨医生创始人张锐。

你知道中国老百姓的第一致死慢性病(chronic disease)是哪种病吗?中风!这也不是一个"慢"病!中国现在有中风病人1100多万,预计到2030会增加到3100万,这个增速和"慢"字沾得上边吗?更重要的是在美国患中风的病人的平均年龄是73岁,在中国这个年龄大约是63岁,比美国年轻10岁,这不是慢,是太快了!而且这个增速的趋势并没有得到遏制,更多的人将会在更年轻的时候中风!中华人民共和国国家卫生健康委员会早在2017年就发出警告:慢性病形势严峻,"三减三健"开启,改变饮食是关键!

慢性病的另一个名称误导是"非传染性疾病"。的确,相对新型冠状病毒这样的通过病毒传染的病,它的传染性与病毒无关。但是"非传染性疾病"和"传染

性疾病"的区别在哪里呢？

"非传染性疾病"显然是从英文 noncommunicable disease 翻译而来。这个也很误导，因为我们常常听到"传染性疾病"（communicable disease）就闻声色变，除了家喻户晓的新型冠状病毒，如鼠疫、霍乱、传染性非典型肺炎、艾滋病、病毒性肝炎、禽流感、麻疹、淋病、梅毒、血吸虫病、疟疾和流行性感冒，这些病的共同特点是病毒或其他病原体可以从一个人经过各种途径传染给另一个人，它可以通过空气传播、水源传播、食物传播和接触传播等方式传播。

岂不知，没有病毒等病原体的非传染性疾病的传播性极强，只是"传染"方式不同，它们的共同点是通过生活方式和生活习惯来传播，而且传播的速度极快，传播的范围极广。从美国传播到中国来的久坐，开车和吃垃圾食物的生活方式以及肥胖、冠心病、糖尿病、高血压等疾病就是最好的证明！中文里养成恶习，我们惯用"染上"恶习，所以慢性病是地地道道通过"传染"而致的疾病。

36 年前我出国时的中国，这里没有私家车，大家骑自行车上班，没有麦当劳，没有可口可乐！可是这些曾经没有的不健康的生活方式在今天的中国却随处可见！

一句话：慢性病不慢，非传染性疾病"行为传染"极快！非传染性疾病的四个主要类型为：心血管疾病，癌症，慢性呼吸道疾病以及糖尿病。它们是全球首要死因，占年度死亡总人数的 63%。下面是联合国世界卫生组织提供的一些重要事实：
①非传染性疾病每年使 3800 万人失去生命。
②将近 3/4 的非传染性疾病死亡（每年 2800 万人）发生在低收入和中等收入国家。
③1600 万非传染性疾病导致的死亡发生在 70 岁之前；这类"过早"死亡情况中，有 82% 发生在低收入和中等收入国家。
④心血管疾病引起的非传染性疾病死亡人数最多，每年造成 1750 万人死亡，其次是癌症（820 万人）、呼吸系统疾病（400 万人）及糖尿病（150 万人）。这四类疾病占所有非传染性疾病死亡的大约 82%。
⑤烟草使用、缺乏运动、有害使用酒精及不健康饮食，都会增加死于非传染性疾病的风险。

2015年4月10日国家卫生和计划生育委员会在京举行的例行新闻发布会上发布了《中国疾病预防控制工作进展（2015年）》报告，报告称慢性病综合防控形势依然严峻，脑血管病、恶性肿瘤等慢性病已成为主要死因，慢性病导致的死亡人数已占到全国总死亡的86.6%，此前为85%，而导致的疾病负担占总疾病负担的近70%。

我是学语言的，语言的特性是约定俗成。既然大家都叫"chronic disease"为慢性病、慢病或是非传染性疾病，要改过来恐怕不是一件容易的事。那我们应该如何来防止慢性病呢？我的看法有三点：

第一是科普，这也是我写这本书的动机。我们一定要通过科普的形式让老百姓知道慢性病夺命不慢，非传染性疾病传染性强，而且杀伤力极大，这会给政府、组织和个人带来改变的愿望和动机。没有愿望和动机，结果一定是一事无成。现在中国政府既有愿望，也有动机。但是组织和个人的愿望动机还不够。谁说健康不是刚需？健康是任何民族兴旺和个人出彩的刚需！

第二是积极创造一个预防慢病的环境。大量的研究证明了基因是子弹，环境是扳机（Genes load the gun, the environment pulls the trigger）。与我记忆中36年前的中国比，今日中国日常消耗能量的运动环境正在迅速消失。相反，方便得到能量以及垃圾食品的不健康环境正在迅速扩张，并且已经成为中国慢性病暴发的"扳机"。去健身房锻炼不用楼梯而用电梯的怪现象在中国也是见惯不惊。

第三也是最重要的，是要建立一个预防慢病的系统。中国的传统医学非常推崇"治未病"，即预防。但据我了解，中国目前的医疗系统只有治病，很少预防。一个人通常是得了病才去医院。在美国，如果你有医疗保险，你就可以在当地社区的诊所（clinic）选定一个家庭医生。如果没病，每年看一次家庭医生，享受一次免费体检和咨询，及时对健康小问题做出调整。如果有小病，则可以随时看医生。如果家庭医生治不了，才转医院（hospital）看专科医生。中国目前去三甲医院和去社区的人之多医院的人之少的状况其实是一种巨大的资源浪费。中国的社区医院恰恰应该用生活方式处方填补中国健康生态系统中最薄弱的一环，发挥自己的作用。

九、走出拉伸的误区

拉伸是拉筋伸展的俗称，虽然本身就是一种运动，但更多的时候是作为辅助有氧运动和力量训练的一种准备活动，它的目的是增加人的柔韧性，防止和减少训练受伤，专业的拉伸更是康复的一个有效手段。

但是拉伸本身也存在很多误区，弄得不好，不但没有达到原来的目的，反倒适得其反，弄伤了筋骨。遗憾的是这方面的宣传不够，根据我自己多年的实践，更准确地说是教训，总结几条和大家分享。

误区一：运动不拉伸

我一直是这样做的，不是无知，是被误导。那应该是几十年前的事了，我在不知道什么地方读到一篇文章，作者强调经过对比，拉伸或不拉伸其实对于运动是否受伤没有一点关系。不记得他是否是个专家，反正那个理论我一下子就接受了。英语里有句俗语：手里只有把榔头，看啥都是钉子（When you only have a hammer everything looks like a nail），我当时的"榔头"就是自己不拉伸的习惯，管它是不是科学，反正符合了自己的需求。后来的几十年中我运动受伤无数次，饱受肌肉疼痛酸胀的折磨，你说蠢不蠢？当然读到这里大家都已经知道柔软性的重要和拉伸的基本招数（见第五章的《你可以变弱、变慢，但是你完全不应该变得僵硬!》和《提高柔韧性有十招》）。

误区二：忍痛拉伸，不痛没有效果

这也是我在终于开始拉伸以后误入的又一个误区。看到别人的柔韧性那么好，自己也急于达到完美，加上自己是个"吃得苦中苦"、非常坚持不懈的人，结果是从一个极端走到另一个极端。其实科学的拉伸方法绝不应该使我们疼痛，也就是说不要超过我们能承受的紧绷点。我们的身体很奇妙，达到紧绷点的时候，它就会启动"拉伸反射"（stretch reflex）的护卫机制，引发收缩，维护肌肉允许的正常长度，避免我们受伤。而误入"不痛没有效果"的练习者却在此时咬牙切齿地"强拉苦练"，哪有不受伤的道理？所以拉伸的原则就是紧绷就好，见痛必收。拉伸运动的基本原则就是二缓：缓和与缓慢。任何猛烈和急速的动作都有拉伤肌肉和筋骨的风险，是拉伸的禁忌。

误区三：拉伸就是准备，所以不用热身

这是我自己在开始拉伸后误入的又一个误区。心想拉伸就是热身，其实完全是两回事。一般的拉伸动作其实很难起到热身的目的。所以我们应该用有氧运动如快走、小跑、跳绳和骑自行车等来达到热身的目的。时间不用长，做 10 分钟感觉微微出汗为宜，目的是提高人体的核心体温和肌肉温度。肌肉温度变高，也就变得放松和柔软，这个时候做拉伸才能获益最大，受伤风险最小。

误区四：仅在运动前或后做拉伸

很多锻炼者都是选择在运动前拉伸。我在健身房看到很多健身者在做完当天的运动后就匆匆离开健身房，踏入繁忙的职场生活，健身完了还做拉伸的竟然是极少数。岂不知，运动后的身体其实同样需要用拉筋伸展来帮助我们的肌肉和身体功能及早得到恢复，预防或减缓因为运动引起的酸痛。这绝不是运动前的拉伸可以取代的。

误区五：拉伸憋住气

我倒是从来没有误入过这个误区。但是我们如果观察健身房和公园里拉伸的人，很多人都不自觉地憋住呼吸。他们常常是做完了一个拉伸动作才长长地呼出一口久憋的气。这其实是错误的。这样无形中会造成肌肉紧张，与我们拉伸的目的恰恰相反，对不对？这个时候尝试着做深呼吸倒是一个很不错的主意！

误区六：跟风攀比

拉伸的姿势和方法很多。但是所谓的流行其实不一定适于你自己。今天适于你的动作，明天不一定适于你。所以记住，一定要像库珀博士教诲的那样："聆听自己的身体"。尤其是我们的肌肉筋骨，感觉非常灵敏，但是只有我们自己知道。现在流行跟着视频做运动，包括拉伸。我常常在健身房里看到帅哥美女们跟着视频做很多高难度的动作，有的甚至很危险。请记住拉伸和其他运动一样，循序渐进、量力而行是最重要的。

最后强调一下安全：我这么多年运动健身，尤其是拉伸，一直遵循巴菲特的投资二大原则：第一原则是永远不要亏钱，第二原则是记住第一原则（Rule No. 1：Never lose money. Rule No. 2：Never forget rule No. 1. ）。用在运动健身，尤其是拉伸，第一原则就是永远不要拉伤；第二原则就是记住第一原则。千万不要为了"秀"一把而受伤。